从无到有，从有到精

——医学生临床与基础科研实践精要

张琴　黄晨　黄强　编著

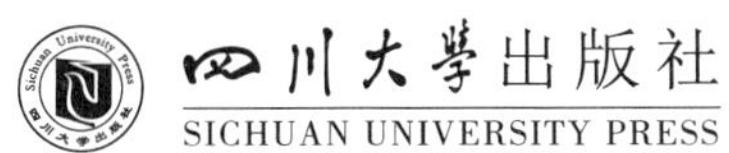

四川大學出版社
SICHUAN UNIVERSITY PRESS

图书在版编目（CIP）数据

从无到有，从有到精 ：医学生临床与基础科研实践精要 / 张琴，黄晨，黄强编著. — 成都 ：四川大学出版社，2023.8

ISBN 978-7-5690-6277-9

Ⅰ. ①从… Ⅱ. ①张… ②黄… ③黄… Ⅲ. ①高等教育－医学教育－教育管理－研究 Ⅳ. ① R-4

中国国家版本馆 CIP 数据核字（2023）第 186713 号

书　　名：从无到有，从有到精——医学生临床与基础科研实践精要

Congwudaoyou,Congyoudaojing——Yixuesheng Linchuang yu Jichu Keyan Shijian Jingyao

编　　著：张　琴　黄　晨　黄　强

选题策划：张　晶　周　艳

责任编辑：周　艳

责任校对：倪德君

装帧设计：裴菊红

责任印制：王　炜

出版发行：四川大学出版社有限责任公司

地址：成都市一环路南一段 24 号（610065）

电话：（028）85408311（发行部）、85400276（总编室）

电子邮箱：scupress@vip.163.com

网址：https://press.scu.edu.cn

印前制作：四川胜翔数码印务设计有限公司

印刷装订：四川五洲彩印有限责任公司

成品尺寸：185mm×260mm

印　　张：20.5

插　　页：4

字　　数：510 千字

版　　次：2023 年 11 月 第 1 版

印　　次：2023 年 11 月 第 1 次印刷

定　　价：98.00 元

本社图书如有印装质量问题，请联系发行部调换

扫码获取数字资源

四川大学出版社
微信公众号

编委会

编著者：张　琴　黄　晨　黄　强

参编者（按姓氏笔画排序）：

王　艳　王　燕　仝晶晶　冯明杨　皮晋魁

李　琰　杨雪倩　吴思思　何　燕　汪周峰

张月儿　陈红英　陈金凤　陈珂玲　陈　璐

范一丁　和冬宁　孟文彤　段　丹　柴　利

唐秀美　唐秋琳　黄巧容　黄梦珠　廖光能

序

众所周知，医学科研工作在推动医疗科技创新及医学教育改革等方面发挥着基础性和关键性作用，那么如何定位其在医学工作者培养全周期中的角色，以及如何培养并激发不同阶段医学科研工作者的活力和创造性呢？当医学工作者尚处于医学科研的入门阶段，应如何对其进行正确引导以培养其良好的科研能力和科研习惯呢？

习近平总书记对研究生教育工作做出指示，研究生教育作用的一个重要体现，就是培养创新人才和提高创新能力。在当前不断扩大研究生规模的时代背景下，培养和塑造一批德才兼备的具有高水平科研创新能力的高层次人才，是党和国家的要求，也是时代发展的需要。提高研究生人才的培养质量，要切实把“研”字突出到位，也就是要把科研工作的重要性落实到位，而要使科研工作具有实践意义和价值，科研全流程的科学性和规范性至关重要。

作为我国历史悠久的著名高等医学院，四川大学华西临床医学院在培养高质量医学人才和推动医学科研创新性发展问题上责无旁贷。四川大学华西临床医学院目前形成了高层次、多类型的先进研究生培养模式，旨在以“以人为本、崇尚学术、追求卓越”的理念培育新时代优秀的医学专业型人才，建设国际一流的医学院。在既有成果基础上，结合四川大学华西临床医学院成熟的工作经验，以研究生医学科研教育应具有高端引领性和前沿基础性为撰写方针，我们组织编写了这本涵盖基础与临床科研知识的教材，为医学科研工作者提供一定的指导或启发。

在教育规模不断扩大、培养机制不断深化的当今社会，优化学科布局，深化评价改革，坚定破除“五唯”，打造适合高质量科研工作者培植的土壤与环境，发挥高校基础研究主力军和重大科技突破生力军作用，是我们的期待。希望本书能够服务更多的师生，帮助培养更具临床胜任力和转化创新能力的医学科研人才。

每章主要负责人如下：第一章，张琴；第二章，唐秋琳、黄强；第三章，王燕；第四章、第五章，汪周峰；第六章，黄晨；第七章，张琴；第八章至第十一章，陈红英、黄强。

目 录

第一章
医学研究教育概述

科技创新是推动社会发展、提升综合国力的重要手段。2020 年 9 月，国务院办公厅印发的《关于加快医学教育创新发展的指导意见》指出，我国医学教育还存在人才培养结构亟需优化、培养质量亟待提高、医药创新能力有待提升等问题，并提出到 2030 年，建成具有中国特色、更高水平的医学人才培养体系，医学研究创新能力显著提高，服务卫生健康事业的能力显著增强的新目标。该意见进一步体现了国家对医药创新能力的重视。医学研究教育培养是科技创新的基石，不仅能满足我国加快建设创新型国家的战略需求，还能助力培养高水平创新型医学人才。因此，加强医学研究教育刻不容缓。

第一节　医学研究教育的起源及基本体系

一、医学研究教育的起源

1950 年，美国的教育工作者提倡开展医学研究教育，随后医学院和医生也加入其中。1955 年，美国召开了以“医学研究教育报告”为主题的会议，人们对医学研究教育的认识和重视程度逐渐提高。1959 年，美国医学会发表了一则《美国医学院协会的目标》声明，要求改进和推进医学研究教育，为医学研究培养更有能力的学生，提供更有效的手段，鼓励在课程开发和医学教学方法方面进行医学研究教育。

新中国成立之初，教学是高校的主要职能。改革开放后，美国研究型大学的科教融合模式对科技进步产生的巨大推动作用深深影响到了我国高等教育界，教学与科研的关系问题开始凸显。1980 年，第五届全国人民代表大会常务委员会第十三次会议通过的《中华人民共和国学位条例》明确指出，我国学位分学士、硕士、博士三级，但无论哪一层次的学位授予，均要求学生除了具备一定的基础理论和专业知识，还需要具有从事科研工作或担负专门技术工作的能力，我国从此开始了医学研究教育。我国在医学研究教育方面的研究主要集中于应用领域，涉及医学生科研能力培养。而关于医学研究教育的性质、类型、基本特征等理论层次的研究相对缺乏，对科研教育学的体系、师资、课程、教学模式、教学方法、考核指标、教育评价等尚无系统性的理论阐述。

二、医学研究教育的基本体系

医学教育体系由医学院校教育、毕业后医学教育和继续医学教育三部分组成。医学研究教育是医学教育的重要组成部分，主要由本科医学研究教育、毕业后医学研究教育和继续医学研究教育构成。本科医学研究教育主要涉及理论知识，涵盖以基础理论与方法为主的本科课程。毕业后医学研究教育，从实用出发，涵盖以临床科研课题导向为主的研究生阶段的进阶课程，如临床科研设计与统计学分析、循证医学等高级实践科研课程。继续医学研究教育是医学研究者在临床中继续进行的医学研究教育，强调终身学习。

第二节　医学研究教育的概念及意义

一、医学研究教育的概念

医学教育是指按社会需求有目的、有计划、有组织地培养医药卫生人才的教育活动。医学研究教育是培养医学生医学研究活动过程中的科研能力、科学素质、创新精神、科研道德和科研人文素养的重要手段，是高等医学教育的分支。医学研究教育涉及范围广，主要以医学生及其相关科研活动为对象，涵盖医学生进行科研的全流程，包括科研方法学、科研伦理学、科研人文学等方面的内容。医学研究教育的目的是使医学生掌握科研知识，了解科研规范，熟练使用科研工具，并遵从科研道德，成长为具有科学素养和创新能力的高水平医学研究人才。医学兼顾科学属性和人文属性，这两种属性体现在科研活动的方方面面。因此，培养医学生的科研道德和科研人文素养，也是医学研究教育的重要范畴。

二、医学研究教育的意义

（一）培养研究型医学人才

随着现代科技的迅速发展，医学人才要在竞争中不被淘汰，不仅要具有深厚的医学知识，还必须具备掌握现代科技最新成果和不断更新自身知识结构的能力。医学研究教育有助于培养医学生的文献查询及阅读能力、科研设计及实施能力、论文写作及投稿能力等。只有具备较强的科研能力和创新能力，医学生才能适应现代社会发展的需要。医学院校的早期科研教育对研究型医学人才培养具有重要意义。布兰卡（Branca）等人对约翰·霍普金斯大学医学院16年的医学专业毕业生进行纵向研究，发现在医学院校有过科研经历的医学生成为医学科学家的可能性是无科研经历的医学生的 3 倍。大卫（Davi）和凯利（Kelley）调查了美国临床研究学会和美国临床研究联合会的成员，发现医学生在医学院校接受科研教育的经历能够显著促进其以后选择科研型执业。

（二）促进医学学科发展

医学学科的发展离不开科技创新，医学史上具有划时代意义的进步几乎都来源于科研突破。在疾病诊断方面，X 射线、超声波的应用提高了人类对疾病的认识，磁共振成像及计算机断层扫描（CT）技术更是成为疾病诊断的主要手段。在疾病治疗方面，以青霉素为代表的抗生素的发现及提纯改进挽救了数以万计的生命。在疾病预防方面，以主动免疫为主的疫苗研发及应用，控制甚至消灭了许多烈性传染病。此外，以大量临床研究为依托的疾病筛查标准，如胃镜、低剂量螺旋 CT 等，大大降低了诸多恶性疾病的发病率。医学研究是医学学科发展的源泉活水。

（三）提升临床诊疗水平

医学是一门实践性的学科。传统诊疗多依赖于医生的个人经验和判断，尽管各种诊疗指南对现代医学诊疗大有裨益，但诊疗指南的局限性不容忽视。诊疗指南的制定基于临床试验结果，但临床试验具有一定的滞后性，若完全遵循诊疗指南，则无法为病情复杂的患者选择合适的诊疗方案。诊疗指南只能作为临床医生的工具，而医生的个人科研素养对临床决策更为重要。拥有较高科研素养的临床医生能够从庞杂的诊疗指南中精准地找到最有利的临床决策；意识到诊疗指南的局限性，在超适应证、超治疗指南的临床决策方面更有优势。如果临床医生具备科学观察力等基本科研素养，则能及早发现临床新现象，提出并解决临床新问题，改善甚至改变现有临床决策。

医学研究教育具有明确的教育意义，一方面可以为社会培养高级医学人才，另一方面可以推动我国现代医学、生物学领域及相关学科的发展，从而进一步提升临床诊疗水平。

第三节　医学研究教育的内容

创新意识、创新能力是医学研究教育的核心，培养医学生科研能力需注重医学生学习态度和科研思维模式的变化，以及基础科研能力、创新能力及良好科研心态的培养，提高医学生解决问题的能力。

一、科研方法及实践

医学研究方法是医学研究的重要组成部分，开设科研方法学课程是实施医学研究教育的主要手段之一。

近年来，循证医学课程成为一门重要的科研方法学课程。医学院校教授医学生运用科学的方法，提出研究问题，在研究文献中搜索和批判性地评价相关证据，做出决定，并将其转化为临床实践。在解决问题的过程中，树立循证医学的理念、培养循证医学的科学思维、掌握循证医学的方法，从而提高研究能力，达到循证医学教学的要求和目的。

医学统计学课程也是一门重要的科研方法学课程，它包括统计计算、频域方法、非参数、似然和贝叶斯方法等。随着临床试验和药学研究的开展，其还包括临床试验方法学、健康结局研究、生存分析、纵向模型和各种类型的广义线性模型。医学生通过专业统计课程的学习，可以将统计模型的设计与生物医学数据相结合，解释数据间的相关性和重要性。有学者指出，早期医学课程应该包括更多关于理解复杂方法和插图核心方法的教学，以便医学生可以批判性地阅读科学文献、科学严谨地开展医学研究。

流行病学课程也是科研方法学的重要课程之一，涵盖研究设计、测量方法、评价等三大核心内容，逐渐成为医学研究教育的必要组成部分。

二、科研人文及道德

（一）科研人文教育

医学不单属于自然科学，更拥有人文科学属性。医学研究的主要对象是人，尤其是临床试验中，患者作为主要的受试者全过程地参与科研活动。没有人文的医学研究不能称为医学研究。医学研究的开展需要带给受试者更多的温暖，这要求从事科研活动的医学生必须具备较高的科研人文素养，不仅要具备丰富的医学知识，还必须尊重科研中的受试者。

医学生的人文精神是以人为中心、关心人的健康、全心全意提高人的健康水平、诊治疾病的精神。我国医学人文教育开展多年，但医学生人文精神培养仍有很大的提升空间，这与基础教育中的人文教育薄弱、现行医学人文教育相对薄弱及很多人文文化不能直接产生成果等有关。对医学生进行人文教育，首先要更新教育理念，摒弃通过增加课程、增加学时来加强医学生人文教育的观念。对医学生人文素质的培养是一项系统教育工程，应贯穿学习的始终，融入各门课程，深入各个教学环节。在课程中融入人文精神，将其内化于基本概念、基本理论、基本技能的讲授中。此外，促使医学生端正科研态度，以高尚的人文精神引领医学研究也是重要措施。“生物－心理－社会”医学模式提示我们，医学研究应当从以科研为中心向以人的健康为中心转变。科研的目的不应当是毕业、升学、找工作或者评职称，而应当是解决人类的健康难题、提升患者的生命质量。

（二）科研诚信教育

科研诚信，广义指科研工作者要实事求是、不欺骗、不弄虚作假，恪守科学价值准则、科学精神及科研活动的行为规范，狭义则指在申报、开展或评审科研项目过程中应用真实、可验证的方法，提交的科研成果报告应遵守相关的规章、条例、准则和公认的职业规范或标准。在医学研究的设计、实施操作、考核等环节，违背学术道德规范和科研诚信的事件屡见不鲜，如违反动物伦理道德、伪造实验数据、剽窃他人科研成果。科研不端行为不仅会对科研及受试者造成直接伤害，还会降低公众的信任，浪费科研资源。医学生出现学术不端的主要原因是急于获得学位、奖励、发表文章、找到好工作等；同时，也受到科研制度不健全、医学科研诚信课程缺乏、导师引导不足、医学生自律性不够等因素的影响。针对科研诚信教育，开设科研诚信课程，营造良好的学术环境，重视医学生自我教育，引导医学生重视科研诚信尤为重要。科研诚信教育应贯穿于医学研究的全过程，如将科研诚信设为医院新职工和住院医生规范化培训的必修课，面向全院科研工作者、研究生、进修生和行政管理人员举办科研诚信相关讲座、培训、讨论会等，借助新媒体进行传播，从根本上提升科研诚信意识。

（三）科研伦理教育

医学研究涉及人体或动物等受试对象，遵守科研伦理是科研工作的基本原则之一。科研伦理问题主要集中在科研选题、科研中的知情同意、科研实践中受试者的利益保护三个环节。科研工作者从事医学研究必须严格遵循以下伦理原则：①充分的知情同意和隐私保护，确保尊重受试者的自主选择；②谨慎权衡风险利益比，即风险最小化而利益最大化，确保遵循医学行善原则；③合理选择受试者，确保社会公正。调查显示，仅40%的医务工作者获取伦理知识的主要途径为在校期间的课程，这提示我们科研伦理教育现状不容乐观。开展系统的科研伦理教育有助于增强科研工作者的科研伦理意识，提升其科研伦理决策能力，从而妥善处理棘手的伦理问题。

第四节　医学研究教育实践

一、本科医学研究教育

本科医学教育是培养医疗骨干人才的重要途径，是医学高层次人才培养和卫生事业健康可持续发展的重要基石。本科医学研究教育不仅能够拓展医学本科生的科研知识，使其掌握基本的实验技能，还可培养其科研素养及创新精神。19 世纪 60 年代，美国麻省理工学院率先开展本科研究教育，成功培养了一批高素质、创新型人才。20 世纪初，清华大学开启“大学生科研训练计划”，我国本科研究教育登上了历史舞台。我国本科研究教育经过近 30 年的发展，已经初具规模。大多数“双一流”建设高校已把培养本科生的科研能力作为教育重点，开设了科研教育课程，组建本科生创新团队，实施科研创新竞赛等科研教育措施。

为了提升本科生的科研能力，国内外大学采取了多样化的措施。在本科阶段开设科研系列课程，如“科学研究基础”“科研方法学概论”等科研课程；倡导本科生参加科研讲座，涉及研究前沿热点、数据库挖掘、科研方法技术、临床课题设计、数据统计分析、写作投稿技巧等；积极指导本科生参加各种创新型大赛，以增长科研实践经验，如大学生创新创业训练计划、“挑战杯”系列竞赛、大学生“互联网+”竞赛等一系列大赛，并设立本科生科研经费，对本科生的科研实践活动提供相应的资金支持；开放实验平台与健全实验体系，打造本科实验室或通过项目计划促进本科生早期走进实验室，对入室学生进行技术培训及安全教育，加大资金与师资投入，完善实验设施与安全保障。此外，在教学模式方面，有学者采用以问题为基础的教学法（Problem－based learning，PBL），以及以团队为基础的学习法（Team－based learning，TBL）。PBL 课堂通过转换学生、教师身份，提升学生的积极性与主动性，而 TBL 课堂则可以利用学生优势，培养学生团队协作能力、辩证思维、语言表达能力等。打造科研培训师资队伍尤为关键，教师立足于创新创业竞赛，指导学生组建创新团队，并对学生进行引导和启发。还可以设立本科科研导师制，由导师给予学生技术帮助和精神支持。美国西奈山伊坎医学院向所有对医学研究感兴趣的学生提供帮助，分配导师，在本科期间为学生提供多样化的研究机会。阿尔卡瑞安等人搭建了国际化的科研平台并实行导师制，由导师在科研平台发布科研项目，学生根据自己的兴趣选择导师并参与科研。此外，还有学者增加了对科研学术社团的投入，开展科研日活动，培养良好的学术氛围，或以科普活动为切入口，增强本科生的科研兴趣。

二、毕业后医学研究教育

毕业后医学研究教育是为医药卫生事业发展储备科、教、研及临床能力全面发展的高层次人才的重要途径。随着研究生的扩招，研究生教育呈现出严重的“本科化”倾向，研究生的专业素质、科研能力、创新思维等与本科生相比并未得到明显提高。

科研教育是研究生教育的重要环节。近年来，国家推动研究生培养机制改革，强调建立以科研为主导的导师责任制。目前在医学研究生的科研教育方面，采取的是导师+院校联合培养的双轨制模式。院校负责开展科研教育课程，导师负责科研实践的开展。一年级医学研究生需学习科研系列课程，如分子生物学实验技术、医学统计学、医学研究方法学、流行病学等，掌握科研理论知识，并在导师指导下了解自己的科研方向，进入相应的科研领域，并完成相关综述的撰写。院校为研究生建立了严格的开题报告和中期考核制度。在毕业后医学研究教育方面，导师与院校均承担了鼓励学生参与学术会议、发表科研论文等责任。有学者认为，在毕业后医学研究教育中，应当教导医学研究生树立循证的理念、掌握循证的方法、培养循证的思维，从而提高其科研能力。将我国辨证医学思想合理地融入循证医学理论，将有助于培养高素质的医学人才。此外，促进医学研究生尽早参加导师或他人主持的相关科研项目，引导其从事科研实践活动，也是重要的举措之一。

我国现行的高等医学教育学制可以分为两大类，中、短学制（3～5 年）和长学制（6 年及以上）。除了个别高水平院校直接开办 8 年制培养医学博士，教育部还在 15 所高水平医学院校试办 7 年制临床医学本硕连读专业。目前，对于长学制医学生科研能力的培养仍处在探索阶段，没有形成统一的培训方案。

南京医科大学在 7 年制医学生科研能力培养方面，在低年级阶段，设置课程使学生掌握科研基本知识、基本方法，安排暑期科研训练和课题组的科研活动，让学生掌握文献收集、整理和写作的方法，以及科研课题设计的基本方法；在高年级阶段，安排学生学习科研实验方法，结合专业课程的学习，撰写以文献综述为基本形式的学术论文。在研究生培养阶段，要求其经历完整的科研过程，即在导师指导下，通过阅读文献、选题、设计实验、实施、统计分析数据，最后撰写科研论文，并进行论文答辩。通过以上措施可培养学生基本的科研素养。复旦大学上海医学院要求 7 年制临床医学研究生接受 6 个月的全脱产实验室研究训练。还有学者将模块式训练的概念引入 7 年制医学生的科研教育中：把科研能力培养拆分成文献阅读、实验技术等模块，以模块为单位有针对性地进行科研能力的训练，由专门的教师负责，并且为每个模块规定相应的训练时间，定期评估训练的效果。此外，北京协和医学院、上海交通大学医学院还设有临床医学专业培养模式改革试点班（简称“4+4”试点班），招收海内外高水平大学非医学专业本科毕业生，开设“器官—系统—功能”整合模块课程，结合临床轮转和科研训练，以期培养出多学科背景、多潜能发展、具有国际视野的新时代高层次复合型医学人才。

三、继续医学研究教育

继续医学教育是以继续学习医学科学发展领域的新理论、新知识、新技术和新方法为主要内容的一种终身教育。实施继续医学教育是落实科教兴国战略的重要举措。《专业技术人员继续教育规定》第八条要求：专业技术人员参加继续教育的时间，每年累计应不少于 90 学时。继续医学教育的对象是高等医学院校毕业后，经过规范或非规范专业培训的人员，或非高等医学院校毕业，具有中级或中级以上专业技术职务的正在从事专业技术工作的卫生技术人员。由于把继续医学教育作为医务人员业绩考核、聘任和晋升高一级专业技术职务的必要条件，因而其具有强制性。

目前，开展继续医学教育的主要途径包括参与学术会议、远程教育，以及医院自我组织的继续医学教育等。但继续医学研究教育存在的主要问题是基层医务人员对其需求不高、积极性低。未来应当针对这类人员量体裁衣，开设专门的课程，方能达到最优效果。继续医学教育采取学分制度，暂无专门针对继续医学研究教育的课程或体系，而教育对象存在可支配时间随机性强、碎片化的特点。新媒体教育平台具有知识传播方式灵活、不受时空限制、信息量大、传播速度快、受众群体大、管理方便的特点，受到继续医学教育对象的广泛认可，并已成为继续医学教育机构开展继续医学教育的重要平台。

第五节　医学研究教育相关问题

一、本科医学研究教育基础相对薄弱

我国本科医学教育以应试教育为主，医学生大多是在应试教育环境中成长起来的，自我思考、提出问题的能力较弱。大部分医学院校未将医学研究教育作为其本科医学教育的重要组成部分，临床科研沦为辅助工具，即使许多医学院校将论文发表数量和质量纳入本科生考核体系，但由于缺乏具体培养方案和相关医学研究教育，导致医学生为了科研而“科研”。且国内各医学院校科研水平相差较大，难以实现医学生科研教育培养的同质化。此外，高校之间的科研教育质量差距较大，相较于“双一流”高校、研究型高校对本科生进行科研教育的力度，地方高校医学生参与科研的机会相对不足，学生创新思维能力不足。

二、科研诚信教育亟待改善

近年来科研工作者抄袭、剽窃、造假事件屡见不鲜。科研诚信问题已经对我国科技事业的发展和科技人才的培养产生了严重的负面影响，开展科研工作者科研诚信教育势在必行。高校科研工作者中存在的科研诚信问题在很大程度上是科学精神和科研道德弱化、自我教育不足、科研诚信教育基础薄弱、科研诚信教育保障机制滞后等原因造成的。加强潜在科研工作者科研规范和科研诚信教育，培养科研工作者的科学精神，优化科研诚信教育环境，夯实科研诚信教育基础，完善科研诚信教育保障机制，增强高校科研诚信教育的实效性，提升科研工作者的诚信水平至关重要。

三、科研人文教育尚处于起步阶段

我国科研人文教育尚处于起步阶段，目前突出的问题为各学科缺乏融合和渗透。自然学科、医学学科与人文学科相互融通性差，很多医学生缺乏用人文知识和人文精神分析实际问题的能力训练。对我国科研人文教育进行改革的呼声由来已久，但目前仍停留在课堂提问、案例教学、实践教学、演讲辩论的阶段。大多数高校的科研人文课程采取合班授课的方式，最终流于形式，难见成效。科研人文课程始于本科，终于研究生，在继续教育环节就只剩下专业教育了，这种教育体制不仅不符合现代医学教育理念，也是学生毕业后在从医活动中遇到医德医风问题、医患矛盾时无所适从的重要原因。此外，我国科研人文师资力量不足，教师职业发展受限，在很大程度上制约了科研人文教育的发展和教学质量的提高。

四、临床实践与科研教育之间矛盾显著

自 1997 年国务院发布《关于调整医学学位类型和设置医学专业学位的几点意见》以来，医学研究生分为医学科学学位研究生和医学专业学位研究生两大类。医学科学学位研究生在校学习科研相关课程并完成基础医学研究课题，医学专业学位研究生在学习过程中需要在多个临床科室进行理论及临床技能学习，将主要的时间与精力投入临床诊疗工作中。按照国家对临床医学、口腔医学专业学位研究生的培养要求，专业学位研究生需完成 33 个月的规范化培训，这虽然强化了专业学位研究生的临床实践能力，但也占用了其进行系统化、全面化科研能力训练的时间。部分专业学位研究生认为“双轨合一”使得临床工作占据了大量时间，降低了科研成果的产出。科研教育方面，专业学位研究生的科研教育内容被大幅度压缩，重临床轻科研现象严重，探索“双轨合一”模式下医学专业学位研究生科研能力的培养是解决临床与科研能力失衡的关键。

第六节　医学研究教育展望

一、转化医学，加快科研落地

转化医学（Translational medicine）是倡导实验室研究与临床双向转化的模式，核心是将医学生物学基础研究成果迅速有效地转化为可在临床实际应用的理论、技术、方法和药物。转化医学既是新概念，又是推动医学发展、药物研发和健康促进的引擎。其目的是打破基础医学与临床医学、预防医学、药物研发和健康促进之间的人为屏障，建立直接联系，将基础研究成果快速转化为临床应用（新的预防、诊断和治疗方法）。调查显示，我国高校科研成果转化率、专利实施率不高，造成了科研资源的极大浪费。如何将医学研究成果转化为临床应用，成为亟待解决的难题。考虑转化医学的重要性，将转化医学的教学内容纳入医学研究课程体系已成为一种刚需。向医学生充分介绍转化医学的基本科学理论和伦理标准，包括如何正确地实施、批判性地评估、适当地向患者解释，以及如何有效地应用这些科研方法，已成为医学研究教育的热点。

二、远程教学，颠覆教学模式

信息技术的发展在改变人们生活方式的同时也推动着传统医学教育的转变和发展，医学生可通过远程医学教育平台进行科研课程学习、参与科研实践、聆听科研讲座等。除使用远程医学教育平台外，利用其他平台进行在线学习也是主要手段之一。在线学习是指利用电子技术和媒体等加强学习和教学，如慕课（MOOC）等，不仅可为学生提供便利的信息获取途径，还可为学生和教师提供交流的机会。2018 年，教育部提出积

极推进“互联网+教育”，构建“互联网+”条件下的人才培养新模式，主要涉及互联网+TBL/PBL教学模式，通过将互联网与TBL、PBL教学模式结合，利用互联网平台提高科研教育效率，形成全新的教学模式；“互联网+导师”模式，借助腾讯会议、钉钉等平台，让导师与学生之间的沟通交流更加便捷。

三、学科交叉，助力课程创新

学科交叉是医学研究向更大的广度和深度发展的必然趋势。临床科研、基础科研及其他领域科研并不是截然分开的，学科交叉既有利于临床问题的深入探讨，又有利于基础科研成果的临床转化。医学生在学科交叉培养中既可以加强科研思维训练、掌握科研方法，又能够加深对临床疾病发病机制的理解，拓宽科学视野。这类研究生毕业后不仅临床能力强，而且在科学问题的提出、科研项目的申请及高质量文章的产出方面具有一定的优势。

四、课程思政，提升人文素养

习近平总书记在全国高校思想政治工作会议上提出了“三全育人”的教育理念，即思政教育工作应该贯穿教育教学全过程，努力实现全程育人和全方位育人。传统的医学研究教育重视专业教育和技能培养，容易造成医学生重视自我价值实现，忽视社会与国家需求，盲目追求个人化、功利化、实用化。医学是专业性较强的学科，对从业者有极高的思想品德和专业技术要求，在医学研究教育中融入思政教育刻不容缓。课程思政是重要的举措之一，在专业课程教学中融入思政元素，提炼课程中的思政元素，挖掘课程中的文化自信、道德素养、家国情怀、社会责任等思政内涵，在潜移默化中正确引导医学生的认知和行为，是新时代背景下加强思政教育的新理念和新途径。

第二章
实验室基本安全管理条例及注意事项

实验室是培养研究型人才的教育基地，而实验室高效安全的运行，是保障实验教学、科研顺利进行的前提。建设具有高标准、高安全性的实验室已经成为高校重点发展规划内容。近年来，医学科研人才需求增加，但大多数科研工作者尤其是刚进入实验室的学生，由于缺乏实验规范化培训，导致实验室的安全问题日益凸显。生物医学类实验室与其他类别实验室不同，它综合了多种类型的实验，涉及较多的危险源。因此，生物医学类实验室的安全管理工作需要从多角度、多方面入手，结合不同类别安全问题的特点，有针对性地进行安全教育、制定有效的管理制度。

第一节　实验室安全总则

据通报，近年来全国高校多次发生各类实验室安全事故，导致多人死亡。分析近年高校发生安全事故的原因，发现人为因素占比约98%，例如，实验人员操作不规范、相关单位管理不到位等，80%以上的事故发生在科研实验室。通过对事故原因的分析，我们应举一反三，避免同类事故的发生。

刚进入实验室的学生防护意识不强，无形中存在安全隐患，因此，进行专业系统的实验室安全教育是开展实验工作的必要前提。师生们应具有“关注安全、珍爱生命”的意识，实现从“要我安全”到“我要安全、我会安全、我能安全”的转变。

新生入学后须认真学习实验室安全知识，必须参加安全培训，考核通过后才能进入实验室。

学生进入实验室后，必须严格遵守实验室的各项安全制度，尤其涉及特殊危险性实验内容时，必须进行实验前的风险评估，学习安全操作规范及相关注意事项，并严格遵照执行。

实验室应保持整洁卫生，严禁在实验室吸烟、进食。

实验结束后，及时清理现场物品，切断电源，关闭水源、气源和门窗，养成日常安全检查的习惯。实验中产生的废弃物按照规范要求进行分类收集，严禁随意倾倒或丢弃。

熟悉实验室安全事故应急预案，明确各类应急物资存放地点，并会使用各类应急物资。

第二节　实验室安全管理体系

一、实验室安全管理架构

学校成立实验室安全与环保工作领导小组，实验室及设备管理处（简称设备处）及有关部门负责实验室安全与环保方面的建章立制、日常检查督促与宏观协调。

学校各学院（所、中心）等相关单位（简称各相关单位），成立实验室安全与环保工作小组，结合本单位实际建立并认真实施实验室安全与环保防范保障体系，将实验室安全与环保工作纳入重要议事日程，常抓不懈。

实验室主任是所在实验室安全与环保的第一责任人。每间实验室都要指定专人作为安全负责人，协助实验室主任具体实施实验室的安全教育、安全检查及排除隐患等工作。

学校各相关单位应严格执行实验室安全与环保责任书制度。设备处代表学校与各相关单位签订实验室安全与环保责任书。各相关单位根据本单位实际情况将安全与环保责任书制度落实到每个实验室及参与实验的每个人。

二、实验室人员安全管理及培训准入制度

（一）实验室安全管理制度

1. 实验室准入管理

（1）职工应凭职工胸牌进入。

（2）学生应凭学生胸牌进入，进修学员、实习生可以由科室向科研管理部门申请临时门禁卡。

（3）外单位业务人员应凭有效证件登记后，由科研管理部门接待。

（4）参观来访人员应凭单位介绍信，先与科研管理部门联系后登记进入。

2. 实验室环境及公共设施管理

（1）汽车应停放于指定区域，自行车或电瓶车应停放于指定车棚并锁好，科研场所内禁止停放一切车辆。

（2）实验室内水、电、气、消防、监控、电梯等公共设施均不允许随意改动。

（3）实验废弃物与生活垃圾应分开存放、清运，应维持实验室环境卫生，严禁吸烟。

3. 节假日及夜间滞留实验室管理

（1）国家法定节假日期间，需进入实验室的人员应由科室提前上报科研管理部门并

备案，期间按照名单准入，未上报者不允许进入。

（2）确因实验原因需在夜间滞留实验室的人员，纳入节假日管理范畴，园区管理人员有权对滞留人员进行询问并登记，同时向科室核实人员身份。

（二）实验室培训准入制度

主管部门安全培训及考核：

所有需进入实验室的人员，建议参加以下三项培训，考核通过后方可进入实验室。

（1）科研管理部门组织的安全培训。

①科研管理部门每年应定期组织所有新入室人员（包括学生、工作人员、进修生等）参加统一的入室安全培训。

②培训内容应包括实验室后勤管理概况及安全管理制度、实验室仪器设备使用、废弃物处理、实验室化学安全、实验室生物安全、公共开发技术平台及相关资源简介等。

（2）消防安全培训。

新入室的人员须参加学校联合消防部门组织的消防安全培训，具备自防、扑救初期火灾、报警、自我逃生能力后才能入室。

（3）科室内部入室安全培训。

①实验室安全负责人每月应定期组织所有入室人员召开安全例会。

②实验室安全负责人需定期对实验室所有入室人员进行安全教育及培训，组织多样化测试考核以提高入室人员的安全意识。

③实验室安全负责人应定期开展内部消防、生物安全、化学安全等事故的预演，演练后推演复盘，梳理科室安全防护的薄弱环节并进行改进。

④当国家新颁布、修订安全相关法规时，应该组织全员学习。

三、实验室安全守则

实验室规则千万条，安全操作第一条。实验室尤其是涉及生物、医疗、化学等多重高危因素的医学实验室，安全警钟应长鸣。

（一）人身安全

（1）进入实验室，请立刻穿好工作服，戴上手套、口罩，做好个人防护。

（2）使用液氮、强酸强碱等腐蚀性试剂或进行易喷溅实验操作时，务必佩戴好手套、护目镜或防护面罩。

（3）在拿取液氮、超低温冰箱或其他低温设备中的物品时，须佩戴防冻手套。

（4）使用高压灭菌锅灭菌结束后不能立即开盖，以免被蒸汽烫伤。拿取高温物体时须戴上厚手套。

（5）使用锐器时，必须高度集中注意力。务必清楚实验室应急物资（急救箱、紧急冲淋洗眼器、灭火器等）的摆放位置，如不慎受伤，根据样本危险性进行应急处理后即刻就医。

（二）化学品安全

（1）学会认识化学品安全标识，认真阅读化学品的安全技术说明书，根据其危险特性采取适当的个人防护，并提前了解该化学品适用的灭火方式和正确的急救措施。

（2）不得私自订购危险化学品与实验气瓶［参见《危险化学品目录（2022 调整版）》《易制毒化学品的分类和品种目录（2021 版）》《易制爆危险化学品名录（2021 年版）》《剧毒化学品目录（2015 版）》］。如有需求，可上报实验室安全负责人统一订购。

（3）领用危险化学品应联系实验室危险化学品管理人员，必须规范登记，严格遵守危险化学品管理制度。

（4）化学品使用完后及时归还，务必妥善存放，谨防丢失。

（三）生物安全

（1）根据生物安全等级选择不同的防护措施，如隔离衣、双层手套等。

（2）所有可能产生气溶胶的操作都应在生物安全柜中进行。

（3）污染废弃物应作为感染性废弃物处置。

（4）被动物咬伤应立即用清水冲洗伤口，止血、消毒，切勿包扎，立即就近就医。

（四）消防安全

（1）一切科研场所内严禁吸烟。

（2）每天离开实验室前应仔细巡查，关闭水源、电源等，确认安全后进行交接班并做好登记。

（3）水槽保持清洁，不在离人状态下持续放水冲洗物品。

（4）气瓶操作需由专人进行，气瓶必须固定，不得碰撞、摇晃、敲击。突发异常情况应先关闭总阀，再关闭减压阀。若必须使用酒精灯，应远离可燃、易燃物品，酒精的容量保持在 1/2 左右，突发失火切勿用水或干毛巾灭火，应立即用湿毛巾或衣服覆盖，或使用灭火器灭火。

（五）设备安全

（1）对不会操作或初次操作的设备，千万不能强行操作，一定要请教设备管理人员。

（2）从液氮中拿取物品时需快拿快放，以免冻存管炸裂。

（3）碎冰机使用后，不得用手指清理残留的冰碴，以免受伤。

（4）禁止用烤箱烘烤易燃、易爆、易挥发的危险化学品，禁止高温烘烤用塑料或布包裹的物品。

（5）使用水浴锅时水位必须高于安全水位（淹没加热管）。

（6）使用微波炉时不得离人，不能加热金属、表面无孔食物（如鸡蛋、香肠等）、纸类容器等。

（7）使用电磁炉时不得离人。

（8）排插或插座出现异味、焦黑等现象时，应立即停用，并向安全负责人报备。

（9）离心机使用时必须配平，待转速稳定后方能离开。如遇突发事件，先按停止键，再关闭电源。

（10）切勿将眼睛或皮肤暴露于紫外灯下，紫外灯消毒结束后不要马上进入房间。

四、常见安全标识

根据《图形符号　安全色和安全标志　第 5 部分：安全标志使用原则与要求》（GB/T 2893.5—2020），安全标志是指用以表达特定安全信息的标志，由图形符号、安全色、几何形状（边框）或文字构成。常见的有禁止标志、警告标志、指令标志、安全状况标志等。

第三节　实验室生物安全管理

实验室生物安全是指用以防止病原体或毒素无意中暴露及意外释放的防护原则、技术及实践。实验室生物安全涉及的绝不仅是实验室工作人员的个人健康，一旦发生生物安全事件，极有可能给社会、环境带来灾难性的危害，严重威胁人类的生存。

医学实验室作为生物安全高风险场所，更需要加强生物安全管理，必须在符合相应生物安全等级的实验室中进行相关病原微生物的操作，必须严格执行合理的生物安全管理制度，以防范生物安全事件的发生。

世界卫生组织制定了一些生物安全管理制度。我国也颁布并实施了相关法规、管理条例和标准，如《病原微生物实验室生物安全通用准则》和《病原微生物实验室生物安全管理条例》等，这些是实验室生物安全管理工作的有力保障和依据。

一、生物样本危险度评估和生物安全防护水平分级

（一）生物样本危险度评估

虽然从严格意义上说，实验室生物安全事件的发生是难以完全避免的，但实验室工作人员应事先判定实验的风险等级，同时应认识到生物安全的管控不应该过分依赖实验室的设施、设备。

生物安全管理工作的核心是生物样本危险度评估。生物样本危险度评估可以帮助实验室工作人员正确选择确保生物安全的设施、设备和操作，制订相应的操作规程和管理规则，采取相应的安全防护措施，以降低生物安全事件发生的可能性。生物样本危险度评估应当由熟悉微生物特性、生物安全动物模型及生物安全防护设备、设施的专业人员来进行。实验室主任或项目负责人应当确保及时、充分地评估生物样本危险度，同时也有责任与所在机构的安全委员会和生物安全工作人员密切合作，保证有适当的设备和设

施来进行相关的研究工作。评估生物样本危险度时还应当考虑收集与生物样本危险度相关的新资料，如来自学术文献等的相关新信息，以便必要时对生物样本危险度评估结果进行定期检查和修订。

1. 特定微生物样本危险度评估

微生物样本危险度评估最有效的方法就是列出微生物样本危险度等级。然而对于特定的微生物样本来讲，在进行危险度评估时仅仅参考其危险度等级是远远不够的，还应适当考虑下列因素。只有在获得足够的样本信息后，才能很好地进行特定微生物样本危险度评估工作。

（1）微生物的致病性和感染数量。

（2）暴露的潜在后果。

（3）自然感染途径。

（4）实验室操作所致的其他感染途径。

（5）微生物在环境中的稳定性。

（6）微生物的浓度和浓缩标本的容量。

（7）适宜宿主（人或动物）的存在。

（8）从动物研究报告和实验室感染报告或临床报告中得到的信息。

（9）计划进行的实验操作（如超声处理、离心等）。

（10）可能会扩大微生物的宿主范围或改变微生物对于已知有效治疗方案敏感性的所有基因技术。

（11）当地是否能进行有效的预防或治疗干预。

2. 信息有限的样本危险度评估

有时我们会面临对相关信息了解较少的生物样本进行危险度评估的情况，如对一些现场收集的临床样本或流行病学样本进行危险度评估。在这种情况下应当谨慎地采取较为保守的样本处理方法。

（1）只要样本取自患者，都应当遵循标准防护方法，并采取隔离防护措施，如戴手套、防护镜、面罩，穿防护服。

（2）处理此类样本时至少需要在二级实验室中进行。

（3）样本的运送应当遵循相关的规定。

（4）下列信息可能有助于确定这些样本的危险度。

①患者的医学资料。

②流行病学资料（发病率和死亡率、可疑的传播途径、其他有关疾病暴发的调查资料）。

③有关样本来源地的信息。

在暴发病因不明的疾病时，应由国家主管部门和（或）世界卫生组织制定专门指南，指导标本运输、标本分析时该执行的生物安全防护水平等。

3. 遗传修饰生物样本危险度评估

在进行遗传修饰生物相关危险度评估时，应考虑供体生物和受体/宿主生物的特性。

需要考虑的特性包括以下几方面。

（1）插入基因（供体生物）直接引起的危害。

当已经知道插入基因产物可能具有造成危害的生物学或药理学活性时，必须进行危险度评估。例如，下列这些因素达到生物学或药理学活性所需的表达水平的评估。

①毒素。

②细胞因子。

③激素。

④基因表达调节剂。

⑤毒力因子或增强子。

⑥致癌基因序列。

⑦抗生素耐药性。

⑧变应原。

（2）与受体/宿主生物有关的危害。

①宿主的易感性。

②宿主菌株的致病性，包括毒力、感染性和毒素产物。

③宿主范围的变化。

④接受免疫状况。

⑤暴露后果。

（3）现有病原体性状改变引起的危害。

许多遗传修饰并不涉及产物本身有害的基因，但由于现有非致病性或致病性特征发生了变化，可能导致不利反应。正常的基因修饰可能改变受体/宿主生物的致病性。为了识别这些潜在的危害，需思考下面几个问题。

①感染性或致病性是否增高?

②受体/宿主生物的任何失能性突变是否可以通过插入外源基因而避免?

③外源基因是否可以编码其他生物体的致病决定簇?

④如果外源基因确实含有致病决定簇，那么是否可以预知该基因能否导致遗传修饰生物的致病性?

⑤该致病决定簇所致疾病是否可以得到治疗?

⑥遗传修饰生物对于抗生素或其他治疗形式的敏感性是否会受遗传修饰结果的影响?

⑦是否可以完全清除遗传修饰生物?

采用动物或植物整体进行实验时，也需要遵守遗传修饰生物工作的有关规定和要求。

需要强调的是，生物样本危险度评估是一项动态发展的工作，必须根据科学的最新进展及时进行修正。

（二）生物安全防护水平分级

根据对所操作生物因子采取的防护措施，实验室的生物安全防护水平可分为一级、二级、三级和四级，其中一级防护水平最低，四级防护水平最高。不同水平对应的实验室分别称为一级实验室、二级实验室、三级实验室、四级实验室。

（1）一级实验室一般适用于相关操作不会引起人或者动物疾病的生物因子。

（2）二级实验室一般适用于相关操作能够引起人或者动物疾病的生物因子，但这种生物因子一般情况下对人、动物或者环境不构成严重危害，传播途径有限，感染后很少引起严重疾病，人类具备有效治疗和预防措施。

（3）三级实验室一般适用于相关操作能够引起人类或者动物严重疾病，比较容易直接或者间接在人与人、动物与人、动物与动物间传播的生物因子。

（4）四级实验室一般适用于相关操作能够引起人类或者动物非常严重疾病的生物因子，以及我国尚未发现或者已经宣布消灭的生物因子。

以 BSL－1、BSL－2、BSL－3、BSL－4 表示仅从事体外操作的实验室的相应生物安全防护水平。

以 ABSL－1、ABSL－2、ABSL－3、ABSL－4 表示包括从事动物活体操作的实验室的相应生物安全防护水平。

根据实验活动的差异和采用的个体防护装备、基础隔离设施的不同，实验室又分为以下几种情况。

（1）操作通常被认为非经空气传播的致病性生物因子的实验室。

（2）可有效利用安全隔离装置（如生物安全柜）操作常规量经空气传播的致病性生物因子的实验室。

（3）不能有效利用安全隔离装置操作常规量经空气传播的致病性生物因子的实验室。

（4）利用具有生命支持系统的正压防护服操作常规量经空气传播的致病性生物因子的实验室。

应依据国家相关部门发布的病原微生物分类名录，在危险度评估的基础上，确定实验室的生物安全防护水平。

二、生物安全操作规范及注意事项

（一）各类生物操作台的应用范围

各类生物因子的操作需在相应的生物操作台进行，故需要明确了解实验台面、生物安全柜、通风橱、超净工作台的应用范围（表 2－1）。通风橱、超净工作台不属于生物安全柜，不能用于涉及微生物材料的实验或生产过程。

表 2－1　各类生物操作台的应用范围

生物操作台类型	保护类型			使用情况
	人员	样品	环境	
实验台面		√		对被分类为危险度一级和二级的微生物试验品或不产生气溶胶的产品，可以在开放的实验台面上开展工作
通风橱	√			通风橱是为化学实验过程中清除腐蚀性化学气体和有毒烟雾而设计的。由于没有装备 HEPA 过滤器，通风橱不能有效清除微生物介质，放置在通风橱内的微生物样本会散播到柜外，污染实验室环境
超净工作台		√		超净工作台是为了保护试验品或产品而设计的，通过吹过工作区域的垂直或水平层流空气防止试验品或产品受到工作区域外粉尘或细菌的污染。一旦微生物样本放置于工作区域，层流空气将把带有微生物介质的空气吹向台前实验人员而导致危险
一级生物安全柜	√		√	目前已很少使用此类生物安全柜
二级或三级生物安全柜	√	√	√	对于一些可能涉及或者产生有害生物因子的操作，都应该在生物安全柜内进行，而且最好使用二级或三级生物安全柜。在生物安全防护实验室中，所有与传染源操作有关的步骤，都应在二级或三级生物安全柜中进行，并由穿着合适防护服的实验人员操作；在四级实验室中，所有工作应限制在三级生物安全柜中进行。假如在二级生物安全柜中进行，实验人员必须穿着具有生命支持系统的一体正压防护服

（二）实验室中样本的安全操作

如果实验室样本的收集、运输和处理不当，会给相关人员造成感染风险。

1. 样本容器的管理

样本容器可以是玻璃制品或塑料制品，最好使用塑料制品。样本容器应当坚固，用盖子或塞子正确密封后应无泄漏，在容器外部不能有残留物。样本容器上应当规范地粘贴标签，便于识别。样本的要求或说明书应该与样本容器分开放置，最好放置在防水袋内。

2. 样本传递

为了避免样本的意外泄漏或溢出，应当使用二级容器，并将其固定在架子上，使装有样本的容器保持直立。二级容器可以是金属制品或塑料制品，应该具有耐高压灭菌或耐化学消毒剂的功能。密封口最好有垫圈，并定期清除污染物。

3. 样本接收

需要接收大量样本的实验室应当安排专门的房间或空间存放。

接收和打开样本的人员应当了解样本对身体健康的潜在危害，并接受过标准防护方法的培训，尤其是在处理破碎或泄漏的样本容器时更应如此。样本的内层容器要在生物安全柜内打开，并准备好消毒剂。

（三）移液辅助器的使用

（1）移液时应使用移液辅助器，严禁用口吸取。

（2）所有移液管应带有棉塞以减少对移液器具的污染。

（3）不能向含有感染性物质的溶液中吹入气体。

（4）感染性物质不能使用移液管反复吹吸混合。

（5）不能将液体从移液管内用力吹出。

（6）最好使用刻度对应移液管。

（7）污染的移液管首先应该完全浸泡在盛有消毒液的防碎容器中，然后再进行处理。

（8）盛放废弃移液管的容器应当放在生物安全柜内。

（9）有固定皮下注射针头的注射器不能作为移液管使用。

（10）打开用隔膜封口的瓶子时，应避免使用皮下注射针头和注射器。

（11）为避免感染性物质从移液管中滴出而扩散，工作台面应当放置一块浸有消毒液的布或吸有消毒液的纸，使用后应将其作为感染性废弃物处理。

（四）避免感染性物质的扩散

（1）为了避免接种物洒落，微生物接种环的直径应为 2～3mm 并完全封闭，柄的长度应小于 6cm 以减小抖动。

（2）使用封闭式微型电加热器消毒接种环能够避免在明火上加热而引起感染性物质爆溅。最好使用不需要再进行消毒的一次性接种环。

（3）干燥痰液样本时要注意避免生成气溶胶。

（4）准备高压灭菌和（或）将被处理的废弃样本、培养物应当放置在防漏的容器内（如实验室废弃物袋）。

（5）每阶段工作结束后，必须采用适当的消毒剂清除工作区域的污染物。

（五）生物安全柜的使用

（1）应参考国家标准和相关管理方法，向所有可能的使用者介绍生物安全柜的使用方法和局限性，给工作人员发放书面的规章、安全手册或操作手册等。需要特别明确的是，当发生样本溢出、样本容器破损或不良操作时，生物安全柜就不能再保护操作者了。

（2）生物安全柜运行正常时才能使用。

（3）在使用中不能打开生物安全柜的玻璃观察挡板。

（4）生物安全柜内应尽量少放置器材或样本，不能影响后部压力排风系统的气流循环。

（5）生物安全柜内不能使用酒精灯，否则燃烧产生的热量会干扰气流并可能损坏过滤器。允许使用微型电加热器，但最好使用一次性无菌接种杯。

（6）所有工作必须在工作台面的中后部进行，并能够通过玻璃观察挡板看到。

(7) 尽量减少操作者身后的人员活动。

(8) 操作者不应反复从生物安全柜中移出物品，以免干扰气流。

(9) 注意生物安全柜的空气格栅，不要被物品阻挡，避免因气流被干扰而引起物品的潜在污染和操作者的暴露。

(10) 工作完成后及每天下班前，应使用适当的消毒剂对生物安全柜的表面进行擦拭。

(11) 使用前和使用后，生物安全柜的风机应至少运行 5min。

(12) 在生物安全柜内操作时，不能进行文字书写类的工作。

(六) 避免感染性物质的注入

(1) 应避免破损玻璃器皿刺伤引起的感染，应尽可能用塑料制品代替玻璃制品。

(2) 锐器损伤（如皮下注射针头、巴斯德玻璃吸管及破碎的玻璃）可能会导致操作者被意外注入感染性物质。

(3) 为了避免针刺损伤，可以使用工具打开瓶塞，再用吸管取样；必须使用注射器和针头时，可采用锐器安全装置。

(4) 不要给用过的注射器针头戴护套，一次性物品应丢弃在防穿透的带盖容器中。

(5) 应当用巴斯德塑料吸管代替玻璃吸管。

(七) 血清的分离

(1) 只有经过严格培训的人员才能进行血清分离工作。

(2) 操作时应戴手套、眼睛和黏膜保护装置。

(3) 规范的实验操作可以避免或尽量减少喷溅和气溶胶的产生。血液和血清应当小心吸取，不能倾倒，严禁用口吸取。

(4) 移液管使用后应完全浸入消毒液中，并在浸泡适当时间后再丢弃或灭菌清洗后重复使用。

(5) 带有血凝块等的废弃样本管，在加盖后应当放在适当的防漏容器内高压灭菌和（或）焚烧。

(6) 应备有适当的消毒剂来清洗喷溅和溢出的标本。

(八) 离心机的使用

(1) 在使用实验室离心机时，仪器良好的性能是保障微生物安全的前提。

(2) 应严格按照操作手册操作离心机。

(3) 注意离心机放置高度，应当让操作者能完全看到离心机内部，以便正确放置十字轴和离心桶。

(4) 离心管和盛放离心样本的容器应当由厚壁玻璃制成或为塑料制品，并且在使用前应检查其是否有破损。

(5) 用于离心的试管和样本容器应当始终封盖严密（最好使用螺旋盖）。

(6) 离心桶的装载、平衡、密封和打开必须在生物安全柜内进行。

(7) 离心桶和十字轴应按重量配对，并在装载离心管后正确平衡。

(8) 操作手册中应给出液面距离心管管口的距离。

(9) 空离心桶应当用蒸馏水或酒精（或70%异丙醇）平衡。盐溶液或次氯酸盐溶液对金属有腐蚀作用，不能使用。

(10) 对于危险度三级和四级的微生物，必须使用可封口的离心桶（安全杯）。

(11) 当使用固定角离心转子时，不能将离心管装得过满，否则会漏液。

(12) 应当每天检查离心机内转子部位的腔壁是否被污染。如污染明显，应重新评估离心操作的规范性。

(13) 应当每天检查离心转子和离心桶是否有被腐蚀或出现细微裂痕。

(14) 每次使用后，要清除离心桶、离心转子和离心机腔的污染物。

(15) 使用后应当将离心桶倒置，使平衡液流干。

(16) 当使用离心机时，可能喷射出可在空气中传播的感染性物质。如果将离心机放置在传统的前开式的一级或二级生物安全柜内，这些粒子会因运动过快而不能被生物安全柜内的气流截留，而在三级生物安全柜内封闭离心时，可以防止生成的气溶胶广泛扩散。但是，良好的离心操作技术和牢固加盖的离心管可以提供足够的保护，防止感染性气溶胶和可扩散粒子的产生。

(九) 搅拌器、摇床和超声处理器的使用

(1) 实验室不能使用家用匀浆器，一定要使用实验室专用搅拌器和消化器。

(2) 盖子、杯子或瓶子应当保持正常状态，没有裂缝或变形。盖子应能封盖严密，衬垫也应处于正常状态。

(3) 在使用搅拌器、摇床和超声处理器时，容器内会产生压力，含有感染性物质的气溶胶可能从盖子和容器的间隙中逸出。玻璃容器可能因破碎而释放感染性物质并伤害操作者，建议使用塑料容器，如聚四氟乙烯容器。

(4) 使用搅拌器、摇床和超声处理器时，应该用一个结实透明的塑料箱覆盖设备，并在用完后消毒。有条件的话，这些仪器可在生物安全柜内覆盖塑料罩后再进行操作。

(5) 操作结束后，应在生物安全柜内打开容器。

(6) 应为使用超声处理器的人员提供听力保护。

(十) 组织研磨器的使用

(1) 拿取玻璃组织研磨器时应戴上手套并用吸收性材料包住。建议使用安全性更好的塑料组织研磨器。

(2) 操作和打开组织研磨器时应当在生物安全柜内进行。

(十一) 装有冻干感染性物质安瓿的开启

打开装有冻干感染性物质的安瓿时应小心操作，因其内部可能处于负压状况，突然冲入的空气可能使一些感染性物质扩散到空气中。安瓿应该在生物安全柜内打开，建议按以下步骤进行。

（1）清除安瓿表面的污染物。

（2）如果管内有棉花或纤维塞，可以在管上靠近棉花或纤维塞的中部做好标记（如锉痕）。

（3）用浸泡过酒精的棉花将安瓿包起来以保护双手，然后手持安瓿从标记处打开。

（4）将顶部小心移去，并按污染材料处理。

（5）如果纤维塞仍然在安瓿上，用消毒镊子除去。

（6）缓慢向安瓿中加入液体重悬冻干物，避免出现泡沫。

（十二）装有感染性物质安瓿的储存

装有感染性物质的安瓿不能浸入液氮中，以免造成有裂痕或密封不严的安瓿在取出时破碎或爆炸。如果安瓿需要低温保存，应当储存在液氮的气相中。此外，感染性物质应储存在低温冰箱或干冰中。当从冷藏处取出安瓿时，操作者应当做好眼睛和手的防护工作，安瓿取出后应对其表面进行消毒。

（十三）对血液和其他体液、组织及排泄物的标准防护方法

1. 样本的收集、标记和运输

（1）始终遵循标准防护方法要求，操作过程中均佩戴手套。

（2）由受过培训的人员采集患者或动物的血液。

（3）在采集静脉血时，应当使用一次性安全真空采血管。

（4）应将装有样本的试管置于适当容器中运至实验室，在实验室内部转运时按照样本在设施内的传递要求进行。检验申请单应当分开放置在防水袋或信封内。

（5）样本接收人员不应打开防水袋或信封。

2. 样本管的打开和取样

（1）应当在生物安全柜内打开样本管。

（2）必须戴手套，建议戴护目镜或面罩。

（3）在防护衣外面再穿塑料围裙。

（4）打开样本管时，应用纸或纱布抓住塞子以防喷溅。

3. 玻璃器皿和锐器

（1）尽可能用塑料制品代替玻璃制品。凡是破碎或有裂痕的玻璃制品均应丢弃。

（2）不能将有固定皮下注射针头的注射器作为移液管使用。

4. 用于显微镜观察的盖玻片和涂片

用于显微镜观察的血液、唾液和粪便样本在固定和染色时，不必杀死涂片上的所有微生物。应当用镊子拿取盖玻片和涂片，清除污染和（或）高压灭菌后再丢弃。

5. 自动化仪器（超声处理器、涡旋混合器）

（1）为了避免液滴和气溶胶的扩散，应采用封闭型仪器。

（2）排出物应当收集在封闭的容器内进一步高压灭菌和（或）丢弃。

（3）每一步操作完成后应根据操作指南对仪器进行消毒。

6. 组织样本

（1）组织样本应用甲醛溶液固定。

（2）应当避免冰冻切片。如果必须冰冻切片，则应当罩住冰冻机，操作者须戴安全防护面罩。清除污染时，仪器的温度要升至20℃。

7. 清除污染

建议使用次氯酸盐和高级别的消毒剂来清除污染。一般情况下可使用新鲜配制的含一定浓度有效氯的次氯酸盐溶液，如处理溢出的血液时，次氯酸盐溶液中的有效氯浓度应达到5g/L。戊二醛可以用于清除表面污染。

三、实验室动物实验安全

因实验或诊断目的使用动物的实验人员要尽量照顾好动物，应尽量避免给动物带来不必要的痛苦或伤害；同时必须为动物提供舒适、卫生的笼具和足量、卫生的食物、饮水。实验人员必须遵守动物操作和进入饲养间的政策、规程，需制订适宜的医学监测方案，按安全操作手册要求进行操作。开展动物实验前均需经实验室主任及安全负责人的批准同意。

由于安全保障方面的原因，动物饲养间应是一个独立分开的部分。如果与实验室毗连，则设计上应当同实验室的公共部分分开，并便于清除污染与杀灭虫害。

和实验室一样，动物设施的生物安全防护水平主要根据所研究微生物的危险度等级命名，分别为一级、二级、三级、四级。

关于动物实验中使用动物，需要考虑以下因素：①动物的自然特性，即动物的攻击性和抓咬倾向性；②自然存在的体内外寄生虫；③易感的动物疾病；④播散变应原的可能性。和对实验室的要求一样，根据动物设施生物安全防护水平，对设计特征、设备、防范措施的要求程度不同，表2-2汇总了有关要求，其所有指标具有累加性，即高等级标准中包括低等级标准。

表2-2 动物设施生物安全防护水平（实验室操作和安全设备）

危险度等级	生物安全防护水平	实验室操作和安全设备
一级	ABSL-1	限制出入，穿戴防护服和手套
二级	ABSL-2	ABSL-1的操作加危险警告标志。可产生气溶胶的操作应使用一级或二级生物安全柜。废弃物和饲养笼具在清洗前先清除污染
三级	ABSL-3	ABSL-2的操作加进入控制。所有操作均在生物安全柜内进行，并穿着特殊防护服
四级	ABSL-4	ABSL-3的操作加严格限制出入。进入前更衣，配备三级生物安全柜或正压防护服，离开时淋浴。所有废弃物在清除出设备前需先清除污染

1. 动物设施一级生物安全防护水平（ABSL—1）

（1）动物饲养间应与建筑物内的其他区域隔离。

（2）动物饲养间打开的门应能够自动关闭，需要时可以上锁。

（3）动物饲养间的工作台表面应防水和易于消毒灭菌。

（4）动物饲养间不宜安装窗户。如果安装窗户，所有窗户应密闭；需要时，窗户外部应安装防护网。

（5）围护结构的强度应与饲养的动物种类相适应。

（6）如果有地面液体收集系统，应设计防液体回流装置，存水弯应有足够的深度。

（7）不得循环使用动物饲养间排出的空气。

（8）动物饲养间的出口处应设置洗手池或手部清洁装置。

（9）动物饲养间的室内气压宜控制为负压。

（10）应对动物笼具进行清洗和消毒灭菌。

（11）应设置动物笼具或护栏，除了考虑安全要求，还应考虑动物福利要求。

（12）动物尸体及相关废物的处置设施和设备应符合国家的相关规定。

2. 动物设施二级生物安全防护水平（ABSL—2）

（1）动物饲养间必须符合 ABSL—1 的所有要求。

（2）动物饲养间应在出入口处设置缓冲间。

（3）动物饲养间的出口处应设置非手动洗手池或手部清洁装置。

（4）动物饲养间的邻近区域应配备高压蒸汽灭菌器。

（5）适用时，应在安全隔离装置内从事可能产生有害气溶胶的活动；气体应经高效空气过滤器过滤后排出。

（6）动物饲养间的室内气压宜控制为负压，气体应直接排放到其所在的建筑物外。

（7）应根据风险评估结果，确定是否需要使用高效空气过滤器过滤动物饲养间排出的气体。

（8）当不能满足第（5）条时，应使用高效空气过滤器过滤动物饲养间排出的气体。

（9）实验室的外部排风口应至少高出本实验室所在建筑物顶部 2 米，应有防风、防雨、防鼠、防虫设计，但不应影响气体向上空排放。

（10）应对污水（包括污物）进行消毒灭菌处理，并应对消毒灭菌效果进行监测，确保达到排放要求。

3. 动物设施三级生物安全防护水平（ABSL—3）

所有系统、操作和规程每年都需要重新检查及认证，需要执行下列安全防护措施。

（1）必须符合 ABSL—1、ABSL—2 的所有要求。

（2）应在实验室防护区内设淋浴间，需要时，应设置强制淋浴装置。

（3）动物饲养间属于核心工作间，如果有入口和出口，均应设置缓冲间。

（4）动物饲养间应尽可能设在整个实验室的中心部位，不应直接与其他公共区域相邻。

（5）符合 ABSL—1 的实验室的防护区应至少包括淋浴间、防护服更换间、缓冲间及核心工作间。当不能有效利用安全隔离装置饲养动物时，应根据进一步的风险评估确定实验室的生物安全防护要求。

（6）符合 ABSL－3 的动物饲养间的缓冲间应为气锁，并具备对动物饲养间的防护服或传递物品的表面进行消毒灭菌的条件。

（7）符合 ABSL－3 的进入动物饲养间应有严格限制进入的门禁措施（如个人密码和生物学识别技术等）。

（8）动物饲养间内应安装监视设备和通信设备。

（9）动物饲养间内应配备便携式局部消毒灭菌装置（如消毒喷雾器等），并应备有足够适用的消毒灭菌剂。

（10）应有装置和技术对动物尸体及废物进行可靠的消毒灭菌。

（11）应有装置和技术对动物笼具进行清洁和可靠的消毒灭菌。

（12）应有装置和技术对所有物品或其包装的表面在其被运出动物饲养间前进行清洁和可靠的消毒灭菌。

（13）应在危险度评估的基础上，适当处理防护区内淋浴间的污水，并应对灭菌效果进行监测，以确保达到排放要求。

（14）应根据危险度评估结果，确定排出的气体是否需要经过两级高效空气过滤器过滤后排出。

（15）应可以在原位对送风高效空气过滤器进行消毒灭菌和检漏。

（16）符合 ABSL－1、ABSL－2 的动物饲养间的气压（负压）与室外大气压的压差应不小于 60Pa，与相邻区域的压差（负压）应不小于 15Pa。

（17）符合 ABSL－3 的动物饲养间的气压（负压）与室外大气压的压差应不小于 80Pa，与相邻区域的压差（负压）应不小于 25Pa。

（18）符合 ABSL－3 的动物饲养间及其缓冲间的气密性应达到在关闭受测房间所有通路并维持房间内的温度在设计范围上限的条件下，若使空气压力维持在 250Pa，房间内每小时泄漏的空气量不超过受测房间净容积的 10％。

（19）在符合 ABSL－3 的动物饲养间从事可传染人的病原微生物活动时，应根据进一步的风险评估结果确定实验室的生物安全防护要求；适用时，应经过相关主管部门的批准。

4．动物设施四级生物安全防护水平（ABSL－4）

正常情况下，此类设施中的工作与四级实验室中的工作有关，相关规章和规定等必须协调，以便同时适用于这两种实验室。在防护服型实验室内工作时，除了符合上述要求，还应符合如下规定。

（1）必须符合动物 ABSL－1、ABSL－2、ABSL－3 的所有要求。

（2）动物饲养间的淋浴间应设置强制淋浴装置。

（3）动物饲养间的缓冲间应为气锁。

（4）进入动物饲养间应有严格限制进入的门禁措施。

（5）动物饲养间的气压（负压）与室外大气压的压差应不小于 100Pa，与相邻区域的压差（负压）应不小于 25Pa。

（6）动物饲养间及其缓冲间的气密性应达到在关闭受测房间所有通路并维持房间内的温度在设计范围上限的条件下，当房间内的空气压力上升到500Pa后，20min内自然衰减的气压小于250Pa。

（7）应有装置和技术对所有物品或其包装的表面在其被运出动物饲养间前进行清洁和可靠的消毒灭菌。

（8）应达到从事无脊椎动物操作实验室设施的要求。

（9）该类动物设施的生物安全防护水平应根据国家相关主管部门的规定和危险度评估的结果确定。

（10）如果从事某些节肢动物（特别是可飞行、爬或跳跃的昆虫）实验活动，应采取以下适用的措施（但不限于此）：

①应通过缓冲间进入动物饲养间，缓冲间内应安装适用的捕虫器，并应在门上安装防节肢动物逃逸的纱网。

②应在所有关键的可开启的门窗上安装防节肢动物逃逸的纱网。

③应在所有通风管道的关键节点安装防节肢动物逃逸的纱网，应具备分房间饲养已感染和未感染节肢动物的条件。

④应具备密闭和进行整体消毒灭菌的条件。

⑤应设喷雾式杀虫装置。

⑥应设制冷装置，需要时，可以及时降低动物的活动能力。

⑦应有机制确保水槽和存水弯内的液体或消毒灭菌液不干涸。

⑧只要可行，应对所有废弃物高压灭菌。

⑨应有监测和记录会飞、会爬、会跳跃的节肢动物幼虫和成虫数量的机制。

⑩应配备适用于放置装蜱螨容器的油碟。

⑪应具备带双层网的笼具以饲养或观察已感染或潜在感染的逃逸能力强的节肢动物。

⑫应具备适用的生物安全柜或相当的安全隔离装置以进行已感染或潜在感染的节肢动物相关操作。

⑬应具备进行已感染或潜在感染的节肢动物相关操作的低温盘。

⑭需要时，应设置监视设备和通信设备。

⑮是否需要其他措施，应根据风险评估结果确定。

四、普通生物安全事件的应急处理办法

实验室发生职业暴露后，按照既往进行的该种致病性生物因子的生物安全风险评估结果快速有效地对意外暴露人员进行紧急医学处置，对污染区域进行有效控制，最大限度地清除和控制致病性生物因子对周围环境的污染，按照流行病学调查和暴露人员的医学观察等原则进行处理。

一般性的小型生物安全事件应在紧急医学处置后，立即向实验室主任和实验室生物安全委员会报告事故情况和处理方法，便于及时发现处理中是否存在疏漏之处。

（一）样本泄露

如果样本外溢在实验台面、地面和其他表面，处理人员应戴好手套用布或纸巾覆盖并吸收溢出物；如果样本外溢在实验室工作人员的衣服、鞋帽上，应立即进行局部消毒、更换；如果样本泼溅在实验室工作人员的皮肤上，应立即用75%乙醇或聚维酮碘消毒液等消毒剂至少作用1min进行消毒，然后用肥皂水和清水彻底冲洗污染区域；能用消毒液消毒的部位则用消毒液，然后用水冲洗15～20min。

如果样本外溢量大或容器破碎，应小心将吸收了外溢样本的纸巾（或其他吸收材料）连同外溢样本一起收集到专用的收集袋或容器中，并反复更换纸巾（或其他吸收材料）将剩余外溢样本吸净，破碎的玻璃或其他锐器要用镊子或钳子处理；用消毒灭菌剂擦拭或喷洒实验台面、地面和其他表面；作用一定时间后，用洁净水去除消毒灭菌剂。

如果样本大面积泄露，应从污染处疏散人员，通知实验室主任、安全负责人等，查清情况，确定消毒处理的程序。如果认为合适，可进行生物安全柜和（或）实验室的低温蒸汽甲醛气体消毒，但生物安全柜和（或）实验室必须有可靠的密闭性能，人员必须完全离开。

（二）潜在危害性气溶胶释放（在生物安全柜以外）

一旦出现潜在危害性气溶胶释放事件，要按要求立即报告，所有人员必须立即撤离相关区域，任何暴露人员都应接受医学咨询，应当立即通知实验室主任和安全负责人。为了使气溶胶排出和使较大的粒子沉降，在一定时间内（如1h内）严禁人员入内。如果实验室没有中央通风系统，则应推迟进入实验室，并张贴“禁止进入”的标识。过了相应时间后，在安全负责人的指导下，穿戴适当的防护服和呼吸保护装备，清除污染。

（三）潜在感染性物质的食入

应脱下受害人的防护服并进行医学处理。要报告食入材料的鉴定和事故发生的细节，并保留完整适当的医疗记录。

（四）容器破碎及感染性物质的溢出

（1）戴上手套，立即用布或纸巾覆盖受感染性物质污染的物品及破碎物品。

（2）向受感染性物质污染的物品及破碎物品倒入消毒液（如10%的漂白剂），处理20min。

（3）将布、纸巾及破碎物品清理掉；应用镊子清理玻璃碎片，然后用消毒液擦拭受污染区域。

（4）如用簸箕清理破碎物品，应当对受感染性物质污染的物品及破碎物品进行高压灭菌或将其放在有效的消毒液内浸泡。用于清理的布、纸巾等应当放在盛放污染性废弃物的容器内灭菌处理。

（5）清理完后脱去手套，洗手。

（五）人员受伤

（1）刺伤、切割伤或擦伤的处理：立即停止实验；使用流水或特定消毒液冲洗消毒，挤出伤口的血液，再用消毒液浸泡或涂抹消毒；除去防护服并进行医学处理；如伤口较深，需立即前往医院治疗。记录受伤原因和相关的微生物，并应保留完整适当的医疗记录。

（2）动物咬伤或抓伤的处理：立即停止实验；使用流水或特定消毒液冲洗消毒，挤出伤口的血液，再用消毒液浸泡或涂抹消毒；除去防护服并前往医院进行医学处理并注射狂犬疫苗，必须按时、全程接种疫苗。

第四节　实验室化学品安全管理

一、危险化学品分类与危害特性

（一）危险化学品分类

具有易燃、易爆、毒害、放射性和腐蚀性等危害特性的化学品，在其生产、储存、使用、经营、运输和废弃物处置过程中有可能造成人员伤亡、财产损失和环境污染，称为危险化学品。除已公认不是危险化学品的物质（如纯净食品、水、食盐等）外，未在《危险化学品目录（2022 调整版）》中列为危险化学品的一般应经实验加以鉴别认定。

我国涉及危险化学品分类的国家标准有两个：一是《危险货物分类和品名编号》（GB 6944－2012），二是《化学品分类和危险性公示　通则》（GB 13690－2009）。根据现行技术标准和规则，危险货物按具有的危险性或最主要的危险性分为 9 个类别。第 1 类为爆炸品，第 2 类为气体，第 3 类为易燃液体，第 4 类为易燃固体、易于自燃的物质、遇水放出易燃气体的物质，第 5 类为氧化性物质和有机过氧化物，第 6 类为毒性物质和感染性物质，第 7 类为放射性物质，第 8 类为腐蚀性物质，第 9 类为杂项危险物质和物品，包括危害环境物质。

根据化学品的危害特性和用途，我国特别管制的危险化学品包括剧毒化学品、易制爆化学品、易制毒化学品和爆炸品。在购买化学品前，应对照《危险化学品目录（2022 调整版）》查询以判定要购买的化学品是否为危险化学品，还应对照《易制毒化学品的分类和品种目录（2021 版）》《易制爆危险化学品名录（2021 年版）》《民用爆炸物品品名表》判断是否为管制类化学品，并按照本单位规定流程申购，切勿私自购买。

（二）危险化学品的危害特性

危险化学品的危害特性归纳起来主要有物理危害、健康危害和环境危害。

1. 物理危害

燃爆危害属物理危害，是指危险化学品燃烧、爆炸等造成的损害。燃爆的本质是物质发生强烈的氧化还原反应，释放出巨大的热量，促使氧化还原反应得以持续。燃爆发生需要有三个要素，即可燃物、助燃物与点火源，同时可燃物和助燃物的数量要在一定范围内，点火源要有足够的能量。

2. 健康危害

健康危害是指危险化学品对人体组织和器官造成的损害，包括急性毒性、皮肤刺激或过敏、眼损伤、呼吸刺激或过敏、吸入毒性或窒息、生殖细胞突变、生殖毒性、致癌、特异性靶器官毒性等。

3. 环境危害

危险化学品一旦泄漏，会对环境造成严重污染，并危害环境中相关生物，如危害水生环境、导致急性水生生物毒性和慢性水生生物毒性等。

二、危险化学品安全标签的识别

在使用化学品之前，应查看由生产企业或销售企业提供的化学品安全技术说明书，安全技术说明书是化学品生产企业或销售企业按法律要求向客户提供的有关化学品特征的一份综合性文件。它包含化学品的理化参数、燃爆性能、对健康的危害、安全使用贮存要求、泄漏处置、急救措施及有关的法律法规等内容。

危险化学品安全标签是指危险化学品在市场流通时由生产企业或销售企业提供的附在化学品包装上的标签，是向相关人员传递安全信息的一种载体，它用简单、易于理解的文字和图形表述有关化学品的危险特性及其安全处置的注意事项，提示相关人员进行安全操作和处置。危险化学品简易安全标签样例见图 2－1。

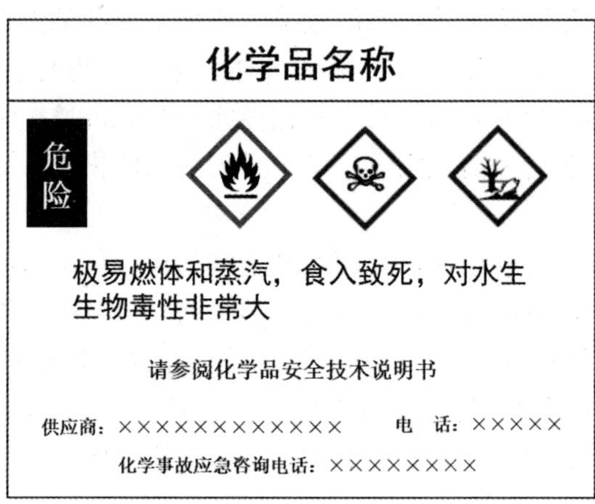

图 2－1　危险化学品简易安全标签样例

三、危险化学品的安全管理

（一）危险化学品安全管理的目的

随着各类危险化学品相关安全事故的发生，人们的安全意识不断增强，对危险化学品的认识水平和应对能力也在不断提高。《中华人民共和国安全生产法》（以下简称《安全生产法》）明确规定，生产经营单位要“建立健全全员安全生产责任制和安全生产规章制度”。实验室安全监督管理部门进行安全监督和安全评价的目的在于促进实验室安全管理制度的不断完善，并在实际工作中真正落实。除定期进行安全培训教育、增加安全设施外，更重要的是让危险化学品使用人员从思想上认识到《安全生产法》中的每一条规定都是用血的经验和教训写成的。目前，有些高校实验室危险化学品安全管理制度不健全，安全管理无章可循，或有制度但缺乏可操作性、可执行性和可考核性。建立健全危险化学品安全管理制度是高校实验室规范化管理的首要任务。

（二）高校实验室有关危险化学品的主要安全问题

目前，各高校实验室有关危险化学品的主要安全问题有室内存放过量危险化学品、未规范分类存放、标签不清晰、使用台账更新不及时、部分危险性化学实验缺乏安全操作规程等。

（三）安全教育的重要性

据调查显示，实验室发生的安全事故很大一部分是由不安全行为造成的。因此，在加强实验室安全管理制度建设、健全安全责任体系、加强日常管理的同时，更应切实做好实验室的安全教育工作。现阶段实验室安全教育大多采用单纯的宣读式、灌输式的方式，效果不尽如人意。应充分利用安全案例的警示教育作用，促使相关人员改变安全意识，促进良好安全习惯的养成，以降低实验室安全事故的发生风险。

对实验室危险化学品进行安全管理应该牢固树立“以人为本、安全第一”的理念，从根本上认识到实验室危险化学品安全管理与大家的切身利益息息相关。开设危险化学品相关选修课程，提高学生的安全技能；组织危险化学品事故演练，提高学生应对突发事件的能力；各实验室针对研究项目中使用的危险化学品开展专项培训，介绍相关危险化学品使用、储存、处置等环节的潜在风险，促使相关人员将危险化学品安全管理从思想意识转化为自觉行动。

四、危险化学品的全生命周期管理

高校实验室应按照国家管控要求，建立符合规范的各类危险化学品管理流程与储存使用规范，逐步完善危险化学品从采购→入库→储存→出库→使用→处置全生命周期管理。

（一）采购管理

在实际管理中，由于采购途径较烦琐，危险化学品的采购管理往往容易被忽视。各单位可建立内部的供应商管理制度，加强对供应商的审核，以规范采购途径，提高危险化学品的采购效率。各单位应合法合规完成采购备案工作，并核查危险化学品承运的运输资质。

单位内部应建立危险化学品采购逐层审批制度，审批通过后，交保卫部门备案，并对危险化学品进行统一监管。由采购部门向具有危险化学品生产/经营许可证的单位购买，并核实采购的商品确实在其经营范围内。

（二）储存、领用管理

实验室应严格控制危险化学品的储存数量，禁忌物品或灭火方法不同的物品不能混存，必须分类、分柜储存，应执行双人双锁管理。实验室应根据危险化学品安全技术说明书或安全周知卡，将使用的危险化学品的相关信息张贴在醒目位置。管制类危险化学品的领用应遵循“即领即用”“用多少领多少”的原则。实验室应根据不同的管制级别，对领用人员进行限制管理。

（三）使用管理

实验室基本安全守则：

（1）正确佩戴个人防护装备，如工作服、手套、护目镜、呼吸器等，严禁穿短袖、短裤、拖鞋进入实验室。

（2）使用有毒物、挥发物、易燃物时应在通风橱中进行。

（3）养成良好的实验操作习惯，如不在实验室内饮食、吸烟，实验完毕及时洗手等。

（4）每天下班前，应清理规整实验室内部危险化学品，严禁随意放置于实验台或通风橱内，防止被盗、丢失、误领、误用等情况的发生。

（四）处置管理

列入《危险化学品目录（2022调整版）》的化学品废弃后属于危险废物。对不明确是否具有危险特性的固体废物，应当按照国家规定的危险废物鉴别标准和鉴别方法予以认定。根据《中华人民共和国固体废物污染环境防治法》的有关规定而制定的《国家危险废物名录》包括以下固体废物（包括液态废物）：

（1）具有毒性、腐蚀性、易燃性、反应性或者感染性等一种或者几种危险特性的；

（2）不排除具有危险特性，可能对生态环境或者人体健康造成有害影响，需要按照危险废物进行管理的。

五、实验室常用应急物资的配备

实验室应急物资柜专供急救使用，不允许随便挪动；定期检查应急物资柜，及时更换过期物资和补充新应急物资。

（一）防护类应急物资

实验室防护类应急物资包括防护眼镜、防护手套、防毒面具、工作服、工作鞋等。

（二）消防类应急物资

实验室消防类应急物资包括干粉灭火器、二氧化碳灭火器、灭火毯等。一般情况下消防类应急物资不允许随便挪动，要定期检查消防类应急物资的情况。

（三）急救类应急物资

实验室急救类应急物资包括医用酒精、碘酒、止血粉、凡士林、烫伤油膏、1%硼酸溶液、2%醋酸溶液、1%碳酸氢钠溶液、医用镊子、剪刀、纱布、药棉、棉签、创可贴、绷带等。

（四）其他类应急物资

实验室其他类应急物资包括应急电话、一键报警按钮等。

六、常见化学品安全事故现场应急处置方案

高校实验室发生危险化学品安全事故，不仅会对师生的人身安全造成威胁，还会影响学校正常的教学秩序。有效的现场应急处置可以在关键时刻及时控制事故源，减少人员伤亡和财产损失。

（一）中毒

在实验操作中，若出现咽喉灼痛、嘴唇脱色或发绀、胃部痉挛或恶心呕吐等症状，有可能是中毒所致。一旦发生化学品中毒，视中毒原因施以下述急救措施后，应立即送医院治疗，不得延误。

（1）首先将中毒者转移到安全地带，解开其领扣，使其呼吸通畅、吸入新鲜空气。

（2）误服毒物中毒者，须立即催吐、洗胃及导泻。清醒而又合作者，宜饮大量清水催吐，亦可用药物催吐。对催吐效果不好或昏迷者，应立即送医院用胃管洗胃。孕妇应慎用催吐救援方式。

（3）重金属盐中毒者，喝一杯含有少许 $MgSO_4$ 的水溶液，然后立即就医。不要服用催吐药，以免引起危险或使病情复杂化。砷化物、汞化物中毒者，必须紧急就医。

（4）吸入刺激性气体中毒者，应立即将患者转移离开中毒现场，给予2%～5%碳酸

氢钠溶液雾化吸入并吸氧。对气管痉挛者，应酌情给予解痉挛药物雾化吸入。应急人员一般应配置过滤式防毒面罩、防毒服装、防毒手套、防毒靴等。

（二）灼伤

（1）强酸、强碱及其他一些化学物质具有强烈的刺激性和腐蚀性，易导致化学灼伤，此时应用大量流动清水冲洗，再分别用低浓度的（2%～5%）弱碱（强酸引起的）或弱酸（强碱引起的）进行中和。经以上处理后，再依据情况做下一步处理。

（2）危险化学品溅入眼中时，在现场立即就近用大量清水或生理盐水彻底冲洗。每个实验室楼层都应备有专用洗眼器。冲洗时，水向上冲洗眼睛，时间应不少于15min，切不可因疼痛而紧闭眼睛。经以上处理后，再送医院眼科治疗。

（三）火灾

（1）若有火情，现场工作人员应立即采取处理措施，防止火势蔓延并迅速报告。

（2）明确火灾发生的位置，判断火灾发生的原因是压缩气体、液化气体、易燃液体、易燃物品，还是自燃物品。

（3）明确火灾周围环境，判断是否有危险源分布及是否会带来次生灾害。

（4）明确灭火的基本方法，按照应急处置方案采用恰当的消防器材进行灭火。对木材、布料、纸、橡胶及塑料等固体可燃材料引发的火灾，可采用水冷却法灭火。但对珍贵图书、档案，应使用二氧化碳灭火器、卤代烷灭火器、干粉灭火器等灭火。对易燃液体、易燃气体和油脂类化学品引发的火灾，可使用大剂量泡沫灭火器、干粉灭火器将其扑灭；对电气设备引发的火灾，应先切断电源再使用干粉灭火器灭火。因现场情况及其他原因，不能断电，需要带电灭火时，应使用沙子或干粉灭火器，不能使用泡沫灭火器或水。对可燃金属如镁、钠、钾及其合金等引发的火灾，应用特殊的灭火器灭火，不能使用泡沫灭火器或水。

（5）依据可能发生的危险化学品安全事故类别、危害级别，划定危险区，对事故现场进行隔离和人员疏散。

（6）视火情拨打火警电话119报警求救，并到户外明显位置引导消防车。

（四）爆炸

实验室发生爆炸时，应尽快将伤者送医院救治。实验室负责人或安全负责人在其认为安全的情况下，必须及时切断现场电源和管道阀门，所有人员应听从临时召集人的安排，有组织地通过安全出口迅速撤离，同时拨打火警电话。

（五）泄露

（1）实验室发生化学品泄漏事故时，当事人或在场人员应立即拨打报警电话和联系实验室负责人、实验室安全员与安全负责人，简要报告事故地点、类别和状况。

（2）及时组织现场人员迅速撤离，同时设置警戒区，对泄漏区域进行隔离，严格控制人员进入。

（3）控制危险化学品泄漏的扩散，在事故发生区域禁止火种、禁止开关电闸、禁止使用手机等。

（4）进入事故现场抢险救灾人员需佩戴必要的防护用品，视化学品的性质、泄漏量及现场情况，分别采取相应的处理手段。发生少量液体化学品泄漏时，应防止泄漏物发生更大的反应，造成更大的危害。

（5）如有伤者，要及时拨打急救电话 120 或及时送医院救治。

第五节　实验室设备及消防安全管理

一、高温、高速设备和低温材料及设备

（一）高温设备

实验室存在较多高温设备，在使用过程中容易引起消防安全事故。这些高温设备包括烘箱、水浴锅、微波炉、电磁炉等。

1. 烘箱

烘箱又名烤箱、电热干燥箱。实验室常用的烘箱类型是电热鼓风干燥箱。

（1）箱体的背面离墙不少于 15 厘米，顶部离天花板不少于 20 厘米，侧壁离墙不少于 8 厘米，以确保良好的散热。禁止烘烤易燃、易爆、易挥发及有腐蚀性的物品。塑料制品如枪尖、枪尖盒等不能贴着烘箱边缘，因为烘箱边缘温度高于烘箱中部，局部温度过高容易引起塑料制品自融。

（2）使用烘箱时，温度设置在 60℃左右为宜。如有特殊材料需要高温烘烤，温度需设置在 120℃以上的，须专人看管烘箱，以免发生火灾。

（3）烘烤潮湿物品时注意不要让水流入机器内部，以免造成箱体短路。

（4）码放箱体内物品时应留有比较充分的空间，以使空气对流通畅，保证温度均一性。

（5）拿取物品需戴隔热手套，以防烫伤。

（6）工作完成后须及时关闭电源，确保安全，切忌开机过夜。

2. 水浴锅

（1）经常检查水浴锅内水位，水位必须高于电热管表面；不能缺水，更不能干烧，以免损坏加热管。

（2）水浴锅周围不要放置易燃易爆及腐蚀性物品。

（3）注水时不可将水流入或溢入电器控制箱内，以防发生漏电，不用时应及时把水放掉，并将箱内擦拭干净，保持清洁。

（4）经常换水，以免滋生细菌。

（5）下班后须关闭电源，防止因水烧干引起事故。如确实需要开机过夜，务必在水浴锅里加入足量的水，保证不会出现干烧的情况。同时告知实验室管理人员登记备案。

3. 微波炉

（1）勿在微波炉上摆放东西，以免影响散热。

（2）不能加热任何金属器皿，包括带金边、银边的器皿。可以加热陶瓷、耐热玻璃、耐热塑料等器皿。拿取物品应使用隔热手套，以免烫伤。

（3）使用时操作人员不能离开放微波炉的房间。当使用塑料或其他可燃材料制成的简易容器进行加热时，应随时注意观察炉内情况，防止起火。

（4）严禁使用封闭容器，或加热用保鲜膜或塑料袋包裹的食物时，否则食物易引起爆炸事故。

（5）加热表面无孔的食物，请去皮或在外皮上开一裂缝或戳几个小孔，否则受热膨胀可能发生爆裂。

（6）严禁加热油炸食物，高温会使油飞溅，可能产生明火，发生火灾。

（7）如不慎炉内起火，千万不要马上开门，应先关闭电源，等火熄灭后再开门。

4. 电磁炉

（1）电磁炉放置平整，并保证进气孔、排气孔无任何物体阻挡；侧面、下面不要垫（堆）放物体。

（2）如发现工作中的电磁炉内置的风扇不转动，要立即停用，并及时检修。

（3）电磁炉同其他电器一样，在使用中要注意防水防潮，避免接触有害液体。

（4）电磁炉炉面是晶化陶瓷板，属易碎物，有损伤时应停用。

（5）使用大功率电磁炉时，操作人员不能离开，长时间使用一定要加足水量，并设置时间。

（6）使用后不应立即切断电源，内部风扇有助于炉身及炉面降温。

（二）高速设备

实验室的高速设备通常为离心机，包括普通离心机、高速离心机和超速离心机。

（1）初次使用离心机尤其是超速离心机时，应由设备管理人员带教操作，不得自行操作。

（2）安放离心机的地面或台面应坚实平整。

（3）严禁离心易燃、易爆样品。

（4）离心有生物污染的样品时，必须选择生物安全防护转子（带有密封盖）。

（5）不得使用有安全隐患的离心管。

（6）离心管内样品装载不要过满，需预留20%的空间。开启离心机之前请一定注意配平，对称放置。

（7）角式离心机必须盖上配套的转子盖，并保证密封圈卡好。

（8）离心机启动后，须等到离心机达到设定转速并稳定后才可以离开。

（9）在冷冻离心机两次运行之间应关上离心机盖，避免产生冷凝水；在预冷状态时，必须关上离心机盖，离心结束后擦干腔内余水，打开离心机盖。

（10）禁止超速（超过转子最高限额速度）使用离心机。

（11）在离心过程中，操作人员不得离开离心机室，不得移动离心机，一旦发生异常情况如噪音过大或机身大幅振动，不要立即关闭电源，要先按“Stop”键制动。

（12）离心结束关闭离心机，待停止转动后方可打开离心机盖，取出样品，禁止用外力强行停止转动。

（三）低温材料及设备

实验室经常用到的低温材料及设备有液氮与液氮罐、干冰、超低温冰箱等。

1. 液氮与液氮罐

液氮即液化的氮气（N_2），是一种特殊的工业制品，主要作为冷冻贮存的媒介。使用液氮及液氮罐时应注意以下事项。

（1）液氮是一种超低温液体，温度为－196℃，操作时应戴上防冻手套或较厚的棉手套，避免接触皮肤造成冻伤。

（2）在使用和贮存液氮的房间内，要保持通风良好，避免因液氮挥发造成空间氧浓度降低，导致人员窒息。

（3）不能用其他塞子代替专用容器盖，尤其不能使用密封的塞子，严禁在容器盖上放置物品或密封容器颈口，否则液氮气化时气体无法及时排出，极易造成爆炸事故。

（4）液氮罐中绝对不能存放 EP 管，应使用螺口冻存管，存取冷冻物品时速度要快，否则在取出物品时冻存管容易发生炸裂，使人员受伤。

（5）液氮罐长期贮存物品时，要注意及时补充液氮。检查容器内液面高度时，应用专用量尺插入罐底，5～10s 后取出，量尺结霜的长度即液面高度。

（6）在使用或存放物品时，严禁倾斜、横放、倒置、堆压液氮罐，更不能发生碰撞，要始终保持罐体直立。

（7）液氮运输中须注意，要使用有专项防震设计的液氮罐，不能使用家用保温杯（桶）。

2. 干冰

干冰是固态的二氧化碳（CO_2），温度为－78.5℃，使用时应注意以下事项。

（1）严禁皮肤直接接触干冰，避免皮肤、组织冻伤。

（2）不可将干冰储存在密封性能好、体积较小的容器内，干冰极易挥发，可对密封容器产生巨大的压力，引起爆炸。此外，在通风条件差的环境中，会产生二氧化碳下沉现象，人会因缺氧而感到不适，需在通风环境较好的地方操作干冰。

（3）废弃干冰最好令其自然挥发，避免因储放不当而发生危险。

3. 超低温冰箱

超低温冰箱的温度通常为－150℃～－80℃，使用时应注意以下事项。

（1）首次使用或搬运后，必须断电 10 个小时以上才能通电。

（2）落地四脚平稳，保持水平状态。

（3）散热对超低温冰箱非常重要，要保持室内通风和良好的散热环境，定期清理滤网，环境温度最好不超过30℃。

（4）严禁一次性放入过多、太热的物品，否则会造成压缩机长时间运行。

（5）应及时清除门上结的霜和冰块，结霜太多不应强行关闭冰箱门。除霜切忌用金属工具（尤其是锐器），也切勿用吹风机加速除霜，否则有触电的危险。

二、特种设备

《特种设备安全监察条例》规定：压力容器，是指盛装气体或者液体，承载一定压力的密闭设备，其范围规定为最高工作压力大于或者等于0.1MPa（表压），且压力与容积的乘积大于或者等于2.5MPa・L的气体、液化气体和最高工作温度高于或者等于标准沸点的液体的固定式容器和移动式容器……根据此定义，实验室特种设备主要包括高压灭菌器（压力设备）和气瓶。《中华人民共和国特种设备安全法》规定：特种设备安全管理人员、检测人员和作业人员应当按照国家有关规定取得相应资格，方可从事相关工作。

（一）高压灭菌器

（1）灭菌前务必检查高压灭菌器内水位是否在规定的范围内。若水位不够请务必添加初级纯水，以免产生沉淀堵塞管道。

（2）勿用玻璃器皿等易碎物品垫底，体积较小的枪头等物品请用容器盛装或用布包裹后再灭菌。如有东西遗漏在高压灭菌器内，请及时处理。

（3）高压灭菌器内放置灭菌物品时，严禁堵塞安全阀出气孔，必须留有空间保证放气通畅。

（4）必须将冷空气充分排出，否则高压灭菌器内温度会达不到规定温度，影响灭菌效果。

（5）灭菌完毕，不可放气减压，否则容器内的液体会剧烈沸腾，冲掉瓶塞而外溢甚至导致容器爆裂。须待高压灭菌器内压力降至与大气压相等后再开盖。

（6）在持续进行多轮灭菌时，应在两轮灭菌中留出5min的时间，且打开设备上盖让其冷却。

（7）液体灭菌时，以不超过容器3/4体积为好，瓶口切勿使用未开孔的橡胶塞或软木塞。

（8）戴隔热手套取出物品，以防烫伤。

（9）设备不使用时应当保持清洁、干燥。

（二）气瓶

气瓶是一种移动式的特殊压力设备，实验室经常使用的压缩气体主要有CO_2、O_2、N_2等。压缩气体是气体经过高压压缩后形成的，因此气瓶压力可达30MPa，在使用时一定要注意安全，防爆、防漏是安全管理的重点。气瓶主要的安全构件有瓶体、气瓶总阀、减压阀（气压表）、安全帽等。

（1）气瓶的操作需由特种设备作业人员进行。

（2）气瓶必须固定上墙，以免摇动或翻倒；多个气瓶放在一起时，必须注明管路去向；气瓶必须标明“空”“满”“使用中”“停用”“备用”等使用状态。

（3）气瓶应存放在阴凉、干燥、远离热源（如阳光、暖气、炉火）处。环境温度不得超过 31℃，以免温度太高，气体膨胀导致爆炸。

（4）防止泄漏，以防发生中毒、窒息等事故。定期检查气瓶的连接部位是否漏气，可在开关、接口处涂上肥皂液进行检查，并做好登记。

（5）操作气瓶时应先开气瓶总阀，观察减压阀上的高压读数，记录高压瓶内总压，然后转动减压阀压力调节螺杆。用完先关闭气瓶总阀，再关闭减压阀，切不可只关闭减压阀，而不关闭气瓶总阀。操作过程中操作人员应站在出气口侧面。

（6）不可将气瓶内的气体全部用完，一定要保留 0.05MPa 以上的残留压力（减压阀表压）。可燃性气体气瓶如 C_2H_2 气瓶的残留压力应为 0.2～0.3MPa，以防重新充气时发生危险。

（7）高压气瓶上选用的减压阀要分类专用，各种气体的减压阀不得混用，以防爆炸。安装时螺扣要旋紧，防止气体泄漏。

（8）非使用中的气瓶必须戴安全帽。

（9）禁止随意搬动、敲打气瓶，经允许搬动时应做到轻搬轻放。

（10）各种气瓶必须按国家规定进行定期检验，使用过程中必须注意观察气瓶的状态，如发现有严重腐蚀或其他严重损伤，应停止使用并报检。

（11）应给氧气瓶或氢气瓶等配备专用工具，并严禁与油类接触。操作人员不能穿戴沾有各种油脂或易感应产生静电的服装、手套操作，以免引起燃烧或爆炸。

（12）可燃性气体和助燃气体的气瓶与明火的距离应大于 10 米（难以达到时，可采取隔离措施）。

三、水、电、明火安全

（一）水安全

（1）水槽应保持清洁，不得往水槽内扔枪头、EP 管等实验用品，以防堵塞。

（2）不得往水槽内随意倾倒废液，尤其是强酸强碱液体、含重金属的液体和有毒有害试剂。

（3）冲洗拖把时注意不要堵塞水池排水孔，且人不能离开。

（4）打开水龙头冲洗实验器皿或免疫组化样品时，应控制流速且容器肩部应避开出水口以防堵塞出水口导致溢水，且人不能离开。

（5）如遇停水，易发生水龙头未关闭引起的溢水。当日值班人员下班前务必检查水龙头是否全部关闭。

（6）下班前应关闭纯水机、制冰机等用水仪器，关闭供水龙头，防止水管老化破裂或水压过大导致溢水。

（7）雨季雨水或夏天中央空调冷凝水有可能从屋顶渗漏，贵重仪器在使用完后务必盖上防水布。

（二）电安全

（1）勿用湿手插拔电源线，勿拉扯电源线拔出插头。

（2）插线板切忌串联使用，单个插线板需要连接多台设备时，需认真评估最大使用功率。

（3）大功率设备不得使用插线板，应直接使用能满足功率需求的墙面电源插座。

（4）当电源线破损、软化、断裂时（包括插线板），须立即停用。

（5）不能私拉乱接电线及插线板，勿在地上搁置插线板，以防人员绊倒或插线板浸水。

（6）不可损坏电源软线或使用非指定的电源线。

（7）如有异常，如闻到烧焦味等，应立即拔出电源插头以终止仪器运转或用断路器断开电源。

（三）明火安全

实验室使用的明火主要为酒精灯，在使用中需注意以下事项。

（1）使用前检查酒精灯的灯芯是否过长，如灯芯顶端不平或已烧焦，剪去少许，目的是使酒精充分燃烧，释热均匀。

（2）使用前检查酒精灯里的酒精容量，通常不应少于1/4，不能多于2/3，酒精过多时会因酒精挥发、外溢而失火；过少则酒精灯里充满酒精蒸汽，与空气混合后，点燃时容易发生爆炸。

（3）添加酒精时必须熄灭灯火，并冷却到室温，然后用漏斗加入，防止酒精溢出遇明火而引起失火。

（4）禁止用一只酒精灯引燃另一只酒精灯，以免失火。

（5）禁止用嘴吹灭酒精灯，否则可能将火焰沿灯颈压入灯内，引起爆炸。

（6）酒精灯要用灯帽熄灭，熄灭后，拔下灯帽重盖一次，防止灯帽内外形成压强差。

（7）使用酒精灯时要小心，不要碰倒，若洒出的酒精在桌上燃烧起来，应该立刻用湿毛巾、湿衣物或沙土覆盖灭火，火势过大时用二氧化碳灭火器灭火，严禁用水泼或干燥的毛巾、衣物扑打。

四、消防安全总则

消防安全是实验室各项工作顺利开展的基础，必须严格落实，防患于未然。

（1）遵守国家消防安全法律法规。

（2）新进实验室人员须参加消防安全培训，具备自防、扑救初期火灾、报警、自我逃生等能力后才能上岗。

（3）所有参加实验人员，必须严格执行实验室安全操作规程，落实防火措施。对于火灾危险性较大的实验，必须有人现场监护。

（4）实验室内严禁吸烟，严禁擅自动用明火，严禁携带火源、火种进入。

（5）爱护和熟悉各种消防设施。严禁挪用和遮挡灭火器和消防栓，严禁占用和堵塞消防通道和安全疏散出口。

（6）对易燃、易爆物品及危险化学品实行专人管理，严格遵守危险试剂操作流程和使用制度。

（7）每天下班前或实验结束后，应有专人对所有实验设施进行全面细致的安全检查，清除易燃物，切断气源、电源和火源，关好水龙头，确认安全并做好交接登记。

第六节　实验室危险废弃物管理

实验过程中产生的各种具有易燃、易爆、腐蚀性、毒性、传染性并对人类健康和环境生态造成危害的废弃物，统称实验室危险废弃物。实验室危险废弃物包括但不限于过期报废的化学品，试验产生的危险性化学废弃物及容器，沾染危险化学品及感染性生物样本的试验器皿、耗材，各种损伤性锐器等。

一、危险化学废弃物

（一）危险化学废弃物的定义

危险化学废弃物包括危险性化学废液（如失效试剂和实验废弃物），危险性固态废弃物（如失效固态化学试剂及试剂空瓶）。根据《中华人民共和国固体废物污染环境防治法》《国家危险废物名录（2021 年版）》等相关规定，危险化学废弃物及其包装物必须严格回收，不得随意排放、丢弃。

（二）危险性化学废液的处理

（1）危险性化学废液须分类收集、安全存放，须按照危险度进行收集处置，严禁随意排放盛装危险化学品容器的前三次润洗液，特别严禁往水槽内倒入容易堵塞的杂物或强酸强碱液体、有毒的有机溶剂。

（2）剧毒、易燃、易爆、易发生剧烈反应的试剂废液须进行单独的分类收集，严禁不相容的废液混合储存。

（3）使用专用废液收集桶收集危险性化学废液，且在废液收集桶上粘贴废液收集单和危险废物标签。废液收集单包含危险性化学废液的详细情况，如废液的成分、含量、性质、收集日期、负责人等信息。

（4）危险性化学废液暂存点必须有安全警示线、危险化学品暂存标识、防漏托盘

（容量与专用废液收集桶相匹配）、废液暂存情况登记表。

（5）危险性化学废液需专人负责转运至危险性化学废液暂存点，转运时须保证容器完好、密闭，不可过分晃动或冲击，应平稳转运。

（6）危险性化学废液转运至危险性化学废液暂存点后，应填写“实验废液及过期化学试剂处理登记情况表”，待有资质的公司统一收集处理。

（三）危险性固态废弃物的处理

（1）待报废固态试剂应称量，做好登记，于干燥阴凉处合理存放，待有资质的公司回收处置。

（2）试剂空瓶内不可有剩余，应拧紧瓶盖，同一试剂或同一类型试剂的空瓶尽量码放在一起，封箱后贴上废弃物标签，待有资质的公司回收处置。

二、医疗废物

（一）医疗废物的定义

医疗废物是指医疗卫生机构在医疗、预防、保健及其他相关活动中产生的具有直接或单位感染性、毒性及其他危害性的废物。科研实验常用到从医院采集的患者标本，因此实验室产生的医疗废物主要包括废弃的患者血液、体液、排泄物、组织块等临床标本，病理切片后废弃的人体组织及病理蜡块，以及实验中被临床标本污染过的实验耗材、器械等。

（二）医疗废物的处理

《医疗废物管理条例》有如下规定：

（1）医疗废物应按照类别分置于防渗漏、防锐器穿透的专用包装物或者密闭的容器内。

（2）医疗废物专用包装物、容器上应当有明显的警示标识和警示说明。

（3）医疗卫生机构应当建立医疗废物的暂时贮存设施、设备，不得露天存放医疗废物；医疗废物暂时贮存的时间不得超过 2 天。

（4）医疗废物的暂时贮存设施设备，应当远离医疗区、食品加工区、人员活动区及生活垃圾存放场所，并设置明显的警示标识和采取防渗漏、防鼠、防蚊蝇、防蟑螂、防盗以及预防儿童接触等安全措施。

三、生物废弃物

（一）生物废弃物的定义

生物废弃物是指实验产生的有毒有害的气体、废液、废渣、实验材料、耗材等，也包括实验过程中使用过或培养产生的动植物的组织、器官、尸体、组织液及代谢物，以及微生物（细菌、真菌和病毒等）及其培养基等。

（二）生物废液的处理

生物废液须经过有效的消毒（高压蒸汽灭菌）方可处理。装生物废液的可重复利用耗材，用 1g/L 有效氯浸泡 2～6h，再经洗涤、蒸汽灭菌方可使用。

（三）动物尸体的处理

（1）动物实验结束后的动物尸体须装入标记有“医疗废物”的黄色医疗废物垃圾袋中，并放至实验动物中心的专用动物尸体冷冻柜中保存。

（2）一次性手术器具（如注射器、针头、输液管等）严禁混入动物尸体收集袋内，必须分开处理。

（四）生物污染耗材的处理

（1）一般生物污染耗材的处理。生物污染耗材主要指进行过生物样本实验的耗材，如移液管、枪头、培养皿等，处置方式同生物废液，需要进行高压蒸汽灭菌后置于黄色医疗废物垃圾袋中。

（2）锐器的处理。实验中使用的注射器、针头、输液器、手术刀及破碎玻璃等锐器不应与其他废弃物混放，必须在灭菌处理后稳妥安全地置入盛放锐器的容器中；盛放锐器的容器必须是不易被刺破的，而且不能将容器装得过满，标签上应该清楚标明“锐器废弃物”字样。丢弃锐器时应放入黄色医疗废物垃圾袋中，贴上医疗废物种类标签，并醒目地标明“损伤性废物”字样。

第三章
科研工作准备

第一节　文献检索与下载

一、文献检索的基本概念及思路

文献是记录知识的载体，是科研工作者获取信息的主要来源。全世界文献数量的剧增和多学科的交叉，使得某一专题的文献分布在多个期刊；知识的快速更新，使得文献使用寿命缩短，新生海量文献包含很多不同观点，需要科研工作者自行获取及评估。因此，在科研工作中，需要通过文献检索准确而快速地获取相关文献，从而了解学科相关信息。

文献检索需要将检索技巧与专业知识相结合，通过不断地修订检索策略达到检索目的。文献检索的思路包括：①明确检索目的，在检索开始之前，对研究的课题进行分析，对检索方向了然于心，以便在检索过程中不断评估检索结果，修订检索策略；②选择检索工具和方法，制订检索策略，构建检索式；③在数据库、搜索引擎或期刊官网进行检索；④若对检索结果不满意，在修订检索策略后，可再次检索。

二、文献检索策略与技巧

（一）布尔逻辑运算符

逻辑运算通过“逻辑与”（AND）、“逻辑或”（OR）、“逻辑非”（NOT）三种运算符来实现。

1. “逻辑与”（AND）

“逻辑与”（AND）的检索式为“A AND B”，旨在检索既包含检索词 A 又包含检索词 B 的文献。其主要作用是缩小检索范围，使检索结果更加准确。

2. “逻辑或”（OR）

“逻辑或”（OR）的检索式为“A OR B”，旨在检索包含检索词 A 或包含检索词 B 的文献。其主要作用是扩大检索范围，使检索结果更加全面。

3. “逻辑非”（NOT）

“逻辑非”（NOT）的检索式为“A NOT B”，旨在检索包含检索词 A 且不包含检索词 B 的文献。其主要作用是排除明确不相关文献，缩小检索范围，使检索结果更加准确。

当一个检索式中同时含有三种逻辑运算符时，其运算顺序依次为“NOT”“AND”“OR”。可以采用括号改变运算顺序，将优先运算的表达式放在括号中，使逻辑运算更加清晰。

（二）截词符

截词符可以明显提高检索效率，截词符包括“*”“?”。其中，“*”是无限截词符，即不限定截断的字符数量；“?”为有限截词符，代表 0 个或 1 个字符。

（三）调整文献检索的范围

文献检索是为了获取目标文献，需要不断地修订检索策略，达到查准、查全的目的。查准就是精准获得目标文献，查全是不漏掉需要获取的目标文献。但是，为了达到查准的目的，检索范围会缩小，可能导致查得不够全；为了达到查全的目的，文献的数量会增加，可能会导致查得不够准。为了使二者平衡，常常需要多次检索、评估和修改，调整检索范围。

1. 扩大检索范围的方法

扩大检索范围的方法主要有增加检索的数据库；扩大检索的起止年限；将近义词、缩写和通用名纳入检索字段；减少限定词或不做限定，甚至模糊检索。

2. 缩小检索范围的方法

缩小检索范围的方法主要有减少检索的数据库；缩小检索的起止年限；采用“逻辑非”（NOT）排除不包含的文献；采用“逻辑与”（AND）检索几个概念必须同时存在的文献，排除单一概念出现的文献；增加检索词的限定范围，如文献的题目、摘要和关键词须包含检索词。

三、主题词检索

美国国家医学图书馆使用“MeSH”词表对“PubMed”数据库等中近万种生物医学期刊进行标引，采用“MeSH”词表来查找与主题词关联的文献。中国医学科学院信息研究所等研究机构将“MeSH”词表翻译成了中文，因此“MeSH”词表的中文版、英文版均可在中国生物医学文献服务系统“SinoMed”数据库中找到，可用于中文文献的主题标引。

主题词常以名词和复数形式出现，可以是单个词，也可以是一个词组。主题词具有单一性，原则上一个主题词只表达一个概念，一个概念也只用一个主题词来表达。主题词检索时，若使用主题词的同义词或相关词，“MeSH”词表会指引用户到相关的主题词。从“PubMed”数据库主题词查询网站中可获取“MeSH”词表的词义解释、编目标引注释、历史注释、树状结构号、款目词和副主题词等。

自由词是相对主题词而言的，自由词未经规范化处理，但使用灵活、自由和符合专业习惯。自由词常常要考虑除主题词以外的缩写、同近义词、术语和通用名等。

四、“PubMed”数据库检索

（一）“PubMed 数据库简介

“PubMed”数据库具有访问免费、检索功能强大、查全率高、使用方便等优点，受到广大科研工作者的青睐。“PubMed”数据库包含超过 3600 万条来自“Medline”数据库、生命科学期刊和在线书籍的生物医学文献，可以导向“PubMed Central”和开放获取期刊全文。读者可以免费获取全文。

“PubMed”数据库中每一条文献都有唯一的识别号“PIMD”，这些文献的主要来源：①“Medline”数据库，是“PubMed”数据库的主体部分，这类文献标注为“PubMed-indexed for Medline”；②“In-process citations”，这类文献常常标注为“PubMed-in Process”，表明是最新文献，尚未标引主题词，待完成加工后，转入“Medline”数据库；③“Publisher supplied citation”，这部分文献来自出版商提供的电子期刊数据库，这类文献常常标注为“PubMed－as supplied by publisher”；④“Oldmedline”，指 1966 年以前出版但是未被“Medline”数据库收录的文献，这类文献常常标注为“PubMed－Oldmedline”；⑤出版商通过电子期刊平台先于纸质期刊发布的文献，这类文献常常标注为“Epub ahead of print”。

“PubMed”数据库作为一个收录文献多、回溯年限长、实时更新和免费使用的医学文献数据库，全球任何一位科研工作者均可以通过其了解专业领域的最新进展。“PubMed”数据库的检索功能完善，连接丰富，其自动匹配的快速检索、高级检索和“MeSH”词表检索功能强大，灵活应用可快速提高检索效率。

（二）在“PubMed”数据库中快速检索

在检索框中输入检索词，点击“Search”，系统会按照自动匹配的原理进行检索。快速检索时，“PubMed”数据库会自动对输入的检索词进行分析、匹配、转换和匹配同近义词。这种自动匹配的原理是：系统将检索词在多个索引词表中进行比对，查找相应的主题词、自由词、刊名或作者，再将这些词用“逻辑或”（OR）连接起来，然后在所有字段中执行检索。如果输入多个检索词，则采用相同的原理，多个检索词之间的关系用“逻辑与”（AND）连接起来。并且“PubMed”数据库有智能拼写检查功能，可以在检索时更正错误拼写。比如，快速检索“cancer”这个词，自动匹配后的检索式为

"cancers" [All Fields] OR "cancerated" [All Fields] OR "canceration" [All Fields] OR "cancerization" [All Fields] OR "cancerized" [All Fields] OR "cancerous" [All Fields] OR "neoplasms" [MeSH Terms] OR "neoplasms" [All Fields] OR "cancer" [All Fields]。

（三）在"PubMed"数据库中高级检索

"PubMed"数据库高级检索的界面既包括检索式构建框，又在检索式下方展现检索历史和每一步检索结果。采用检索式构建框可以很方便地完成多个字段的组合检索，提高检索效率，使检索思路更加清晰，并且可以对检索历史进行组合，构建下一步检索式。

（四）在"PubMed"数据库中检索期刊信息

在检索框中输入期刊全称、标准的期刊名简写或 ISSN 号，便可以查出该期刊收录的全部文献，利用"PubMed"期刊数据库可以检索期刊的详细信息。

（五）在"PubMed"数据库中检索指定期刊文献

第一种方法：利用"PubMed"数据库中的"single citation matcher"检索指定期刊文献。

第二种方法：在高级检索中，限定期刊名称，并将检索内容与期刊名称用"逻辑与"（AND）连接起来。

第三种方法：在期刊的主页进行检索。

（六）在"PubMed"数据库中检索指定作者的文献

在检索框中输入作者姓名，限定词为作者。一般姓在前，名在后，姓用全称，名用首字母。由于同姓同名首字母的作者有很多，可以加入作者的国籍、作品发表年限、作者单位等限定条件。

五、"Embase"数据库检索

（一）"Embase"数据库简述

"Embase"数据库由荷兰爱思唯尔（Elsevier）出版社的检索工具"医学文摘"发展而来，也是生命科学领域重要的文献检索工具之一，属于收费型检索工具。该数据库收录了 8200 余种期刊，收录了 1947 年至今的多篇文献。

（二）在"Embase"数据库中快速检索

与"PubMed"数据库相同的是，"Embase"数据库的主页也可以快速检索。在检索框中输入检索词，如不进行限定，则在数据库中进行全字段检索。检索框中也可以输入词、词组或检索式，字段限定后进行检索。还可以通过勾选输入框下的“Extensive search”选项，对检索式进行扩展检索，系统根据输入的检索词找到相应的主题词和下位词，然后自行采用类似“逻辑或”（OR）连接的形式对数据库进行检索。

（三）在“Embase”数据库中高级检索

点击“Embase”数据库中的“Advanced search”可进入高级检索界面，检索框中可输入需要的检索式，同时在输入框的下方可对检索式进行限定修饰，还可以组合检索历史。

（四）在“Embase”数据库中检索主题词

在“Embase”数据库中进行主题词检索与“PubMed”数据库的主题词检索方法相似。“Emtree”数据库包括96300余个主题词，在药剂学主题词检索方面具有优势，共有35400余个与药物相关的主题词。在“Emtree”数据库中输入一个词查找其主题词时，系统可自动进行主题词匹配。检索步骤如下：点击数据库右上方的“Emtree”进入主题词检索界面，在检索框中输入需要检索的词，点击“Find term”，系统会出现与这个词相关的主题词和款目词。检索到的主题词都带有链接，可显示该主题词在树状结构表中的位置，并显示有该主题词标引的文献数量。之后可点击“add to query builder”，再点击“search”，便可完成主题词检索。

六、“Ovid”数据库平台检索

（一）“Ovid”数据库平台概述

“Ovid”数据库平台是威科集团研发的，在“Ovid”数据库平台可以检索到电子期刊、电子图书和上百种数据库，其中包括“Medline”数据库和“Embase”数据库，功能非常强大。

（二）在“Ovid”数据库平台中快速检索

“Ovid”数据库平台快速检索支持“自然语言检索功能”，既可在检索框中输入检索词，也可以输入一段话，该检索平台可自行将这段话分成单个检索词，然后再用“逻辑与”（AND）连接起来，并且可选择是否派生。如果选择派生，系统则自动扩展检索词的同近义词、缩写和单复数等，扩展词之间用“逻辑或”（OR）连接。在检索的同时，还可限定命中文献的年限、文献标识（如“Embase status”和“NLM status”）、是否有全文、语种等。

（三）在“Ovid”数据库平台中高级检索

“Ovid”数据库平台的高级检索具有更加精确的检索功能，可提高查准查全率。“Ovid”数据库平台规定了多种具有自身特色的检索运算符，必须正确使用才能运行检索。主要的运算符有以下几种："adjn"，表示在两个检索词之间允许插入 $n-1$ 个单词；"＄"和"＄n"，"＄"表示无限截词符，"＄n"表示有限截词符，替代 n 个字符；"♯"和"?"，"♯"为强制通配符，放在单词中代表一个字符，且这个字符必须存在，"?"为可选通配符，也代表一个字符，但是可以不强制存在。

"Ovid"数据库平台的检索入口有四个：关键词检索、著者检索、题名检索和刊名检索。关键词检索入口，可以输入检索词、词组或检索式，默认字段包括题目、摘要、全文和图注。检索的关键词可限定字段和用逻辑运算符连接。著者检索需要输入作者的姓名，姓前名后，姓为全称，名为首字母。题名检索与关键词检索相似，可以输入检索词、词组或检索式，但是默认命中的文献为题目中含有该字段的文献。刊名检索入口，可以输入完整刊名进行检索。

（四）在"Ovid"数据库平台中检索主题词

"Ovid"数据库平台也有规范化的主题词检索工具，并且在选择相应的数据库系统时，有相应的主题词表。如果选择"Medline"数据库，那么对应的就是"MeSH"词表；如果选择"Embase"数据库，那么对应的就是"Emtree"主题词表。通过主题词，系统可自动识别输入词的主题词，并根据相关性排序，显示树状结构，便于选择。如果选择主题词扩展，检索结果则包括该主题词的下位词的全部文献，增加了命中文献的数量。

七、中文数据库检索

（一）中国生物医学文献服务系统（"SinoMed"数据库）

"SinoMed"数据库是中国医学科学院医学信息研究所 1994 年研发的综合性中文生物医学文献服务系统。"SinoMed"数据库的检索原则与"PubMed"数据库相似，主要检索技术包括逻辑运算符、截词符、模糊或精确检索等。"SinoMed"数据库提供多种检索途径，包括快速检索、高级检索、主题词检索、分类检索等。

1. 快速检索

打开快速检索界面，在输入框内输入检索词，输入多个检索词时中间用空格隔开，其默认为"逻辑与"（AND）。此外，也可以输入已经连接好的检索式进行检索。

2. 高级检索

高级检索中可构建检索式，限制年代、文献类型、年龄组、性别或对象类型等，同时最上面还有一个输入框，可单独构建检索式，发送至检索历史。构建检索式时每次允许输入多个检索词，输入框中只支持同时输入"AND""OR""NOT"或空格中的一种逻辑运算符。常用字段由全部字段、标题、摘要、关键词、主题词四个检索项组成。核心字段由中文标题、关键词、主题词三个检索项组成。智能检索可实现检索词及其同义词（含主题词）的扩展检索。输入词提示是作者单位、第一作者单位、通信作者单位、刊名、基金字段支持规范名称的提示。关联提示是作者、第一作者、通信作者字段支持关联规范机构名称的提示。精确检索是检索结果与检索词完全匹配的一种检索方式，适用于作者、分类号、刊名等字段。限定检索是可以对文献年代、文献类型、年龄组、性别、研究对象等特征进行限定。检索历史最多能保存 200 条检索式，可实现一个或多个历史检索式的逻辑组配检索。检索策略可以保存到“我的空间”和邮箱订阅。

3. 主题词检索

“SinoMed”数据库的主题词检索与“PubMed”数据库的主题词检索类似，可以在主题词检索入口输入检索词，查找相关的主题词和树形结构。检索时还可以选择是否加权、扩展和添加相应的副主题词。

4. 分类检索

分类检索是从文献所属学科的类别进行检索，检索入口包括分类导航、分类号和类名，可选择是否扩展、复分。扩展指对该分类号及下位类号进行检索，如果不进行扩展便只针对该分类号进行检索。选择复分则表示检索当前分类号与复分号组配的文献，可以选择全部复分、某一复分和无复分。

（二）中国知网数据库（CNKI）

中国知网是集期刊、学位论文、会议论文、年鉴、专利、标准、海外文献资源为一体的数据库，包括医药卫生类、工业类、农业类、经济类、教育类等多种类别的数据库。中国知网是 1999 年由清华大学和清华同方发起建立的。

中国知网提供了文献检索模块、知识元检索模块和引文检索模块，常用检索方式为快速检索和高级检索。快速检索只有一个检索框，可输入检索词，不限定字段、词位及词频，点击“快速检索”，系统将在全文中进行检索匹配。高级检索可以限定相关字段、词频和逻辑运算符组合检索式进行检索，高级检索的步骤：首先进入高级检索界面，输入检索词，进行字段限制（包括文献的起止时间、主题、题名、关键词、摘要或参考文献等内容字段），再进行逻辑运算符连接，选择精确检索或模糊检索，此外还可以选择网络首发、增强出版、基金文献、中英文扩展、同义词扩展等，然后点击“检索”，即可以看到检索的结果。中国知网还有另外一个功能，可以对已检索的结果进行二次检索，即输入需要在检索结果中查找的关键词，点击“结果中检索”。

（三）万方数据库

万方数据库中的中国学术期刊数据库（China Online Journals，COJ），于 1998 年开始收录，包括 8000 余种期刊，有中国科学院文献情报中心、中国科学技术信息研究所、中国社会科学院、北京大学、南京大学历年收录的 3300 余种核心期刊，年增 300 万篇，每天更新 2 次，涵盖自然科学、医药卫生、工程技术、农业科学、社会科学、哲学政法、科教文艺等学科。万方数据库提供了初级检索、高级检索和专业检索三种方式。初级检索可以在输入检索词后，限定检索字段（不限定则为全部字段）、年份（不限定则为所有年限）和数据库名称（不选择，默认为期刊全文数据库，可选择学位论文数据库、会议论文数据库或专利数据库等）进行检索。高级检索则是组配多个检索词，用逻辑符连接进行检索。专业检索则是高级检索的进一步提高，功能更强大，适用于专业人员，需要根据系统的检索语法编制检索式。

八、获取文献全文的方法

目前互联网文献下载的方法有很多种，以下方法可供参考。

（1）随着开源期刊的增加，部分文献可以直接下载全文。

（2）大部分高校购买的数据库可以通过校园账户下载文献全文。

（3）可以通过馆际互借，向购买了文献全文的图书馆索取。

（4）联系作者向其索取原文。

（5）可向相关期刊购买文献全文。

九、文献被引查询与评估

目前，文献被引查询在学术交流和科研评价中展现了非常重要的作用，通过引文检索次数，可以评估某篇特定文献的学术影响力。往往高质量的科研文献被引频率会逐步升高，代表该研究成果在学术界有较强影响力。基于文献的被引次数，可以评估科研工作者、学术期刊、科研机构或一个国家的学术水平和实力。但是，目前现实中文献被引次数的评估也有一定缺陷，比如研究者好友、师生和期刊之间过度引用，还有综述类文献的被引次数常常也很高，但并不代表这是一个原创性的科研成果。因此，文献被引次数不可作为学术影响力唯一的评估依据，在具体评价中仍需具体分析。但是，熟练掌握文献被引次数查询的方法，仍是初步评价学科领域特定文献、期刊或研究者的重要方法之一。此外，通过引文检索，可以评估文献被引用的高峰时期、对当今研究发展的影响力，通过“Web of Science”还可以了解文献主要被哪些刊物引用，以及文献被哪些学科领域引用，评估文献涉及的交叉学科有哪些。

（一）中文文献被引次数查询方法

中文文献在中国知网数据库和万方数据库被检索到时，检索结果后面便显示被引次数，以及通过该数据库进行下载的次数。如果想要了解更详细的引文情况，还可以通过中国引文数据库、中国科学引文数据库、中国生物医学文献服务系统或中文科技期刊数据库进行引文检索。本节以中国引文数据库为例，介绍中文引文检索。

中国引文数据库是中国知网的子数据库。与国内的其他引文数据库相比，该数据库的引文检索功能更加完善，引文检索项目包括 12 个选项，可满足不同的引文检索需求。该数据库进行引文检索时具有被引引文索引，可以快速了解哪篇文献被哪些文献引用。该数据库收录范围广，包括期刊、学位论文、会议文摘等，并且还可以用于统计高被引期刊、高被引作者、期刊均篇引文量、作者 H 指数和期刊 H 指数等。在检索框中输入查找文献的关键词，搜索到目标文献，点击目标文献的篇名，可以看到该文献的摘要，再往下可以看到参考文献、引证文献和二级引证文献，点击以上文字，便可看到链接到的具体引用该文献的文献题目、作者和期刊等信息。

（二）英文文献被引次数查询方法

目前“Web of Science”数据库是最常见的英文引文检索数据库。其主要检索方法如下：首先，打开“Web of Science”检索平台，检索出需要分析被引次数的某一特定的文献、某一作者的文献或某一期刊的文献等，在检索结果页面便可以看到单个文献的被引次数、近180天的被引次数、近几年的被引次数。点击“Times Cited”后面的次数，可以看到被引次数的主要来源分布，这些引用主要来源于“Data Citation Index”“Web of Science Core Collection”“BIOSIS Citation Index”等。

同时，还可以进行结果分析，建立引文报告。在引文报告中可以展现文献的被引次数、他引文献、文献H指数等，如果是期刊或特定作者的文献，还可以显示检出文献的平均每篇被引次数。

“Web of Science”数据库也可以对期刊引用情况进行分析，评估期刊的影响力。在期刊引文报告中，可以查看论著和综述分别被引的平均次数、高被引文献、引用次数、对应年份的影响因子和分布的主要国家及机构等。

此外，通过搜索“Google”学术、百度学术和“Research Gate”等，也可以显示特定文献的被引次数，但“Web of Science”数据库仍是最准确的检索库。

（三）通过查询期刊文献被引次数估算期刊影响因子

每年会定期公布前一年期刊影响因子。在期刊影响因子暂未公布时，我们可以通过估算方法进行预估。

以2019年期刊影响因子计算为例。

$$2019\text{年期刊的影响因子}=\frac{\text{该期刊所有文献在 2019 年被引用次数}}{\text{2018 年和 2017 年两年发表的文章总数}}$$

具体步骤如下：首先，打开“Web of Science”数据库的检索界面，在检索框中输入需要查询的期刊，限制字段为“PUBLICATION NAME”（出版物名称），进行检索。然后，在文献类型里选中“ARTICLE”和“REVIEW”，进行筛选，在左边菜单可以查询该期刊发行至今每年的文献发表数量，这样便可以确定分母。接着，选择相应的两个年份，进行筛选。最后，创建引文报告，可以看出这些文献每年的被引次数，找到计算所需要年份的被引次数后，根据上面的公式便可估算出相应的期刊影响因子。

对于下一年的影响因子，也可以根据该期刊前两年文献发表数量和当前引用次数进行预估，或与上一年对比公式中分子、分母变化情况，可以预估下一年影响因子的变化趋势。

十、“CiteSpace”文献分析

“CiteSpace”软件是一款可用于识别和评估科研新趋势、新发展的软件，可以分析

相关领域哪些文献具有领先性和标识性，有助于了解各研究领域之间的相互关联性。科研工作者常常需要面对海量的文献，如何从中找出最有价值的文献，挖掘学科前沿，关注研究热点是开展研究之前迫切需要解决的问题。"CiteSpace"作为一款非常优秀的引文可视化分析软件，能够将文献之间的关系以知识图谱的方式可视化地展现出来，既能帮助梳理过去的研究轨迹，也能使研究者对研究前景有一个大概的认识。"CiteSpace"软件可分析的数据来源于"Web of Science""PubMed""SDSS""NSF""Scopus"、中国知网等数据库。

我们可以应用"CiteSpace"软件对"Web of Science"数据库中的文献进行分析。首先，在"Web of Science"数据库中检索出拟分析的文献，一般采用的检索策略为关键词检索，也可以采用期刊检索，或者根据其他分析目的进行检索。将拟分析的文献导出为".txt"格式，一般导出的内容包括检索记录中的文献标题、作者、基金、关键词、期刊、所属领域和摘要等。其次，运行"CiteSpace"软件，将从"Web of Science"数据库中下载的文档导入"CiteSpace"软件，选择需要分析的项目，如共被引分析、共词分析、突现分析和聚类分析。软件运行后，可以得到拟分析文献的网状图谱，非常有助于直观地分析这些文献的引文情况，合作作者、机构和国家的分布，关键词、学科领域和共被引文献情况。共被引文献聚类知识图谱、聚类的名称可以比较直接地反映研究前沿领域的内容，共被引作者可以反映该研究领域影响力较大的研究者分布情况。通过以上分析，我们可以了解到相关研究主题的学科基础、学科结构和研究前沿。

第二节　基础研究

一、基础研究概述

基础研究是指为了获得关于现象和可观察事实的基本原理的新知识而进行的实验性或理论性研究。基础研究不以任何专门或特定的应用或使用为目的，其成果以科学论文和科学著作为主要呈现形式，反映了对于知识的原始创新能力。在生物医学领域，基础研究是临床研究的奠基石，相对于临床研究，其创新性的要求更高。基础研究主要特点是以研究生命现象、发现和开拓新的生物医学知识为目的，通过实验分析生命特征、结构、功能、生物之间及生物与社会之间的关系，加深对生命的认识，揭示生命运动的规律。其过程复杂且严谨，需要进行科学的方案设计和严密的实验论证。

研究方案是整个课题研究的工作计划，可保证课题研究具有明确的方向和目标。基础研究方案没有统一的格式，研究的课题不同、类型不同对研究方案的设计要求也不同。但研究方案要明确研究目的、研究对象和范围、实验的实施方案、预期的研究结果及如何保证研究顺利完成等基本问题。

二、基础研究方案设计常用方法

要确定选题，拟订适当的研究题目。题目是研究方案设计的核心内容，常用陈述句表述，要求简练、准确和规范，且反映选题的新颖性，包含研究目的、研究对象、研究方法和研究内容。

在基础研究中，研究方案的设计关键在于科学假说的提出。第一，科学假说最易从实际工作中产生。在基础研究中，总会有些不能被已有知识解释的现象、实验结果等，此时可在已有的研究基础上提出科学假说。第二，科学假说可以从已有课题中延伸出来。已经结束或正在实施的基础研究会有一些实验结果或总结，这些结果可以带来新知识，也会引起新的疑问与启发，此时可结合研究进展，提出科学假说。第三，从文献查询中获得科学假说，尤其是高影响力的文献，可寻找研究的最新进展、未曾研究的或者现有研究中存在的空白、缺陷或不足。第四，结合其他学科提出科学假说。新的科学假说不易获得，可多关注其他学科或课题研究进展，特别是关注技术及理论的突破，从中提出科学假说。第五，从学术交流中获得科学假说。各级科研管理部门会定期公布课题申请项目指南，可从各类课题申请项目指南中发现研究目标，结合相应的研究基础，提出科学假说。

要明确研究背景与意义，即回答“为什么要进行该课题研究”。研究背景就是分析国内外关于科学假说的研究现状及发展动态，介绍科学假说的产生背景和历史沿革，了解相应研究达到什么样的水平或阶段，重点介绍对最新的同系列研究结果的综合评价，指出不足，提出解决问题的关键措施，并预测未来该项研究的发展方向。研究意义要从研究的理论价值、实践意义和方法论意义等方面来挖掘。

要确定研究对象和系统。基础研究的研究对象的创新是很困难的，需要对特定领域有全面的认识和了解，还需要一定的灵感。研究系统就是研究的对象所属的生物种类，研究人的生命健康问题，用人或相应的组织器官作为研究系统是必要的，但是由于伦理及实验材料的限制，有很多研究不能以人为研究系统，需要使用其他生物作为研究系统。而选择什么样的生物作为研究系统首先依赖于研究者要解决什么科学问题。基因的结构和功能可以在人以外的其他合适的生物中研究，对人类的生理和病理过程也可以选择合适的生物来模拟。

要明确研究目标和主要内容。研究目标也就是课题最后要达到的目的。对研究目标还需要在最终目标架构下进行适当分解，将其分解成阶段性目标进行研究，以便分类分项进行实验。研究应该层次清晰地重点介绍该研究如何解决问题，说明为了解决这些科学问题需要采用的实验方法，使用这些实验方法能达到的目的。

要确定采取的研究措施，包括研究方法、技术路线、实验手段、关键技术等。研究方法是研究方案设计的核心之一，要遵循重复、对照、随机和均衡的科研原则，对研究对象、研究因素及研究效应进行合理安排。技术路线是指要达到研究目标准备采取的包括技术手段、具体步骤及解决关键性问题的方法等在内的研究途径的图形化展示，强调以研究项目为主线，完成流程、时空顺序、各项研究内容间的内在联系。要在叙述研究过程的基础上，使用流程图或示意图等加以说明。实验手段是研究中为解决问题使用的手段。实验手段的选择要考虑实验的灵敏度、特异度、可靠性、经济性和可行性。关键技术是指在研究领域中起到重要作用且不可或缺的知识或技术点，是研究必须拥有的，可作为研究的创新点或解决的主要问题。

要明确能使研究顺利进行的管理机制。首先是参加研究人员，需明确课题的性质，是独立研究，还是集体协作研究，如果是集体协作，要合理安排研究项目组成及成员分工，明确研究任务与责任。其次是经费和物质保证，要明确研究的经费来源，合理进行经费预算和有效控制支出进度，物质即研究所需的实验材料、试剂药品、仪器设备及实验室整体条件。实验需要严格的研究资料记录、保存和实验质量控制等管理机制，要做到每步操作都可追溯。

此外，要有预期研究结果。要预测研究可获得的新知识或新方法，可以直接列出相关实验内容完成后可能产出的实验结果。

三、实验方案撰写

生物医学基础研究需要大量的实验，实验方案既是实验顺利完成的基础保证，又是实验质量的重要保证。撰写实验方案的主要目的是实现实验结果的可重复性和经济性，提高实验效率，减少或排除误差，保证样本的代表性和可比性，保证观察结果的精确性。

实验方案包括实验题目、实验目的、实验原理、实验材料及仪器设备、实验方法与步骤等。实验题目是对实验内容的高度概括，包含实验因素、实验对象和实验效应等。实验目的是通过实验获得实验数据，为验证科学假说提供实验依据。实验原理是实验方案设计所依据的理论根据。明确实验中使用的实验材料及仪器设备，如实验动物应选择生理状况或病理模型状况适合于实验的动物，常使用细胞作为实验材料，细胞可直接从各种正常或疾病组织中取材，进行原代培养，也可以使用细胞系。实验材料中有试剂药品，要明确试剂药品的性质特征。实验方法是由研究者根据研究问题的本质内容设计的，要控制某些环境或内在因素的变化，使得实验环境比现实相对简单。实验方法还要明确实验前准备，要遵循随机、对照和重复的原则。随机能保证实验的样本具有代表性和实验组组间的均衡；设立对照可确定判断实验结果的标准和各实验组的非处理因素的均衡性；重复是相同实验条件下多次实施相同的实验，要根据实验目的，依据统计学检验水平、实验指标的性质和变异度，明确实验分组的样本量和抽样的方法。实验分组的组数根据实验的内容来确定。观察指标的选择原则是选用高特异度和灵敏度、客观性和可行性较强的指标。实施实验的过程具有时空顺序，按照时空顺序安排整个实验的过程就是实验步骤。实验结果分析与讨论就是将实验获得的数据结果进行汇总、比较分析，找到结果间的相互关系，得出实验结论。

四、可行性验证

验证基础研究的可行性是保证研究项目顺利实施的重要环节。进行可行性验证时，既要评估研究的科学性与创新性，又要评估研究平台及研究人员的研究能力与基础设施，要综合分析多个方面。

（1）评估研究的科学性。就是评估有没有明确的、科学的立题依据，有没有对国内外相关研究状况进行深入及细致的认识与分析，该项研究目的及其科学意义是否明确。

（2）评估其研究水平。对于结合前期研究结果所提出的研究课题，评估是否达到国际水平或国内领先水平；是否有创新点，与国内外的其他相关研究的重复是否过多。

（3）评估技术路线的可行性。评估研究的实施方案是否明确、具体，技术路线是否完整、明晰，实验方法是否具有先进性、可行性、经济性，是否能实现研究目的。

（4）评估研究技术水平与实验条件的可行性。已有的研究基础和实验设备是完成研究任务的保证。结合前期的研究，评估是否具备顺利完成研究的技术水平和能力，如果没有研究工作的积累和实验条件，研究的可行性也很低。若在预研究或预实验过程中，在充分利用和优化现有的技术条件及水平的情况下，仍不能完成实验内容和达到实验目的，也会降低研究的可行性。

（5）评估经费和实验材料情况。评估经费的来源，经费是否充足。经费预算过高将使研究不能持续，而过少则将使研究无法或不能完整实施。评估实验材料，确认是否能满足研究需要。

（6）评估研究方案是否符合伦理标准。研究需要使用人或动物的组织或体液时，必须进行生物医学伦理审查。如果研究内容与国家的法律法规不相符，则不具有研究的可行性。

综上所述，验证研究的可行性必须进行多方面综合分析，找出各种可能致使研究可行性降低，甚至失去的因素，进行整体性修改，提高研究的可行性，以顺利完成研究。

第三节　临床研究

一、临床研究概述

临床研究可以按照设计内容的不同分为实验性研究、类实验性研究和非实验性研究。这种分类方法考虑了不同研究方案的论证强度和可行性，相对切合临床实际。

（一）实验性研究

实验性研究属于干预性研究，能准确地解释自变量和因变量之间的因果关系，反映研究的科学性和客观性。实验性研究设计必须具备以下三项内容。①干预：研究者有目的地对研究对象人为地采取某些措施。②对照：为排除、控制混杂变量的影响设对照组。③随机：包括随机抽样和随机分组，使试验组和对照组能在均衡条件下进行比较，样本更具代表性。

（二）类实验性研究

类实验性研究与实验性研究方法基本相似，属于干预性研究，但可能缺乏随机，或缺乏对照，或两个条件都不具备。

（三）非实验性研究

非实验性研究对研究对象不采取任何干预措施，主要观察研究对象在自然状态下的某些现象和特征，故相对于前两类研究较容易操作，适用于对所研究问题了解不多时。

二、临床研究设计的基本原则

临床研究设计的目的是在复杂的临床研究中，确保研究结果免受已知或者未知的非研究因素的干扰，获得真实可靠的研究结果。在干预性研究中，临床研究设计的基本原则为随机化原则、设立对照原则和盲法原则。

（一）随机化原则

随机化原则是指在选取样本和将研究对象分组时，为了避免研究者与研究对象的主观因素的干扰使结果偏离真实值，采用特殊方法使总体或者样本中每个个体发生某事件的概率均等。

1. 随机抽样

按照研究需求从目标人群中选取样本时，需要遵循随机化原则进行抽样，使研究对象总体中的每个个体都有同等被抽取的机会，以反映目标人群的总体情况，避免选择性偏倚，保证样本有较好的代表性。

2. 随机分组

将抽取的样本运用随机化原则进行分组，使样本中的所有研究对象都有同等的机会进入试验组或对照组接受相应的干预与处理。

3. 随机化的方法

（1）简单随机法。

简单随机法有抽签、抛硬币、掷骰子、随机数字表法等。在临床随机对照试验中，如果样本量不大，且仅在一个研究单位进行，可采用随机数字表法进行随机抽样、随机分组。目前常使用计算机进行，尤其在大样本研究中，可利用有关软件的随机数字发生器产生随机数。有些研究者为了方便，根据就诊顺序、住院号、就诊日期、患者生日等的奇数、偶数进行分组，这称为半随机法或准随机法。实际上这不是随机化的方法，因为当研究者预先知道下一位研究对象将被分配到哪一组时，主观上会对研究对象的某些资料进行一定的取舍，应慎用。

（2）分层随机法。

分层随机法先将研究对象按某一特征进行分层（组），然后在各层中采用简单随机法抽取研究对象组成样本；或在各层中按简单随机分配的方法，分出试验对象和对照对象，最后将各层的试验对象和对照对象分别合在一起作为试验组与对照组。

（3）区组随机法。

区组随机法是先将研究对象分为不同区组，然后再对每一区组内的研究对象进行随机分配。该方法可以保证各组人数相同。临床研究中，每一区组的研究对象数一般按组别的固定倍数来确定。

（4）系统随机抽样法。

系统随机抽样法是先将总体的研究对象按某一特征顺序（如入院的先后顺序）编号，再根据抽样比例将其分为若干部分，先从第一部分随机抽取第一个研究对象，然后按一固定间隔在第二、三等各部分抽取研究对象组成样本。

（5）整群随机法。

整群随机法是以现成的群体为单位，而不是以个体为单位，进行随机抽样或分组。在整群随机抽样中，抽取的群体中的所有研究对象都将作为研究样本。采用整群随机法要求群间的变异越小越好，否则将影响样本的代表性或组间的可比性。一般情况下，用相同的样本含量，整群随机抽样的误差最大，整群随机分组组间的可比性最小，在临床研究中几乎不用。

（二）设立对照原则

1. 设立对照的意义

在干预性研究中，除了干预因素会对研究结果产生影响，一些非干预因素也会对研究结果产生影响，设立对照就是为了控制非干预因素对研究结果的影响。设立对照时要求所比较的各组间除干预因素不同，其他非干预因素尽可能相同，从而便于正确客观地评价干预效果。临床研究中选择对照组时，应该使对照组和试验组的基本条件一致或均衡，两组的检查方法、诊断标准应该一致，并且两组在研究中应受到同等的重视。这样才能最大可能地控制混杂变量，以降低混杂变量对研究结果的影响，提高研究的科学性和客观性。

合理的对照要求对照组与试验组的样本数尽可能相同，从而获得最佳的统计学假设检验效能。设立对照组的多少依照研究目的和需要控制因素的多少而定。任何一个干预性研究根据其施加干预措施数目至少设立一个对照组。对照的形式有多种，可根据研究目的和内容加以选择。

2. 对照组的类别

（1）按照临床研究方案分类。

①同期随机对照：严格按规定的随机化方法将研究对象同期分配到试验组与对照组。该方法通过随机分组，可以避免人为或未知的偏倚与混杂因素对实验结果的干扰；同时对各组进行观察，避免了实验顺序的先后对结果的影响，有利于获得真实的实验结果与研究结论。但该设计所需样本量较大，临床研究过程中可能涉及伦理问题。

②非同期随机对照：试验组与对照组严格按随机化方法进行分组。

③自身前后对照：在同一研究对象身上，分为前后两个试验阶段，前后分别实施干

预措施、观察措施，进行两个阶段效果的比较。该方法适用于慢性稳定疾病或复发性疾病（如高血压等）研究，可以消除研究对象的个体差异，减少一半的样本量，但难以保证两个阶段的病情完全相同。

④交叉对照：对两组研究对象采用两种不同的处理措施，然后相互交换处理措施，最后比较结果。每个研究对象可先后接受试验组或对照组的处理，消除了个体间差异。该方法应用范围较小，对于各种急性重症疾病或不能恢复到第一阶段治疗前状况的疾病（如心肌梗死），以及不允许停止治疗让病情恢复到第一阶段的疾病（如心力衰竭）等，不能采用交叉对照试验。

⑤配对对照：以可能对研究结果产生影响的混杂因素（如年龄、性别等）或有关危险因素作为配比条件，为每一个研究对象选配一个以上的对照，通常采用 1∶1 或 1∶2 配对，最多的对照组配对不宜超过 1∶4。配对对照的优点是可以保证比较组之间在这些主要影响因素方面的均衡性，避免已知混杂因素对结果的影响。

⑥历史对照：该研究方法仅设试验组，将某种疾病在既往一段时期内的治疗效果作为对照组，与现阶段相同的时间段里的治疗效果进行比较，即将新的干预措施与过去的研究进行比较。这是一种非随机、非同期的对照研究，其对照的资料可来自文献和医院病历资料。历史对照比较方便，可以缩小研究样本，节省人力、物力，但偏倚较大。

（2）按照对照组的处理措施分类。

①标准对照：以目前公认的有效的处理方法对待对照组，然后与试验组干预措施的效果进行比较。这类研究通常采用随机双盲设计，研究对象被随机分配至试验组与对照组，给予对照组的处理措施效果稳定，很少引起伦理道德方面的问题，是临床研究中最常用的对照方法。

②空白对照：对照组在试验期间不给予任何处理措施，研究者仅进行观察和结果记录，然后将其与试验组的结果进行比较。该方法仅适用于病情轻且稳定的研究对象，即使不给予任何处理也不会产生伦理道德方面的问题。

③安慰剂对照：一般用于临床药物试验，安慰剂在外观设计、色泽、气味、制剂及用法和用药途径方面均与试验药物一致，与试验药物相比没有药效。该方法本质上也是一种空白对照，但对照组研究对象服用安慰剂后，在心理上会有种被治疗的感觉，即产生安慰剂效应，可消除主观因素对研究结果的影响。

（三）盲法原则

1. 盲法原则的作用

盲法原则的主要作用是使研究对象和（或）研究者均不知道研究对象的分组和干预措施的具体内容，以避免双方的主观意愿对信息测量、反馈及效果评价的干扰和影响，保证测量的一致性和有效性，避免各种偏倚，进而保证研究结果的真实性和可靠性。

2. 盲法原则的分类

（1）单盲：仅有研究对象处于盲态，不知道自己的分组情况。

①优点：研究者可以更好地观察了解研究对象，早发现、早处理研究对象可能发生

的意外问题，使研究对象的安全得到保障。

②缺点：难以避免研究者带来的各种测量偏倚。

（2）双盲：研究对象和研究者均不知道每一个研究对象的分组情况，需要由第三方负责安排、控制整个试验。

①优点：可以避免来自研究者和研究对象的主观因素带来的偏倚。

②缺点：方法较复杂，临床难以严格实行。

（3）三盲：研究对象、研究者、试验管理者或资料分析者均不知道分组和处理情况。理论上说该设计可以完全消除各方面的主观因素的影响，但是在临床实施的过程中十分复杂，难以实现。

（4）非盲（开放试验）：研究对象和研究者均知道分组情况和所给予的干预措施，试验公开进行。这类设计多用于有客观观察指标且难以实现盲法的试验。其优点是易于设计和实施。研究者了解分组，便于在研究对象出现意外时及时做出处理。其缺点是容易产生偏倚。

三、临床研究方案的设计

（一）干预性研究

干预性研究如果有试验组和对照组，则又称为实验性研究。干预性研究必须干预在前，效应在后，属于前瞻性研究。干预性研究可以人为控制试验条件，如随机分组、根据研究目的设置合理的对照、盲法观测结果等，以探讨干预或护理措施的真实效果。研究对象可以是社区人群，如预防措施的干预效果评价，也可以是住院患者，这类研究又称临床试验。

由于每个试验的特征不同，干预性研究又分为随机对照试验和非随机对照试验。随机对照试验必须遵循对照原则与随机化原则；而非随机对照试验有对研究对象的干预措施，但可能缺少按随机化原则分组或没有设对照组，或两个条件都不具备。

1. 随机对照试验

（1）概念：随机对照试验是采用随机化原则的方法，将合格研究对象分别分配到试验组和对照组，然后接受相应的干预措施，在一致的条件下或环境中，同步地进行研究和观测试验效果，并用客观的效应指标对试验结果进行科学的测量和评价。

（2）设计要点：采用公认的诊断标准确定试验的研究对象，可从目标人群中随机抽样，也可选来自住院或门诊的连续性非随机抽样的样本。再根据试验设计中确定的纳入标准和排除标准，选择符合标准且自愿参加试验的研究对象，采用明确的随机化方法将符合要求的研究对象随机分配至试验组或对照组接受相应的处理，经过一段时间恰当的观察后，测量干预后的效果。最后根据资料的类型，采用相应的统计学方法进行数据资料的分析、处理，再进行试验结果的评价。

（3）应用范围。

①临床治疗性或预防性研究：随机对照试验最常用于临床治疗性或预防性研究，探

讨和比较某一干预或预防措施（药物、手术、护理方式等）的确切疗效，为正确的医疗决策提供科学依据。

②在特定条件下，用于病因学研究：当所研究的因素被证明对人体没有危害，但又不能排除与疾病的发生有关时，可以采用随机对照试验。若已有研究证明某一因素对人体有害，不允许将该因素用于随机对照试验。

③教育学研究：如评价批判性思维的医学教育模式与传统的医学教育模式的教学效果。

（4）其他类型的随机对照试验。

①半随机对照试验。

与随机对照试验设计相似，唯一区别是研究对象分配方式不同。按半随机分配方式，如按研究对象的生日、住院号等数字的奇数或偶数，将研究对象分配到试验组或对照组。由于分配方式的关系，该试验容易受选择性偏倚的影响，造成基线情况不平衡，结果的真实性和可靠性不及随机对照试验。

②非等量随机对照试验。

它是指试验对象按一定比例（通常为 2∶1 或 3∶2）随机分配进入试验组或对照组。

③整群随机对照试验。

它是以现成的群体（如家庭、社区、医院等）而不是个体作为试验的分配单位，将其随机分配至试验组或对照组。该试验所需样本量较大。

④单个患者的随机对照试验。

它是针对单个患者，采用多种药物实施的随机对照试验，用于筛选出对该患者有确切疗效的药物。

（5）优点和缺点。

①优点。

A. 前瞻性的对照设计。可以人为地控制研究对象的条件和暴露情况，对结果进行标准化评价。由于随机对照试验的试验组和对照组是同步进行前瞻性观察，所以外部因素对结果影响较小，是检验因果假设最有说服力的一种研究设计。

B. 可比性好。通过随机分组，将研究对象随机分配，特别是在某些情况下，将研究对象按影响结果的某些重要因素进行先分层后随机分配，可使各比较组的组间基线状况保持相对一致，增加可比性。

C. 控制偏倚。采用随机化原则可以较好地防止人为因素的影响，即使存在不为人知的干扰因素，也可维持各比较组间的相对平衡，有效控制选择偏倚和信息偏倚。采取盲法评价疗效，可避免研究对象和疗效观察者的主观因素所致的非特异性疗效和测量误差，可有效控制信息偏倚。

D. 资料统计分析容易实施。经常应用的卡方检验和 t 检验或者方差分析就可以完成绝大部分的统计分析工作，而较少需要应用复杂的统计分析方法。

E. 结果的外推性强。随机对照试验的结论既有良好的内部真实性又有良好的外部真实性，比较准确地解释了处理因素与结果之间的因果关系，反映了研究的科学性和客观性较高。

②缺点。

A. 随机对照试验费时、费力、费财。

B. 考虑到伦理，难以做到完全应用随机化方法进行分组。

C. 随机对照试验有严格的纳入标准、排除标准，使入选的研究对象具有良好的同质性，但也导致研究结果的代表性和外部真实性受到一定的限制。此外，临床上也很难找到完全相等的对照组进行随机对照试验。

D. 若对照组安慰剂使用不恰当、措施选择不恰当或让研究对象暴露于某种有害致病因素，则违背了医学伦理。

2. 非随机对照试验

（1）概念：非随机对照试验是未按随机化原则将研究对象分组，由研究者确定研究对象的分组或按不同地点加以分组，一组作为试验组，另一组作为对照组。

非随机对照试验是前瞻性研究，常用于比较临床不同干预措施的实际效果。该试验在研究对象的分组分配上，由于人为的因素，往往会造成试验组和对照组在试验前即处于不同的基线状态，缺乏可比性，在研究过程中也难以用盲法评价试验结果，使得许多已知/未知的偏倚因素影响测量结果的真实性。

非随机对照试验属于实验性研究类型，但由于缺乏随机化原则，因此属于类实验性研究。

（2）设计要点：将符合纳入标准的合格的研究对象，按照对试验措施或对照措施的选择，分成试验组与对照组，分别接受相应的处理措施。

（3）优点和缺点。

①优点：可行性与依从性较好，易为临床医护人员和患者接受，研究工作较容易进行。这主要是由于根据临床一些条件的限定而自然形成试验组和对照组，在一定程度上避免了伦理学的限制；与随机对照试验相比，非随机对照试验所需样本较少。

②缺点：存在偏倚。两组基本的临床特点和主要预后因素可能分布不均衡，缺乏严格的可比性；两组的结果可能产生偏差，降低了结果的真实性，其论证强度也相应减弱。所以应尽量缩小选择性及测量性偏倚，保证研究结果与结论的真实性。例如，研究的样本量大且进行相应的分层分析，可使研究结果的临床意义更显著。

3. 前后对照研究

（1）概念：前后对照研究是一种前瞻性研究，将两种不同的处理措施或两种治疗方法，在前后两个阶段分别应用于研究对象，然后对其结果进行比较分析。

（2）分类。

①自身前后对照研究：研究对象为同一个体，在前后两个阶段，接受两种不同的处理措施，最后对其效果进行比较分析。

②不同病例前后对照研究：研究对象不是同时期的患者，两种治疗措施间隔时间可长可短，又称为历史对照研究。

（3）设计要点。

①自身前后对照研究的设计要点：研究对象所患疾病必须是慢性病或慢性复发性疾

病。由于是同病例、同个体，前后两个阶段的观察期或用药期必须相等。两个阶段间应有洗脱期，其设置应根据药物的半衰期或采用的措施与目的而定。

②不同病例前后对照研究的设计要点：以回顾性的研究对象作为对照组，以现在开始的前瞻性研究对象作为试验组。由于是不同时期的患者，需要做好前后病例的分层或配对，增加两组之间的可比性。

（4）应用范围。前后对照研究多用于治疗性研究，该方法可以比较两种不同治疗方案的效果，还可以对一个方案使用前后的效果进行比较。

（5）优点和缺点。

①自身前后对照研究的优点和缺点。

A. 优点：每个研究对象在研究过程中，均有接受新药或新治疗方法的机会；可以消除个体差异，不需要分层；诊断标准、干预措施可以标准化，减少偏倚。

B. 缺点：前后阶段有间隔时间，无法保证病情状况完全一致；纳入研究对象所患的疾病受限，只能用于慢性病或慢性复发性疾病；洗脱期过长或过短都会影响研究结果。

②不同病例前后对照研究的优点和缺点。

A. 优点：同时期内的所有病例均可得到相同的治疗；同时期治疗方案只有一个，没有选择性，可减少研究对象带来的偏倚；利用过去的病例资料作为历史对照，可以节省时间、费用。

B. 缺点：不同病例的情况和试验条件完全不同，可比性较差；过去的诊断治疗水平与现在不同，偏倚、混杂因素较多；患者不同，前后两个阶段无法消除个体差异。

4. 交叉试验

（1）概念：交叉试验是对两组研究对象使用两种不同的处理措施，然后将两种处理措施互相交换，使两组中每个研究对象都能接受两种处理措施，最后将结果进行对照比较的试验。交叉试验常用于临床慢性病或慢性复发性疾病的治疗性研究。

（2）分类。

①随机交叉试验：采用随机的方法对研究对象入组的先后顺序进行安排。

②非随机交叉试验：研究对象入组的先后顺序由研究者任意安排。

（3）设计要点：交叉试验设计分为两个处理阶段，两个阶段之间须有一个洗脱期。若为药物试验，则在第一阶段的药物效应完全消失后才能进行第二阶段的处理。洗脱期的长短由药物的半衰期决定。

交叉试验主要运用于慢性病治疗效果的观察，特别适合症状或体征在病程中反复出现的慢性病。

（4）优点和缺点。

①优点：每个研究对象都先后接受两种处理，得到两种结果，可减少样本量；可消除个体差异；随机交叉试验通过随机分组可避免人为的选择性偏倚。

②缺点：应用范围较小，只能用于慢性病或慢性复发性疾病；用药周期长，患者失访、依从性降低等可能性增加；若研究对象的症状不复发，第二阶段开始的时间可能超过洗脱期，延长研究周期。

（二）分析性研究

分析性研究是在自然状态下，对两种或两种以上不同的事物、现象、行为或人群的异同进行比较的研究方法。

分析性研究具有以下特点：属于观察法，暴露不是人为给予和随机分配的，而是在研究前已客观存在的，这是与实验性研究区别的重要方面，如“糖尿病患者生命质量影响因素的对照研究”中，糖尿病患者的服药、血糖监测等因素是客观存在的，而不是干预因素；必须设立对照组，这是与描述性研究相区别之处。根据研究性质和研究目的的不同，分析性研究可以分为队列研究和病例对照研究两种。

1. 队列研究

（1）概念：队列研究是重要的医学前瞻性研究方法之一，是将人群按是否暴露于某一可疑的致病因素及其暴露程度分为不同的亚组，追踪其各自的结局，比较不同亚组之间的差异，从而判断暴露因子与结局之间有无因果关系及关系大小的一种分析性研究方法。

（2）队列的分类。

①根据特定条件的不同分类。

A. 出生队列：特定时期内出生的一组人群。

B. 暴露队列：具有某种共同暴露或特征的一组人群。

②根据人群进出队列的时间不同分类。

A. 固定队列：指人群都在某一固定时间或一个短时期内进入队列，之后对他们进行随访观察直至调查终止，没有成员无故退出，也不再加入新的成员。

B. 动态队列：相对固定队列而言，在某队列确定后，原有的队列成员可以不断退出，新的成员可以随时进入。

（3）队列研究的分类。

根据研究对象进入队列时间及研究终止观察的时间，队列研究分为前瞻性队列研究、历史性队列研究和双向性队列研究。

①前瞻性队列研究：研究开始时暴露因素已经存在，但疾病尚未发生。暴露组与非暴露组是根据每个研究对象现时的暴露状态确定的，研究结局需观察一段时间才能得到，故其性质是前瞻的，即从现在到将来，这种研究设计也称同时性或即时性队列研究。

②历史性队列研究：又称回顾性队列研究，研究的暴露组和非暴露组是根据过去某时期是否暴露于某因素而定的，观察结局在研究开始时就可以从历史资料中获得。该研究设计不需要等待疾病的发生，研究开始时暴露和疾病均已发生，仍然属于前瞻性研究，只是观察时间较前瞻性研究提前。

③双向性队列研究：也称混合性队列研究，将前瞻性队列研究与历史性队列研究结合起来，在历史性队列研究之后，继续进行一段时间的前瞻性队列研究，在实际工作中的应用范围较广。

（4）设计要点：从一个人群样本中选择两个组，一个群组暴露于某一可疑的致病因素或者具有某种被怀疑与所研究疾病发生有关的特征，称为暴露组；另一个群组则不暴露于该可疑因素或不具有该特征，称为非暴露组或对照组。这两个群组的所有研究对象都同样地被追踪一段时间，观察并记录此期研究疾病的发生或死亡情况，然后分别计算两个群组在观察期间的发病率或死亡率，并进行比较，如果两个群组的发病率或死亡率有差别，则可认为该因素或特征与疾病之间存在联系。

（5）应用范围。

①疾病的预后研究：队列研究不仅有助于了解个体疾病的自然史，还有助于了解疾病在整个人群中的发展和流行过程。前瞻性队列研究是疾病预后研究的首选设计方案。

②检验病因假设。

③评价预防效果，发现暴露因素对疾病预防的作用。

（6）优点和缺点。

①优点：能够直接获得暴露组和非暴露组的发病率或死亡率，以及反映疾病危险关联的指标，充分分析暴露因素与疾病之间的因果关系；研究人群的定义明确，选择性偏倚较小，结果真实；采用前瞻性研究设计，研究者可以使测量暴露的方法标准化，减少误差。由于病因发生在前，疾病发生在后，并且因素的作用可分等级，故检验病因假说的能力比病例对照研究强。

②缺点：需要较多的人力、物力；不适用于发病率很低的疾病的病因研究；得出结果需要的时间较长，随访时间长，研究对象容易失访，从而产生失访偏倚；虽然研究者可以根据是否暴露进行分组，但是有时难以控制暴露以外的其他特征在两组中的分布造成的混杂偏倚。

2. 病例对照研究

（1）概念：病例对照研究是选择一组患有所研究疾病的人作为病例组，选择一组不患有所研究疾病的人作为对照组，调查这两组人对某个（些）因素的既往暴露情况，比较两组间暴露率或暴露水平的差异，以判断该疾病与这个（些）因素的关系，又称为回顾性研究。

（2）分类。

①成组病例对照研究：设计时对病例组和对照组人群在数量上没有严格的配比关系，对照组研究对象数量可等于、多于或少于病例组。

②配对病例对照研究：要求对照组在某些因素或特性上与病例组保持相同，形成匹配关系，而且数量上也要是配比关系，如 1∶1 或 1∶2 等。

（3）设计要点。在一种疾病的诊断中，不同的诊断方法具有不同的灵敏度及特异度，病例组与对照组的诊断手段应保持同一性；同时病例组和对照组应有统一的纳入标准和排除标准，以减少偏倚，增加组间可比性。

（4）应用范围。

①探索疾病的病因和危险因素。

②评价筛检试验效果。

③评价治疗效果和判断预后。

④研究药物的不良反应。

（5）优点和缺点。

①优点：适用于罕见疾病的研究；所需样本量小，省时、省力、省钱；可同时研究多个因素与某种疾病的联系。

②缺点：容易产生回忆偏倚；对照组的选择容易有偏倚，选择合适的对照较困难；偏倚可能较大，论证强度不高；无法计算发病率，只能推算近似的危险度。

（三）描述性研究及其他研究

描述性研究是指利用已有的资料或特殊调查的资料，按不同地区、不同时间及不同人群特征分组，把疾病或健康状态和暴露因素的分布情况真实地描述出来。通过比较分析导致疾病或健康状态分布差异的可能原因，提出进一步的研究方向或防治策略。

描述性研究主要包括历史资料或常规资料的收集和分析、病例调查、现况研究、纵向研究及生态学研究等。历史资料或常规资料的收集和分析是指利用已有的疾病登记报告系统或者疾病监测系统收集既往或当前的疾病或健康状态资料并进行分析，描述疾病和健康状态的分布及变动趋势。

描述性研究是目前护理领域应用最多的一种研究方法。当对某个事物、某组人群、某种行为或某些现象的现状尚不清楚时，为了观察、记录和描述其状态、程度，以便从中发现规律，或确定可能的影响因素，用以回答“是什么”“什么样”的问题时，多从描述性研究着手，通过了解疾病、健康或事件的基本分布特征，获得启发，形成假设，为进一步分析打下基础。

描述性研究具有以下特点：

①收集的是比较原始或比较初级的资料，影响因素较多，分析后得出的结论只能提供病因或疾病转归影响因素的线索。

②一般不需要设立对照组，仅对人群疾病或健康状态进行客观的反映，一般不涉及暴露和疾病的因果联系的推断。有些描述性研究并不限于描述，在描述中有分析，比较不同变量之间的关系，如比较信息支持与生活质量的关系，这种分析有助于发现线索。

1. 横断面研究

（1）概念：横断面研究是在特定的时间内研究特定范围的人群中疾病或健康状况的分布，并描述有关因素与疾病或健康状况关系的一种流行病学研究方法，又称现况研究、现患率研究。

（2）分类。

①普查：指在特定时间对特定范围的全部人群进行调查。特定时间不宜太长。特定范围是指某个地区或具有某种特征的人群。普查的目的主要是早期发现和早期治疗疾病，了解疾病的分布，确定某些生理、生化等指标的正常值。

②抽样调查：以某一人群中具有代表性的部分人群的调查结果估计出该人群某种疾病的患病率或某些特征的情况，揭示该疾病的分布规律。抽样调查的特点是以小测大、以少窥多、以部分估计总体。在实际工作中，如果不是为了查出人群中全部患者，而是为了揭示某种疾病的分布规律或流行水平，就不需要采用普查的方法，而可以从该人群中有计划地抽出一定数量的人进行调查。抽样调查省时、省力，调查对象数量较少，调

查工作容易做得细致；但是设计、实施与资料分析比较复杂，而且不适用于变异过大的资料和发病率很低的疾病。

（3）设计要点：按照事先设计的要求在某一人群中应用普查或抽样调查的方法收集特定时间内特定人群中疾病或健康状况和相关因素的资料，以描述疾病或健康状况在不同特征人群中的分布，以及观察某些因素与疾病之间的关联。在研究设计阶段不需要设立专门的对照组，根据研究目的确定研究对象后，再调查每一个研究对象在某一特定时点的暴露与疾病状态。

（4）应用范围。

①描述群体中事件的发生率、疾病的患病率与感染率等。

②初步了解与事件或疾病发生有关的因素。

③确定某一疾病的高危人群。

④为疾病监测提供补充内容或为其他干预措施提供基础。

⑤评价医疗卫生措施的效果。

（5）优点和缺点。

①普查的优点和缺点。

A. 优点：调查对象易于确定，为特定人群的全体成员，不存在抽样误差；能发现普查人群中的全部病例并及时给予干预治疗；能提供疾病分布情况和流行因素；能普及相关的医学知识；一次调查可观察多个因素和一种或多种疾病的关系。

B. 缺点：资料较为粗糙，准确性较差；不适用于患病率低和检查方法复杂的疾病调查；人群范围大，费时、费力、费钱；参与调查的人员多，掌握调查技术和检验方法的熟练程度不同；只能获得现患资料，得出现患率，无法得到发病资料。

②抽样调查的优点和缺点。

A. 优点：与普查相比，省时、省力、成本低；调查范围相对较小，调查质量相对好控制。

B. 缺点：不适用于患病率很低的疾病调查；存在抽样误差和偏倚。

2. 德尔菲法

（1）概念：德尔菲法（ Delphi method）又称专家咨询法或专家评分法，常用于问卷的构建或者系统模式的构建。德尔菲法是由调查者拟定调查问卷，按照既定程序采用背对背的通信方式向专家组成员进行征询，而专家组成员又以匿名的方式（函件）提交意见；经过几次反复征询和反馈，专家组成员的意见逐步趋于集中，最后根据专家的综合意见，对研究对象做出评价。

（2）设计要点：德尔菲法是在对所要研究的问题征得专家组成员的意见后，进行整理、归纳、统计，再匿名反馈给各专家组成员，再次征求意见，再集中，再反馈，直至得到一致的意见。其过程主要包括准备阶段、轮番征询阶段与数据处理阶段。

德尔菲法是利用函询形式进行的集体匿名思想交流方法。它有匿名性、反馈性及统计性的特点。

①匿名性：采用这种方法时所有专家组成员不直接见面，均不知道还有哪些人参与，在完全匿名的情况下通过函件交流。匿名性保证了专家组成员意见的充分性和可

靠性。

②反馈性：该方法需要经过3～4轮的信息反馈，组织者要对每一轮咨询的结果进行整理分析、综合，并在下一轮咨询中反馈给每位受邀专家组成员，以便专家组成员根据新的调查表进一步发表意见，最终结果基本能够反映专家组成员的基本想法和对信息的认识，所以结果较为客观、可信。

③统计性：应用德尔菲法所得的结果带有统计学的特征，往往以概率的形式出现，它既反映了专家组成员意见的集中程度，又可以反映专家组成员意见的离散程度。专家组成员意见的协调程度用变异系数（V_j）和协调系数（W）来表示。

（3）适用范围：德尔菲法不仅可用于预测领域，而且可以广泛应用于各种评价指标体系的建立和具体指标的确定过程。目前德尔菲法在护理研究中应用越来越广泛，涵盖护理教育、管理、临床、人文等方面。

（4）优点和缺点。

①优点。德尔菲法最大的优点是简便直观，无须建立数学模型。各位专家组成员能够在不受干扰的情况下，独立、充分地表明自己的意见；研究结果是根据各位专家组成员的意见综合而成的，能够发挥集体的智慧；应用面比较广，费用比较少。

②缺点。在综合预测值时，德尔菲法仅仅是根据各位专家组成员的主观判断，缺乏客观标准，而且显得强求一致。有的专家组成员由于一些主客观原因，对表格的填写未经过深入的调查和思考，从而影响评价结果的准确性。

四、临床研究资料的收集

（一）临床研究资料的来源

（1）临床试验和实验研究信息。

①临床试验：是指在人体进行的试验性研究。以人体作为研究对象的试验是医学进步的基础。任何新药、制剂、器械在广泛应用于临床之前，应先行动物实验，证明其安全、有效，然后在健康志愿者中进行剂量爬坡或一个疗程的耐受试验，证明人体能够耐受，并给出临床上能应用的安全剂量，最后在患者身上观察功效。临床试验属于干预性研究，是通过对比试验组与对照组的效应差异来评价干预措施效果的一类研究方法。

②实验：是指在动植物进行的实验性研究。在实验性研究中，研究人员可以主动地安排实验因素，控制实验条件，从而排除非实验因素的干扰。实验过程中需要填写实验记录表，全程记录实验结果及相关信息。

（2）日常医疗卫生工作记录。

①门诊、住院病历。

②实验室检查、病理学检查、影像学检查等结果。

③医院信息系统（HIS）。

（3）现场调查。

（4）报告卡与报表资料。

（5）疾病监测与预警资料。

（6）健康体检资料。

（二）临床研究资料的收集工具及方法

（1）资料收集表应包括以下几点。

①基本条目：与研究目的密切相关，是必不可少的内容。

②备查条目：可用于质量控制的一些项目。

③临床研究资料收集重点是 PIO 类指标，即研究对象特征指标（Population / Patients，P）、干预或暴露测量指标（Intervention / Exposure，I or E）、结局测量指标（Outcome，O）。PIO 类指标可归为以下四类：

A. 单纯生物学治疗指标：如病死率、痊愈率、复发率以及其他一系列有关人体生化、生理学指标等临床传统观察指标。

B. 健康相关生活质量及其衍生指标：健康相关生活质量、质量调整寿命年、伤残调整寿命年等。

C. 临床经济学指标：如直接医疗成本、间接医疗成本等一系列费用指标，可用成本−效果分析、成本−效益分析、成本−效用分析等进行分析。

D. 人口特征指标：年龄、性别、民族、职业、文化程度、收入等。

（2）临床研究资料的收集方法。

①直接观测：研究人员直接到现场对研究对象进行观察或测量，临床研究中有关体检及实验室资料的收集可采用该种方式，直接观测到的数据较为客观真实。

②访谈法：需要研究对象的配合，通过研究对象自己回答问题完成资料收集。

A. 面对面：研究人员在现场，研究对象自己填写或口头完成问题。

B. 电话访问：研究人员通过电话问答的方式收集资料。该方法依从性较差，失访率较高。

C. 信访法：研究人员以普通邮件或电子邮件的方式将调查表寄给研究对象。该方法数据的质量难以保证，应答率低。

五、伦理原则、伦理申请、伦理知情同意和临床试验注册

（一）临床研究应遵循的伦理原则

1. 尊重人的尊严的原则

在研究中，研究对象有自主决定权、隐私权、匿名权和保密权。

（1）自主决定权：研究过程中，研究对象应被看作自主个体，研究者应告知研究对象关于研究的所有事宜，研究对象有权是否参与研究。研究过程中研究对象有权随时退出研究，研究者不可歧视或阻碍研究对象的决定，使其自主决定权遭到侵犯。

（2）隐私权：一个人的隐私包括他的态度、信仰、行为、意见，以及各种档案、记录等。当研究者未经本人允许或违背本人意愿而将研究对象的私人信息告知他人时，即

造成对研究对象隐私权的侵犯。其危害极大，如使研究对象失去尊严、友谊、工作，或者使其产生焦虑、犯罪感、耻辱感等。

（3）匿名权和保密权：在隐私权的基础上，研究对象有权享有匿名权和要求所收集资料被保密的权利。保密权指没有研究对象同意，不得向他人公开研究对象的任何个人信息。

尊重人的尊严的原则要求研究者在实施研究前必须征得研究对象的知情同意。知情同意是指研究对象已被充分告知有关研究的信息，并且也能充分理解被告知信息的内容，具有自由选择参与或退出研究的权利。知情同意是保障贯彻实施伦理学原则的重要措施之一，它包含信息、理解和自愿三个要素。

2. 有益的原则

该原则指研究者应使研究对象免于遭受不适或者伤害。

（1）评估益处：在研究前研究者应评估参与该研究的研究对象可获得哪些益处，该研究的完成可以为该类疾病或学科发展带来哪些益处。

（2）评估风险：研究者必须评估研究对象由于参加试验所经受或可能经受的风险类型、程度和数量。风险取决于研究的目的和手段。它可能是生理的、心理的，也可能是社会的和经济的；可能是实际存在的，也可能是潜在的；可能很小，甚至没有，也可能很大，造成永久损害；可能只针对研究对象个人，也可能会给研究对象的家庭带来影响。所以，研究者必须努力识别风险，在研究的实施过程中保护好研究对象的权利。根据风险的性质和程度，可将其分为五类：无预测的影响、暂时性不适、较严重的暂时性不适、有永久性伤害的风险、确定的永久性伤害。

（3）衡量益处-风险比例：研究者应努力通过改变研究的目标和（或）过程来最大限度地增大益处、降低风险。如果风险最终不能被消除或降低，研究者应能够解释其存在的合理性。但是，如果风险大于益处的话，研究应被修改。如果益处与风险持平或益处大于风险，研究者应证明实施该研究的合理性。

3. 公平的原则

研究对象有得到公平治疗的权利，研究者必须公平选择研究对象和公平对待研究对象。公平选择研究对象是指研究对象的选择应基于研究问题本身，不应该考虑研究对象的地位、是否容易得到或易受操纵等因素。公平对待研究对象是指研究过程应严格遵守协议，未经研究对象允许，不得擅自更改，且研究对象不会因为年龄、性别、种族、经济水平而被不公平对待。对于不参加研究或中途退出的研究对象，不能产生歧视或偏见，甚至打击报复。

（二）伦理申请

所有涉及人体的临床研究均需要向所在单位的人体实验伦理委员会提交伦理审查资料，其中必须包括知情同意文件与试验计划书。试验必须在得到单位人体实验伦理委员会审批通过之后才可以开展。

知情同意书应包括的基本信息有研究目的、研究过程、试验计划、潜在的危险和益处，以及参加者的权利等。

（三）伦理知情同意的实施

伦理知情同意是临床研究中不可或缺的重要环节，是确保研究对象真正理解其参与某研究的相关权利、益处、风险等，取得研究对象的知情同意是尊重和维护这些权益的重要方式。

在取得知情同意过程中，研究人员需要根据研究对象的文化背景和不同的研究内容向研究对象详细介绍和举例说明。语言应通俗易懂，避免使用专业术语、含糊其辞。当介绍完研究的具体内容后，应予以研究对象足够的机会提问，研究人员须诚实、及时地回答问题，也要给研究对象充足的时间去考虑是否参与研究。按照国际惯例和要求，提供给研究对象的知情同意书的内容应包括研究目的、研究内容与方法、研究风险和可能带来的不适、研究益处、可能得到的补偿、匿名和保密的保证、联络信息、自愿同意、退出研究的权利等。

（四）临床试验注册

临床试验注册是医学研究伦理的需要，是临床试验研究者的责任和义务。

所有在人体中和采用取自人体的标本进行的研究，包括各种干预措施的疗效和安全性的有对照或无对照试验（如随机对照试验、病例对照研究、队列研究及非对照研究）、预后研究、病因学研究，以及包括各种诊断技术、试剂、设备的诊断性试验，均需注册并公告。

国内临床试验需在中国临床试验注册中心进行注册，可在线进行注册。

第四节 统计分析方法

一、数据资料分类与统计方法概述

（一）数据资料的分类

1. 变量与资料

（1）定量变量：也称为数值变量。根据变量可能取值之间有无“缝隙”，常将定量变量分为连续变量和离散变量。连续变量可以在某一区间内取任何数值，如体重、皮试直径等。离散变量不能取任何数值，数值之间存在“缝隙”，如家庭人口数（人）、某患者脉搏次数（次/分钟）。

（2）定性变量：也称为分类变量。根据变量类别之间是否有顺序、等级、大小，常将定性变量划分为有序变量和名义变量。有序变量是指将观察单位按某种属性的不同程度或次序分成等级后分组计数的观察结果，特点是具有半定量性质。例如，疾病严重程度（轻、中、重）；痰涂片的结果为阴性、可疑、阳性三种，其中可疑的情形是介于阳性与阴性之间，阴性、可疑、阳性分类间的次序不可改变。名义变量的类别之间无顺序、等级、大小，各类别只代表名义或标签，没有数量意义，如职业、分娩方式、妊娠结局等。

无论是有序变量还是名义变量，均可根据类别数分为二项分类变量和多项分类变量。前者较常见，如性别资料（男、女）、患者结局（存活、死亡）都是典型的二项分类变量。后者如职业可以是工人、农民、公务员、教师或其他，血型可以是 A 型、B 型、AB 型或 O 型。

2. 数据的编码

为了对数据进行统计学处理，往往需要对其进行编码。对于定量变量，像血脂、血糖水平本身就已被准确测量，不存在赋值和定量化问题，只有当有缺失值时，才需做相应处理。对定性变量进行统计学分析，往往需要进行编码。二项分类变量可以采用 0、1 编码。例如，将男性用 sex=0 表示，女性用 sex=1 表示。通常情况下，以 1 表示关注的类别，以 0 表示不太关注的类别。如果对“妊娠结局”变量中的足月更感兴趣，可定义足月的指示变量 outcome：足月用 outcome=1 表示，其他用 outcome=0 表示。

对于名义变量，为了让计算机识别其分类，可以输入任何代码。每一个代码或数字只起名称或标识作用，无数值的含义。但是，在多因素分析中，为了将名义变量置于数学模型之中参与计算，需要进行哑变量编码，哑变量的设置个数为分类个数减 1。例如，职业分类为工人、农民、公务员、教师、商人、其他 6 类，不能直接将其依次编码为 1、2、3、4、5、6，这是因为 6 种职业并没有等级之分，但在编码后反而会人为出现不同级别。对此，可通过设置 5 个哑变量加以解决，分别记为 J_1、J_2、J_3、J_4、J_5，编码方法见表 3-1。

表 3-1　职业的哑变量编码方法

职业（J）	哑变量水平标识				
	J_1	J_2	J_3	J_4	J_5
工人	1	0	0	0	0
农民	0	1	0	0	0
公务员	0	0	1	0	0
教师	0	0	0	1	0
商人	0	0	0	0	1
其他	0	0	0	0	0

从表 3-1 可以看到，如果某个体的职业为农民，则 J_1、J_2、J_3、J_4、J_5 的取值分别为 0，1，0，0，0；这 5 个哑变量 J_1、J_2、J_3、J_4、J_5 分别为工人、农民、公务员、教师、商人这些职业的指示变量，而以“其他”为参照。

（二）统计方法概述

数据的统计分析主要包括统计描述和统计推断。统计描述是通过计算统计指标、绘制统计图表，对数据的数量特征及其分布规律进行客观描述和表达，是进行统计推断的基础，不涉及样本推论总体的问题。统计推断即在一定的可信程度或概率保证下，根据样本信息推断总体特征，包括参数估计和假设检验两个内容。参数估计是指用样本指标推断总体相应的指标，假设检验是指由样本之间的差异推断总体之间是否可能存在差异。

1. 统计描述

（1）定量资料的常用描述指标：对定量资料进行统计描述，常从集中趋势（平均水平）和离散趋势（变异程度）两个方面进行。无论是集中趋势还是离散趋势，其描述指标选择应结合数据资料的具体分布类型（见表 3－2、表 3－3）。

表 3－2　定量资料（定量变量）集中趋势的描述指标

指标	定义	应用条件
均数	等于一个指标变量所有观察值的和除以观察值的个数，反映全部观察值的平均水平，总体均数用 μ 表示，样本均数用 $\overline{X}$ 表示	适用于正态分布或近似正态分布资料
几何均数	等于一个变量的所有（n 个）观察值的乘积的 n 次方根，样本几何均数用 G 表示	适用于对数正态分布资料、等比资料（如抗体滴度）
中位数	指将原始观察值从小到大或从大到小排列后，位次居中的数值，样本中位数用 M 表示	适用于各种分布资料，特别是偏态分布，还可用于两端无确定值的资料
众数	观察值中出现次数最多的数值	适用于有明显集中趋势的各种分布的资料

表 3－3　定量资料（定量变量）离散趋势的描述指标

指标	定义	应用条件
极差	也称全距，是变量观察值中最大值与最小值的差。样本量接近的同类资料相比较，极差越大数据越离散，即数据间变异越大	适用于各种类型资料，便于计算，稳定性差。样本含量相差悬殊时不宜比较极差
标准差	描述一个变量的所有观察值与均数的平均离散程度的指标，用于反映变量取值的变异程度，总体标准差用 σ 表示，样本方差用 S 表示。标准差越大说明观察值的离散程度越大，变异度越大	适用于正态分布或近似正态分布资料，常把均数和标准差结合起来，全面描述资料的集中趋势和离散趋势
方差	总体方差用 σ^2 表示，样本方差用 S^2 表示	适用于正态分布或近似正态分布资料

续表3－3

指标	定义	应用条件
四分位距	统计学上将特殊的三个百分位数 P_{25}、P_{50} 和 P_{75} 统称为四分位数，分别称为第一四分位数、第二四分位数和第三四分位数，分别记为 Q_1、Q_2 和 Q_3，Q_3 与 Q_1 的差距为四分位距	可用于各种分布资料，特别是偏态分布资料，常把中位数和四分位距结合起来描述资料的集中趋势和离散趋势。和极差相比，四分位距更稳定
变异系数	是标准差与均数之比，用百分数形式表示，变异系数是相对数，没有单位，消除了量纲的影响	主要用于不同质的变量间或均数差别较大的变量间变异程度的比较

（2）定性资料的常用描述指标：定性资料的整理是将各观察单位按其所属的类别归类，各类别下的各观察单位数是绝对数，即定性资料的基础数据为绝对数，代表不同的类别或组的基本数据，如某病的出院人数、死亡人数等，是制订计划和统计分析的基础，不能做进一步的深入分析。描述定性资料本质特征的统计指标通常需要计算相对数，如某病的治愈率、病死率等。相对数是定性资料的统计描述指标，常用的有率、构成比、相对比、相对危险度等（见表3－4）。

表3－4　定性资料（定性变量）的常用描述指标

指标	表达方式	应用条件
率 （rate）	计算公式：率＝事件发生例数/观测总例数，用以说明事件发生的强度和频率	适用于描述某事件发生的可能性大小，如发病率、死亡率、病死率等
构成比（proportion）	计算公式：构成比＝某一组成部分观察单位数/同一事物各组成部分的观察单位总数×100％	适用于描述各构成部分在总体中所占的比重，如疾病死亡构成比
相对比 （relative ratio）	计算公式：相对比＝甲事件发生率/乙事件发生率	用于描述两个相关指标之间的比例关系
相对危险度 （relative risk，*RR*）	计算公式：*RR*＝暴露组发病率/低暴露组或非暴露组发病率	常用于队列研究，为同一事件在两种不同情况下的发生率之比，用来度量暴露的危险性大小
比值比 （odds ratio，*OR*）	又称优势比，计算公式：*OR*＝病例组暴露的比值/对照组暴露的比值	常用于流行病学病例对照研究中，以度量暴露的危险性

2. 统计推断

（1）统计方法的选择：临床研究中，综合考虑研究目的、资料类型、设计类型、样本大小、资料分布类型等因素，首先选择一些常规统计学方法进行假设检验，如用于定量变量资料间比较的 t 检验、方差分析、秩和检验，χ^2 检验等。这些方法都有一定的应用条件限制，若强行使用，可能会出现问题，甚至得出错误的结论。此时可进一步考虑使用一些较为复杂的统计分析方法加以补充，如多元回归分析、聚类分析和判别分析、主成分分析与因子分析等。这些多元统计分析方法通过降维处理和线性简化，可使复杂问题简单化，但这些方法同样对数据资料有一定的要求，如要满足独立性线性、服从某种函数分布等。现将定量资料（定量变量）与定性资料（定性变量）常用统计分析方法及其应用条件汇总，见表 3−5、表 3−6。

表 3−5 单变量资料差异比较的统计方法及其应用条件

资料类型	数据特征	单组设计	完全随机设计		配对或配伍设计	
			两组	多组	两组	多组
定量变量	正态分布且方差齐	样本与总体均数比较的 t 检验	两样本 t 检验	单因素方差分析	配对 t 检验	随机区组设计方差分析
	非正态分布和（或）方差不齐	Wilcoxon 秩和检验	t'检验、Wilcoxon 秩和检验	Kruskal-Wallis 秩和检验	Wilcoxon 秩和检验	Friedman 秩和检验
定性变量	无序	二项分布直接计算概率法、正态近似法（Z 检验）	Z 检验、四格表χ^2检验、Fisher 确切概率法	$R\times C$ 列联表 χ^2检验、Fisher 确切概率法	配对设计四格表χ^2检验	配对 $R\times R$ 列联表χ^2检验
	有序	—	Wilcoxon 秩和检验	Kruskal-Wallis 秩和检验	Wilcoxon 秩和检验	

表 3−6 双变量（多变量）资料的关联性分析方法及其应用条件

方法分类	分析类型	数据特征	分析方法
相关分析	定量变量	X、Y 服从双变量正态分布	直线相关分析
		X、Y 不服从双变量正态分布	Spearman 秩相关检验
	定性变量（$R\times C$ 列联表）	双向无序	Pearson 列联系数、列联表的独立性χ^2检验
		双向有序、属性不同	Spearman 秩相关、线性趋势检验
		双向有序、属性相同	一致性检验（Kappa 系数的假设检验）
回归分析	因变量为连续型定量变量，服从正态分布	一个因变量，一个自变量	直线回归分析
		一个因变量，多个自变量	多重线性回归分析
	因变量为定性变量	—	Logistic 回归分析
	因变量为含有截尾数据的生存时间	—	Cox 比例风险回归分析

（2）统计分析结果的正确解释与评价。

①统计分析结果的正确表达：完整的统计分析结果应同时包括假设检验与参数估计结果。假设检验是以统计量的抽样分布为理论依据，根据统计量与自由度的大小来确定 P 值。以 t 检验为例，若 $P\leqslant\alpha$，说明两总体均数间的差异有统计学意义；若 $P>\alpha$，表明差异无统计学意义。假设检验只能表明差别有无统计学意义，但不能说明差别的程度

及是否有实际意义。可信区间（Confidence interval，CI），又称置信区间，能提供更多的信息，是按一定的概率（$1-\alpha$）估计总体参数所在的范围，包括准确度和精确度两种属性。其中，准确度是指估计区间内包含总体参数的可能性，如总体均数的95% CI，其准确度为95%，意味着在该估计区间范围内有95%的可能性包含总体均数，或者说从总体中做100次随机抽样，得到100个CI，那么理论上有95个CI包含被估计的总体均数。精确度是指CI的宽度，宽度越小，则精确度越高。精确度与样本量和准确度有关，样本量越大，精确度越高；在样本量固定的情况下，准确度越高，精确度越差；99% CI的精确度较95% CI的差，反之亦然，因此，多数统计分析软件包常选用95% CI作为默认值，当然也可根据实际需要，选用90% CI或99% CI。为了同时兼顾CI的准确度与精确度，可适当增加样本量。

②统计分析结果的正确解释。统计分析结果具有概率性，不能绝对肯定或否定，假设检验可能出现Ⅰ型或Ⅱ型错误（见表3-7）。

表3-7　假设检验中的Ⅰ型、Ⅱ型错误

真实情况	假设检验结果	
	不拒绝 H_0	拒绝 H_0
事实上 H_0 成立	α	推断正确
事实上 H_0 不成立	推断正确	β

若真实情况是总体参数间无差别（H_0 成立），但假设检验推断出有差别（拒绝 H_0），推断结论与真实情况不符，则犯了错误，称为Ⅰ型错误，大小用 α 表示；相反，则推断正确。若真实情况是总体参数间有差别（H_0 不成立），假设检验却推断出无差别（不拒绝 H_0），结论与真实情况不符，则也犯了错误，称为Ⅱ型错误，大小用 β 表示。

因此，当 $P\leqslant\alpha$，差别有统计学意义（或称阳性结果）时，有可能犯Ⅰ型错误；当 $P>\alpha$，差别无统计学意义（或称阴性结果）时，有可能犯Ⅱ型错误。Ⅰ型错误、Ⅱ型错误、样本量三者密切相关。当样本量固定不变时，Ⅰ型错误率降低，Ⅱ型错误率将增加，反之亦然；样本量增加时，可使Ⅰ型错误率、Ⅱ型错误率同时降低。

无统计学意义结果与有统计学意义结果同样重要，特别是在样本量偏小，出现阴性结果时，要格外注意，有可能犯了Ⅰ型错误，得到假阴性结果。因此，在临床研究中，若得到阴性结果，应评价结果的真实性，方法之一就是考察检验效能。检验效能是指事实上总体参数间确实存在差别，推断正确（假设检验拒绝 H_0）的可能性大小，用 $1-\beta$ 表示。若检验效能为0.8，是指当总体参数间确有差别时，做100次假设检验，其中80次能检验出有差别。

③统计学意义与临床意义的综合评价：临床研究的最终目的是创造最佳研究证据，为临床实践服务。因此，一项临床研究仅有统计学意义是不够的，还应结合临床专业知识，考察其临床价值。统计学意义与临床意义综合评价判断表见表3-8。

表 3—8　统计学意义与临床意义综合评价判断表

统计学意义	临床意义	结果评价
有	有	可取
有	无	临床价值不大
无	有	继续（扩大样本量）
无	无	不可取

二、SAS 数据导入与数据建立的方法

（一）SAS 软件简介

SAS 由美国北卡罗来纳州立大学于 1976 年研制推出。历经多年发展，SAS 已由最初的统计分析软件，逐渐成为一个用于管理、分析数据和编写报告的大型集成应用软件系统，具有完备的数据访问、存取、管理、分析、展示及应用开发等功能，完全超出了单纯统计应用的范畴。

（二）SAS 软件界面简介

SAS 软件界面的主窗口包含若干个子窗口，并有菜单栏、工具栏、状态栏等。下面介绍 SAS 软件界面的主要子窗口："Editor" 窗口、"Log" 窗口、"Output" 窗口、"Explorer" 窗口和 "Results" 窗口。

（1）"Editor" 窗口：此窗口主要用于编辑 SAS 源程序文件，操作时光标可在整个窗口随意移动，且支持 Windows 系统常规编辑操作方式，如剪切、复制、粘贴等。

（2）"Log" 窗口：此窗口用于显示和记录 SAS 程序的运行情况，说明其运行成功或提示错误信息。

（3）"Output" 窗口：此窗口分页显示 SAS 程序运行的文本型输出结果，可选择主界面菜单中的 "File | Save As" 将文本型输出结果保存在计算机中，文件扩展名为 ". lst"。该类型文件可用文字处理软件如 Word、写字板、记事本等打开和编辑。SAS 程序运行的图形输出结果将由 "Graphics" 窗口显示，可选择菜单 "File | Export as Image" 将图形导出并保存在计算机内，并可在 "保存类型" 下拉列表中选择图形文件的保存格式。

（4）"Explorer" 窗口：此窗口用于显示 SAS 逻辑库（SAS 命名的库名和磁盘某文件的关联）及 SAS 数据集。

（5）"Results" 窗口：此窗口用于显示 SAS 程序成功运行时程序输出结果的目录。

（三）SAS 数据集和逻辑库

SAS 文件主要包括数据集文件、索引文件和 SAS 目录文件等。正确合理地生成 SAS 数据集是数据分析的首要条件，因此数据集是 SAS 最重要的文件类型。SAS 目录

文件主要用以保存各种不能表示成行列结构表格形式的数据，如系统设置、图像、声音等。

SAS数据集有描述数据集的信息，如变量数、变量名、文件更新的时间、数据的长度和格式等。我们常说的SAS数据集多指形如图3-1所示的数据表。因为每一行数据值称为一个观测或记录，而每一列数据值称为一个变量，所以在SAS数据集中，每一个观测由各个变量的数据值组成。

变量

观测

id	name	height	weight
1	Judy	156	45
2	Lucy	167	53
3	Susan	165	55
4	Tony	178	62

图3-1　SAS工作界面

SAS数据集中的变量有数值型变量和字符型变量两种类型。数值型变量的取值只能是数值，前面可以直接加正号（+）或负号（-）表示正、负值，前面加小数点（.）表示小数，前面加“E”表示科学计数法。字符型变量的取值可以是字母、特殊符号或数字。

在SAS中使用的数据集、变量名称、逻辑库名称等统称为标识符，SAS对标识符有严格的规定。

①标识符必须由英文字母、阿拉伯数字、下划线组成；

②第一个字符必须是英文字母或下划线；从第二个字符开始，可以为英文字母、阿拉伯数字或下划线；

③标识符中英文字母不区分大小写；

④标识符的长度不宜过长，不超过32个字符；

⑤空格和特殊字符（如#、%、¥、$等）不允许在SAS标识符中使用。

（四）逻辑库的建立与分类

SAS数据集存储在被称为SAS逻辑库的文件集中。通俗地说，SAS逻辑库是一个连接，它将计算机硬盘中存储的文件和SAS联系起来。SAS逻辑库命名遵循上述SAS标识符规则，可采用编程和菜单操作的方式建立逻辑库。

SAS的逻辑库类型有临时库和永久库，分别对应临时数据集和永久数据集。

临时数据集只能在SAS会话过程中创建使用，在每次启动SAS系统时自动生成，关闭SAS系统时库中的数据集将被自动删除，因而临时数据集并不占用计算机硬盘空间。在“Explorer”窗口中可以看到一个名为“work”的SAS数据库，主要存放SAS临时数据集。

永久数据集储存在计算机硬盘里，会占用计算机硬盘空间，在以后每一次SAS会话中都可以再次打开。在创建和使用SAS永久数据集之前，需要先建立一个SAS数据库来指定永久数据集存放的路径。一个 SAS 数据库相当于硬盘上的一个文件夹，可以将 SAS 数据集写入或读出。

（五）新建数据集

在 SAS 中可以使用编程和“View table”表的方式新建 SAS 数据集，并对数据集进行修改、增删记录等操作。以下通过例 1 介绍这两种方法的具体使用。

例 1 请根据表 3－9 所示信息新建数据集“chap1. example1 _ 1”。

表 3－9 某公司客户信息表

编号 (ID)	姓名 (name)	持卡类型 (type)	出生年月 (date of birth)	消费次数 (n)	登记时间 (date)
0101	张三	金卡	1964-10-06	20	2011-01-02
0102	李四	银卡	1982-09-16	13	2011-04-03
0103	王五	普通卡	1987-01-27	3	2011-05-06

解析：方法一，编写如图 3－2 所示程序。

```
libname chap1 'E:\data\chap1';       /*新建指向路径为“E: \data\chap1”的逻辑库 chap1*/
data chap1.example1_1;               /*新建永久 SAS 数据集 chap1.example1*/
input ID $1-4 name $5-11 Type$13-19 birth YYMMDD8. +1 N;    /*定义变量输入格式*/
cards;
0101 张 三  金  卡 64/10/06 20
0102 李 四  银  卡 82/09/16 13
0103 王 五  普通卡 87/01/27 5
;                                    /*输入数据*/
proc print;
format birth YYMMDD8.;               /*设置变量 birth 的输出格式*/
run;
```

图 3－2 程序

选择“Run | Submit”命令提交程序，在“Output”窗口显示，且在新建的逻辑库“chap1”中出现了数据集“example1 _ 1”。

方法二，使用“View table”表新建数据集，步骤如下。

①打开新表选择菜单“Tools | Table Editor”，打开一张新表。

②定义变量：右键单击 A 列，选择“Column Attributes”命令；左键单击“Apply”按钮，再单击“Close”按钮，或者单击“Close”按钮完成第一列姓名变量的属性设置。

③输入数据，保存数据集：直接在表中输入相应数据，然后直接单击工具栏上的保存图标，或者选择菜单“File | Save”，在弹出的对话框中左键单击选择需要存入的库名“chap1”，在“Member Name”框中输入数据集名“example1 _ 1”，单击“Save”按钮保存设置。

（六）数据的导入

SAS 软件的“Import Wizard”和“Export Wizard”提供了便捷的菜单操作方式，实现了数据集的导入与导出。以下通过例 2 详细介绍使用方法。

例 2 已知 SPSS 数据文件“height. sav”（其在计算机中的存储路径为“chap1/data/height. sav”），将其导入 SAS，存储成数据集“chap1. example1 _ 7”。

解析：操作过程如下。

①选择菜单“File | Import，Standard data source”选项下的“Selecta data source from the list”，其列出了能通过“Import Wizard”过程导入 SAS 的标准数据格式，本例中选择“SPSS File（*. sav)”，单击“Next”按钮。

②在“Where is the file”栏中输入需要导入文件在计算机上的存储路径，或者单击“Browse”按钮在弹出的对话框中选择指定文件，单击“Next”按钮。

③在“Choose the SAS destination”下的“Library”下拉列表中指定存储的逻辑库名“CHAP1”，在“Member”下拉列表中指定存储的数据集“EXAMPLE1 _ 7”（注意，SAS 数据集名不区分大小写，因此“CHAP1. EXAMPLE1 _ 7”与“chap1. example1 _ 7”指向同一个文件）。此时可以直接单击“Finish”按钮实现数据集的导入。

三、成组设计一元定量资料差异性分析——t 检验和 Wilcoxon 秩和检验

在介绍 t 检验和 Wilcoxon 秩和检验之前先简单介绍假设检验的相关知识。

（一）假设检验的步骤

下面以检验样本均数 $\overline{X}$ 对应的总体均数 μ 是否等于某一给定总体均数 μ_0 为例，说明假设检验的基本步骤。一般情况下假设检验按三个步骤进行。

（1）建立检验假设，确定检验水准。

零假设 H_0：$\mu=\mu_0$，即两个总体均数相等，$\overline{X}$ 和 μ_0 的差异仅由抽样误差所致。

对立假设 H_1：$\mu\neq\mu_0$（包括 $\mu<\mu_0$ 与 $\mu>\mu_0$，双侧），即 $\overline{X}$ 和 μ_0 的差异不仅仅由抽样误差所致，两个总体均数本身也存在差异。

确定检验水准 $\alpha=0.05$。

根据专业知识及数据特征，对立假设 H_1 也可以设为如下形式。

H_1：$\mu<\mu_0$，单侧；

H_1：$\mu>\mu_0$，单侧。

选用双侧检验还是单侧检验需要根据数据的特征及专业知识来确定。若比较甲、乙两种方法有无差异，研究者只要求区分两方法有无不同，无须区分何者为优，则应选用双侧检验。若甲种方法是从乙种方法基础上改进而得，已知如此改进可能有效，也可能无效，但不可能改进后反而不如以前，则应选用单侧检验。没有特殊专业知识支持的情况下，一般应采用双侧检验。

（2）选择检验方法和计算检验统计量。

根据资料的类型和分析目的等确定相应的检验统计量，并进行计算。例如，总体方差已知情况下，比较两样本均数间的差异常采用 Z 统计量；总体方差未知情况下，比较两样本均数间的差异常采用 t 统计量。

（3）根据检验统计量的结果做出统计推断。

①采用统计软件（如 SPSS、SAS）进行假设检验时，通常直接输出具体的 P 值。如果 $P \leqslant \alpha$，则结论为按所取的检验水准 α 拒绝 H_0，接受 H_1，认为差异有统计学意义；如果 $P > \alpha$，则结论为按所取的检验水准 α 不拒绝 H_0，认为差异无统计学意义，即拒绝 H_0 的证据不足，不拒绝 H_0 假设。

②确定 P 值的传统方法：在事先规定的检验水准 α 下，通过自由度等其他信息，由附表查找某种抽样分布（如标准正态分布、t 分布）中的临界值（如 $Z_{\alpha/2}$、$t_{\alpha/2}$等），然后将样本检验统计量的数值与之比较。

如果样本检验统计量绝对值≥临界值，则 $P \leqslant \alpha$，拒绝 H_0，接受 H_1，认为差异有统计学意义；如果样本检验统计量绝对值<临界值，则 $P > \alpha$，不拒绝 H_0，认为差异无统计学意义，即拒绝 H_0 的证据不足，不拒绝 H_0 假设。

（二）两独立样本均数的 t 检验

两独立样本均数的 t 检验又称成组 t 检验，其有两种类型资料：一种是选择一定数量的研究对象，将其随机分成两组，分别施以不同的处理。另一种是从两组具有不同特征的人群中，分别随机抽取一定数量的样本，比较某一指标在不同特征人群中是否相等，如比较硅肺患者与煤工尘肺患者肺功能的损伤程度是否相同。成组 t 检验比较的目的是利用来自两个总体的独立样本，推断两个总体的均值是否存在显著差异。这个检验的前提要求为独立：两组数据相互独立，不相互影响，即各样本为独立样本；正态：两组样本来自的总体均服从正态分布或近似服从正态分布；方差齐性：两样本对应的两总体方差相等。

用 t 检验来检验完全随机设计两独立样本均数是否相等前，一般先要对资料进行正态性检验：若任何一个样本不满足正态分布，则要考虑做数据变换，或用非参数检验；当正态性满足时，进一步进行方差齐性检验。若两总体方差不等，即 $\sigma_1{}^2 \neq \sigma_1{}^2$，可采用校正 t 检验（t'检验）或基于秩次的非参数检验。下面结合例 3 具体介绍。

例 3　为了解内毒素对肌酐的影响，将 20 只雌性中年大鼠随机分为 A 组和 B 组。对 A 组中的每只大鼠不给予内毒素，B 组中的每只大鼠给予3mg/kg的内毒素。分别测得两组大鼠的肌酐（mg/L），结果见表 3－10。请问：内毒素是否对肌酐产生影响？

表 3-10　两组大鼠的肌酐结果

分组	A组	B组
肌酐结果（mg/L）	3.9	9.3
	6.1	7.3
	5.8	11.3
	2.7	9.4
	6.7	5.6
	7.8	7.9
	3.8	7.2
	6.9	8.2
	6.2	8.5
	3.7	6.8

解析：在研究设计上，例 3 属于两独立样本；在资料类型上，属于定量资料，需进行正态性检验与方差齐性检验，根据检验结果选择正确的统计方法。

（1）正态性检验。

①图示法：图示法是一种简单易行的方法，通过图示可以粗略了解观察资料是否服从正态分布。常用的方法有频率－频率图（$P-P$ 图）和分位数－分位数图（$Q-Q$ 图）。$P-P$ 图是以实际观测值的累积频率（X）和被检验分布（如正态分布等）的理论或期望累积频率（Y）作图；$Q-Q$ 图则是以观测值实际分位数（X）和观测值正态期望分位数（Y）作图。一般使用统计软件可以直接画 $P-P$ 图、$Q-Q$ 图，帮助判断数据是否服从正态分布。如果所分析的数据服从正态分布，则 $P-P$ 图、$Q-Q$ 图上数据点应在从左下到右上的直线上。以例 3 中 B 组大鼠的肌酐为例，用 $Q-Q$ 图进行正态性检验（见图 3-3）。

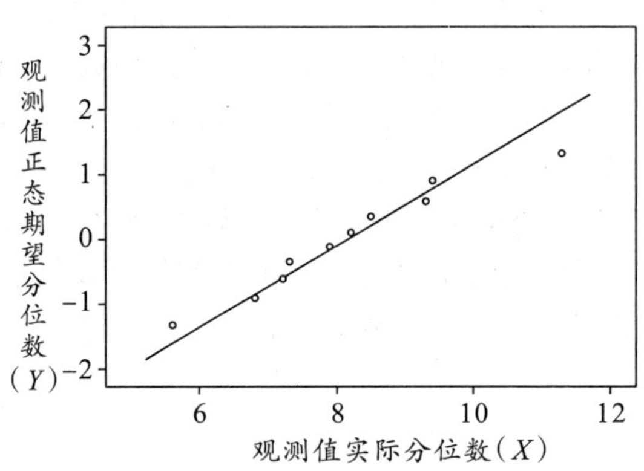

图 3-3　B 组大鼠肌酐正态性检验 Q-Q 图

②计算法：正态性检验的计算法有两大类。一类是对偏度和峰度各用一个指标来评定，常用矩法；另一类是仅用一个指标来综合评定，常用 W 检验法（Shapiro-Wilk 检

验）和 D 检验法（D'Agostino 检验）。

W 检验和 D 检验都需要通过专用的计算表来确定临界值；其中 W 检验法在样本量为 $3 \leqslant n \leqslant 50$ 时使用，D 检验法在样本量为 $50 < n \leqslant 100$ 时使用。用 SPSS 对例 3 进行正态性检验。

检验结果见表 3－11 所示，均满足正态性（A 组：Shapiro－Wilk 统计量 $W = 0.923$，$\nu = 10$，$P = 0.380$；B 组：Shapiro－Wilk 统计量 $W = 0.977$，$\nu = 10$，$P = 0.948$）。在正态性检验和方差齐性检验中，我们更希望得出"不拒绝零假设"的结论，因此检验水准 α 可以适当取大一些，如取 0.10，以减少Ⅱ型错误。

表 3－11　两组大鼠肌酐正态性检验结果

分组		Kolmogorov－Smirnov[a]			Shapiro－Wilk		
		统计量（W）	ν（df）	P（$Sig.$）	统计量（W）	ν（df）	P（$Sig.$）
肌酐值	A 组	0.205	10	0.200*	0.923	10	0.380
	B 组	0.117	10	0.200*	0.977	10	0.948

注：*，表示这是真实显著水平的下限。a，表示 Lilliefors 显著水平修正。

（2）方差齐性检验。

判断两总体方差 σ_1^2 与 σ_2^2 是否相等的方法，常用的有 F 检验、Bartlett 检验、Levene 检验。F 检验、Bartlett 检验要求资料服从正态分布；Levene 检验不依赖总体分布具体形式，更为稳健。F 检验仅能用于两样本方差齐性检验，而 Bartlett 检验和 Levene 检验既可用于两样本方差齐性检验，又可用于多样本方差齐性检验。SPSS 默认的方差齐性检验是 Levene 检验，下面就 Levene 检验进行简单介绍。

Levene 检验的统计量为 F，公式为

$$F = \frac{S_1^2}{S_2^2}, \nu_1 = n_1 - 1, \nu_2 = n_2 - 1$$

式中，S_1^2 为较大的样本方差，S_2^2 为较小的样本方差，分子的自由度为 ν_1，分母的自由度为 ν_2，相应的样本量为 n_1、n_2。

检验统计量 F 值为两个样本方差之比，如仅是抽样误差的影响，它一般不会偏离 1 太远。需要指出的是，软件输出结果能提供确切的 P 值，而查看 F 界值表只能获得 P 值的大概范围。

对于例 3，通过 SPSS 得 $F = 0.527$，$P = 0.477$，满足方差齐性。

（3）两独立样本均数的 t 检验。

例 3 满足正态性和方差齐性的条件，因此可以采用两独立样本均数的 t 检验。两独立样本均数的 t 检验的统计量为：

$$t = \frac{\bar{X}_1 - \bar{X}_2}{\sqrt{S_c^2\left(\frac{1}{n_1} + \frac{1}{n_2}\right)}}$$

其中，
$$S_c^2 = \frac{S_1^2(n_1-1)+S_2^2(n_2-1)}{n_1+n_2-2}$$

式中，$\bar{X}_1$ 和 $\bar{X}_2$ 分别是两样本均数，分母是两样本均数之差（$\bar{X}_1-\bar{X}_2$）的标准误差。S_c^2 是两样本合并方差，S_1^2 和 S_2^2 为两样本方差，n_1 和 n_2 为两样本量。可以证明，H_0 为真时，统计量服从 t 分布，自由度 $\nu=n_1+n_2-2$ 。

例 3 检验基本步骤如下。

①建立假设检验，确定检验水准。

H_0：$\mu_1=\mu_2$，即内毒素对肌酐无影响。

H_1：$\mu_1\neq\mu_2$，即内毒素对肌酐有影响。

检验水准 $\alpha=0.05$。

②计算检验统计量。

计算得 A 组大鼠的肌酐均数 $\bar{X}_1=5.360$mg/L，标准差 $S_1=1.690$mg/L；B 组大鼠的肌酐均数 $\bar{X}_2=8.150$mg/L，标准差 $S_2=1.597$mg/L。代入式中计算得 $t=-3.785$，$\nu=18$。

③确定 P 值，做出统计推断。

利用 t 检验判断两总体均数是否存在显著差异。如果 t 检验统计量的概率 P 小于或等于检验水准 α，则应拒绝原假设，认为两总体均数有显著性差异。反之，如果概率 P 大于检验水准 α，则不应拒绝原假设，认为两总体均数无显著差异。

查 t 界值表，得双侧概率 $0.001<P<0.002$，按检验水准 $\alpha=0.05$，拒绝 H_0，接受 H_1，差异有统计学意义，可以认为内毒素对肌酐有影响。结合例 3，统计结论为内毒素具有升高肌酐的作用。

（三）Wilcoxon 秩和检验

1. 非参数检验概述

在统计推断方法中，凡是在已知总体分布的前提下对未知的总体参数进行估计或检验的方法，统称为参数检验。但在实际工作中，有时总体的分布类型不易判定，或已知总体分布或检验所要求的条件不符，也不能通过数据转换使其符合参数检验的要求，这就需要应用一种不依赖于总体分布的具体形式，也不对参数进行估计或检验的统计方法来分析此类资料，该方法称为非参数检验。

非参数检验方法很多，秩和检验是统计理论成熟、简便灵活、检验效能较高的基于秩次的假设检验方法，一般以样本观测值排列位次（秩次）之和，即秩和为检验统计量。其主要适用范围：①定量资料不满足参数检验条件，如总体分布不明确，存在极端数据无法转化为正态分布，数据一端或两端无确切值，方差相差悬殊而无法转化为方差齐性的资料；②等级资料或者以秩次为数据的资料，如临床检验结果为－、±、＋、＋＋、＋＋＋的资料。

秩和检验包括配对设计资料的 Wilcoxon 秩和检验、完全随机设计两独立样本的 Wilcoxon 秩和检验、完全随机设计多个独立样本的 Kruskal－ Wallis 秩和检验和随机化区组设计资料的 Friedman 秩和检验。本节主要介绍 Wilcoxon 秩和检验，其属于基于秩次的非参数检验，可以用于两组独立样本定量资料或等级资料的比较。

2. Wilcoxon 秩和检验步骤

以下举例介绍 Wilcoxon 秩和检验步骤。

例 4 为研究肺炎患者和正常人血铁蛋白含量有无差异，某医生随机选取 10 名肺炎患者和 16 名正常人测得血铁蛋白含量（μg/L）（见表3－12）。请问：肺炎患者与正常人平均血铁蛋白含量有无差异？

表 3－12 肺炎患者与正常人血铁蛋白检测结果与编秩

肺炎患者		正常人	
血铁蛋白（μg/L）	秩次	血铁蛋白（μg/L）	秩次
31	1	177	17
68	11.5	172	15
237	19	34	2
174	16	47	6
457	23	132	14
492	24	54	10
199	18	47	7
515	25	52	9
599	26	47	8
238	20	294	22
		68	11.5
		43	3
		277	21
		44	5
		43	4
		95	13
秩和 $T_1=183.5$		秩和 $T_2=167.5$	

解析：肺炎患者组数据正态性检验结果为 $W=0.919$，$P=0.345$，服从正态分布；然而，正常人组数据的正态性检验结果为 $W=0.748$，$P=0.001$，不服从正态分布。例 4 不满足 t 检验的适用条件，可采用 Wilcoxon 秩和检验。

Wilcoxon 秩和检验基本步骤如下。

①建立假设，确定检验水准，以 M_1 和 M_2 分别表示两总体的中位数。

H_0：$M_1=M_2$，即肺炎患者与正常人的血铁蛋白总体分布相同。

H_1：$M_1 \neq M_2$，即肺炎患者与正常人的血铁蛋白总体分布不同。

检验水准 $\alpha=0.05$。

②计算检验统计量。

编秩：将两组数据合起来从小到大统一编秩，最小的数据对应的秩次为 1，第二小的数据对应的秩次为 2，依此类推。样本资料中常出现不同个体的观测值相同的情形，称为相持。编秩时如遇有相持，且处于不同组，要取其平均秩次。例如，例 4 中有两个数据均为 68，应编秩次分别为 11 和 12，取平均秩次（11+12）/2=11.5。若相持处于同一组内，就不必取平均秩次，如例 4 正常人组中有 3 个 47，可编秩次 6、7、8。

求各组秩和：两组秩和分别为 T_1、T_2，设 $N=n_1+n_2$，则有 $T_1+T_2=N(N+1)/2$。

例 4 中肺炎患者组的秩和 T_1 为 183.5，样本含量 $n_1=10$；正常人组的秩和 T_2 为 167.5，样本量 $n_2=16$，经 $T_1+T_2=N(N+1)/2$ 验证，秩和计算准确无误。

确定检验统计量 T 值。

Wilcoxon 秩和检验的基本思想：秩次在一定程度上反映了等级的高低；秩和在一定程度上反映了等级的分布位置，这样，对观测值的分析就转化为对秩次的分析。当 H_0 为真时，两个样本来自相同的总体，对于样本含量为 n_1 和 n_2 而言，每个数据的秩均有相同的机会取值为 1，2，…，n_1+n_2，因此每个数据的秩次期望值为 $(n_1+n_2+1)/2$。可以证明，H_0 为真时，第一组的秩和 T_1 在其期望值 $n_1(N+1)/2$ 处呈对称分布，并且当样本含量较大时，秩和 T_1 近似服从均数为 $n_1(N+1)/2$，方差为 $n_1n_2(N+1)/12$ 的正态分布；H_0 非真时，在大多数情况下秩和 T_1 将远离其期望值 $n_1(N+1)/2$，因此利用秩和 T_1 和 Wilcoxon 秩和检验的临界值表或近似正态分布的检验统计量可以实现假设检验。理论上，任取一组样本的秩和都可以进行秩和统计检验，但为了方便，一般取样本含量较小的一组资料的秩和作为检验统计量的数值（两组样本含量相同，则任取一组的秩和为检验统计量的数值）。例 4 肺炎患者组的样本含量较小，故选取肺炎患者组的秩和 183.5 为检验统计量的数值。

③确定 P 值，做出统计推断。

A. 查表法：查附表配对样本符号秩和检验 T 界值表，先从左侧找到较小的样本含量，例 4 较小的样本含量为 $n_1=10$；再从表上方找两组例数的差，$n_2-n_1=6$；两者纵横交叉处即为 T 界值。将检验统计量 T_1 值与 T 界值相比，若 T_1 值位于 T 界值范围内，其 P 值大于相应的概率；若 T_1 值等于 T 界值或在 T 界值范围外，其 P 值等于或小于相应的概率。例 4 $P=0.011$，根据检验水准 $\alpha=0.05$，拒绝 H_0，可以认为肺炎患者与正常人血铁蛋白的总体分布不同。

B. 正态近似法：如果 n_1 或 n_2-n_1 超出了 T 界值表的范围（$n_1>10$，或 $n_2-n_1>10$），则可利用大样本时秩和近似服从正态分布的性质进行检验，统计量计算公式为：

$$Z=\frac{|T-n_1(N+1)/2|-0.5}{\sqrt{n_1n_2(N+1)/12}}$$

式中，$N=n_1+n_2$，0.5 为连续性校正数。若 Z 值超过标准正态分布的临界值，则拒绝 H_0。

上述公式是在没有相持或相持不多的情况下使用的，但当相持较多（超过 25%）时，Z 值偏小，需进行校正：

$$Z_c = Z/\sqrt{c}\,,\ c = 1 - \sum (t_j^3 - t_j)/(N^3 - N)$$

式中，t_j 为第 j 个（$j = 1$，2，…）相持所含的个体数。如例 4 中 43 有 2 个，68 也有 2 个，即 $t_1=2$，$t_2=2$。将例 4 数据计算得 $Z=2.52$，$Z_c=2.53$，$P=0.011$。

Wilcoxon 秩和检验的基本思想：假设含量为 n_1 与 n_2 的两个样本（$n_1 \leqslant n_2$），来自同一总体或分布相同的两个总体，则 n_1 样本的秩和 T_1 与其理论秩和 n_1（$N+1$）/2 相差不大，即［T_1-n_1（$N+1$）/2］仅为抽样误差所致。当两者相差悬殊，超出抽样误差可解释的范围时，则有理由怀疑该假设，从而拒绝 H_0。

四、配对设计一元定量资料差异性分析——配对 t 检验和配对资料的 Wilcoxon 符号秩和检验

为了控制可能存在的非处理因素，增加两组的可比性，有时采用配对设计。该方法适用于配对设计的定量资料两相关样本均数的比较，比较目的是检验两相关样本均数所代表的未知总体均数是否有差别。配对设计有同源配对和异源配对两种类型。同源配对：同一研究对象分别接受两种不同处理。异源配对：为消除混杂因素的影响，将研究对象按一定条件配成对子（同种属、同体重、同年龄、同性别等），再随机分配每对中的两个研究对象到不同的处理组，观察结果。

配对设计下的资料并不是两个独立样本，数据具有一一对应的特征，研究者关心的变量常常是对子的效应差值而不是各自的效应值，因此在进行配对资料的 t 检验时，首先应求出各对数据的差值 d，得到的差值实际上是一个样本，将其作为变量值计算均数。若两处理因素的效应无差别，理论上差值 d 的总体均数 μ_d 应为 0，故可将该检验理解为样本均数 d 所对应的是总体 μ_d 与总体均数 0 的比较，因此其应用条件是差值 d 变量服从正态分布。配对设计资料均数比较的方法进行假设检验，适用条件如下：假定样本来自同分布的总体，即同质性；不同对子间的测量值要相互独立；研究变量的差值应服从正态分布（或近似服从正态分布）。若差值服从正态分布，则采用配对 t 检验；否则，采用配对资料的 Wilcoxon 符号秩和检验。

（一）配对 t 检验

配对 t 检验的检验统计量为：

$$t = \frac{\bar{d}}{S_d/\sqrt{n}},\ \nu = n - 1$$

式中，d 为每对数据的差值，$\bar{d}$ 为差值的样本均数，S_d 为样本差值的标准差，n 为对子数。

例 5 某地区随机抽取 12 名贫血儿童，实行健康教育干预 3 个月，干预前后儿童

的红细胞比容（%）测量结果见表3－13。请问：干预前后该地区贫血儿童红细胞比容（%）平均水平有无变化？

表3－13 贫血儿童的红细胞比容（%）测量结果

编号	1	2	3	4	5	6	7	8	9	10	11	12
干预前红细胞比容（%）	36	46	53	57	65	60	42	45	25	55	51	59
干预后红细胞比容（%）	45	64	66	57	70	55	70	45	50	80	60	60
红细胞比容差值（%）	−9	−18	−13	0	−5	5	−28	0	−25	−25	−9	−1

解析：例5为同源配对设计。对干预前后的红细胞比容差值进行正态性检验满足正态性（Shapiro－Wilk统计量$W=0.520$，$\nu=12$，$P=0.950$），可用配对t检验。

①建立假设检验，确定检验水准。

H_0：$\mu_d=0$，即干预前后检测的红细胞比容（%）总体平均差异为0。

H_1：$\mu_d\neq0$，即干预前后检测的红细胞比容（%）总体平均差异不为0。

检验水准：$\alpha=0.05$。

②计算检验统计量。

$n=12$，$\overline{d}=-10.667$，$S_d=11.179$，计算得$t=-3.305$，$\nu=12-1=11$。

③确定P值，做出统计推断。

查t界值表，得双侧概率$0.001<P<0.01$，按检验水准$\alpha=0.05$，拒绝H_0，接受H_1，有统计学意义，可以认为干预前后该地区贫血儿童的红细胞比容（%）平均水平有变化。结合例5，可以认为该种干预措施可以增加该地区贫血儿童的红细胞比容（%）的平均水平。

（二）配对资料的Wilcoxon符号秩和检验

以下举例介绍Wilcoxon符号秩和检验。

例6 测定11份工业污水中氟离子浓度（mg/L），每份水样同时采用电极法及分光光度法测定，测定结果见表3－14的第（2）（3）列。请问：就总体而言，这两种方法的测定结果有无差别？

表3－14 两种方法测定11份工业污水中氟离子浓度结果

样本号	氟离子浓度（mg/L）		差值 d_i	秩次
	电极法	分光光度法		
1	10.5	8.8	1.7	4
2	21.6	18.8	2.8	9
3	14.9	13.5	1.4	3
4	30.2	27.6	2.6	8
5	8.4	9.1	−0.7	−1.5

续表3－14

样本号	氟离子浓度（mg/L）		差值 d_i	秩次
	电极法	分光光度法		
6	7.7	7.0	0.7	1.5
7	16.4	14.7	1.7	5
8	19.5	17.2	2.3	6
9	127.0	155.0	−28.0	−10
10	18.7	16.3	2.4	7
11	9.5	9.5	0.0	—

解析：例 6 为配对设计的小样本定量资料，首先判断其是否符合配对 t 检验的适用条件，如差值是否服从正态分布。其配对差值经正态性检验得 $W=0.4561$，$P=0.0001$，即差值不服从正态分布，故不宜选用配对 t 检验。现选用配对资料的 Wilcoxon 符号秩和检验。

配对资料的 Wilcoxon 符号秩和检验的基本思想：如果两种检测方法的平均效应相同，这些配对数值之差应服从以 0 为中心的对称分布，这相当于把差值按绝对值大小编秩并标上原来的符号后，正秩和与负秩和在理论上应相等［都等于 $n(n+1)/4$，n 为有效对子数］；如果正秩和与负秩和之间的差异是一些随机因素造成的抽样误差，这些差异一般不会太大；如果差异太大，超出了规定的范围，就拒绝 H_0，认为差值的总体中位数 M_d 不等于 0。

配对资料的 Wilcoxon 符号秩和检验的基本步骤如下。

①建立检验假设，确定检验水准。

H_0：$M_d=0$，即差值的总体中位数等于 0。

H_1：$M_d\neq 0$，即差值的总体中位数不等于 0。

检验水准：$\alpha=0.05$。

②计算检验统计量。

求差值 d，见表 3－14 的第 4 列。

编秩：依差值的绝对值由小到大编秩，并按差值的正负数给秩次分别加上正号、负号。编秩时若差值为 0，舍去不计，n 随之减少。例 6 中，有两个差值都是“1.7”，可顺次编秩为 4、5，或取平均秩次 $(4+5)/2=4.5$，均可；而有一个差值为“0.7”和一个差值为“−0.7”，本应编秩为 1、2，但由于两个差值符号不同，必须取平均秩次 $(1+2)/2=1.5$。

求秩和：将所排的秩次赋以原差值的符号，分别求正、负差值秩和，注意以差值的绝对值计算，分别以 T_+、T_- 表示，$T_+=43.5$，$T_-=11.5$。

确定统计量 T：$T=11.5$ 或 $T=43.5$。双侧检验时，以绝对值较小者为统计量 T 值，即 $T=\min(T_+, T_-)$；单侧检验时，任意取正差值的秩和或负差值的秩和为统计量 T。记正、负差值总个数为 n（即 n 为差值不等于 0 的对子数），则 $T_++T_-=n(n+1)/2$。

例 6 中 T_+ 与 T_- 之和为 55，有一个差值为 0，故 $n=10$，$T_+ + T_- = 10\ (10+1)\ /2=55$，表明秩和计算无误。取 $T=\min\ (T_+,\ T_-)\ =11.5$。

③确定 P 值，做出统计推断。

查表法：查配对样本符号秩和检验 T 界值表，若检验统计量 T 的数值在上下界值范围内，其 P 值大于表上方相应概率水平；若 T 的数值在上下界值范围外或恰好等于上下界值，则 P 值等于或小于相应的概率水平；特别注意 $n \leqslant 5$ 时，应用秩和检验不能得到双侧小于 0.05 的概率，故如果取通常的 0.05 检验水准时，必须 $n \geqslant 5$。例 6 中 $n=10$，$T=11.5$，查表 $P>0.01$，按检验水准 $\alpha=0.05$，不拒绝 H_0，尚不能认为差值的总体中位数不等于 0，即尚不能认为两种方法测得的氟离子浓度平均水平有差别。

正态近似法：

当 $n>50$ 时，无法查表，可利用秩和分布的近似正态法进行检验。统计量 Z 的计算公式为：

$$Z = \frac{|T-\mu_T|}{\sigma_T} = \frac{|T-n(n+1)/4|-0.5}{\sqrt{n(n+1)(2n+1)/24}}$$

其中，0.5 为连续性校正数，因为 Z 值是连续的，而 T 值却不连续。

排序时，相持的情形较多时（包括差值为 0 者），如超过 25%，用上述公式求得的 Z 值偏小，应改用以下公式，计算校正的 Z_c。

$$Z_c = \frac{|T-n(n+1)/4|-0.5}{\sqrt{\frac{n(n+1)(2n+1)}{24} - \frac{\sum(t_j^3-t_j)}{48}}}$$

式中，t_j 为第 j 个（$j=1,\ 2,\ \cdots$）相持的个数。

五、多组设计定量资料差异性分析——方差分析和 Kruskal-Wallis 秩和检验

在实际工作中，当比较两组定量资料均数是否相等时，可采用前面介绍的 t 检验和 Wilcoxon 秩和检验。当遇到两组以上定量资料的比较时，即检验两组以上总体均数是否相等时，如果使用 t 检验会增加犯Ⅰ型错误的概率，需要用方差分析（参数检验）和 Kruskal-Wallis 秩和检验（非参数检验）。

（一）方差分析

1. 方差分析的应用条件

进行方差分析时，数据应满足以下条件。独立：各样本是相互独立的随机样本，互不相关；正态：各组均服从正态分布；方差齐性：各样本的总体方差相等，满足方差齐性。

2. 方差分析的基本思想

方差分析的基本思想是按研究目的、设计类型的不同，将全部观察值总的离散程度和自由度分解成两个或多个组成部分，然后将各部分的变异与随机误差进行比较，以判断各部分的变异是否具有统计学意义。

完全随机设计分析又称单因素方差分析，是将受试对象随机分配到各处理组再观察其试验效应。各组样本含量可以相等，也可以不等。完全随机设计是最常见的单因素两水平或多水平的实验设计方法。将完全随机设计中全部试验对象随机分成 g 组，第 i 组的试验对象接受第 i 种处理（$i=1$，2，…，g），第 i 组的样本含量为 n_i，各组的样本含量之和为 N。用 X_{ij} 表示第 i 组的第 j 个（$j=1$，2，…，n_i）观测值。$\overline{X}_i$ 表示第 i 组的均数，$\overline{X}$ 表示所有观测值总的均数，试验结果表达方式见表 3-15。

表 3-15　完全随机设计试验结果表达方式

分组	结果				统计量
第 1 组	X_{11}	X_{12}	…	X_{1n_1}	$\overline{X}_1$
第 2 组	X_{21}	X_{22}	…	X_{2n_2}	$\overline{X}_2$
⋮	⋮	⋮	⋮	⋮	⋮
第 g 组	X_{g1}	X_{g2}	…	X_{gn_g}	$\overline{X}_g$

（1）变异的分解。

方差分析的基本思想是把全部观测值间的变异——总变异按设计和需要分解成若干个组成部分，再做分析。从表 3-15 的结果可以看出数据中包含三种不同性质的变异。

①总变异：g 个组共有 N 个数据，这 N 个数据大小不等，数据间的变异称为总变异，用 $SS_{总}$ 表示。总变异计算公式为：

$$SS_{总} = \sum_{i=1}^{g}\sum_{j=1}^{n_i}(X_{ij} - \overline{X})^2$$

由公式可看出，$SS_{总}$ 的大小与资料的离散程度有关，资料离散程度越大，$SS_{总}$ 越大；同时，$SS_{总}$ 还与样本例数有关，确切地说，与样本总的自由度 $\nu_{总}=N-1$ 有关，总的自由度越大，$SS_{总}$ 也越大。

②组间变异：g 个组的样本均数可能各不相同，称为组间变异，用 $SS_{组间}$ 表示，其反映了处理措施的作用大小，同时也包含随机误差成分，计算公式为：

$$SS_{组间} = \sum_{i=1}^{g} n_i\ (\overline{X}_i - \overline{X})^2$$

组间自由度 $\nu_{组间}=g-1$。

由公式可看出，当各组对应的总体均数相同时，各组资料来自同一总体，总体均数相同，各组样本均数 $\overline{X}_i$ 和总的均数 $\overline{X}$ 都是同一总体均数的点估计，彼此之间的差异较小并且仅属于抽样误差，故组间变异 $SS_{组间}$ 较小；当各组对应的总体均数不全相同时，各组样本均数分别是各自总体均数的估计值，而总的均数 $\overline{X}$ 是各组总体均数的加权平均数，因此各组的样本均数与总的均数 $\overline{X}$ 之差不仅含有抽样误差，还包含处理效应的估计值，故当各组总体均数不同时，组间变异 $SS_{组间}$ 会增大。

③组内变异：每个组内的数据大小不等，称为组内变异，用 $SS_{组内}$ 表示，引起这种变异的原因仅为随机误差。其计算公式为：

$$SS_{组内}=\sum_{i=1}^{g}\sum_{j=1}^{n_i}(X_{ij}-\bar{X}_i)^2=\sum_{i=1}^{g}(n_i-1)S_i^2$$

组内自由度：$\nu_{组内}=N-g$。

可以证明，上述三种变异的关系为：

$$SS_{总}=SS_{组间}+SS_{组内}$$

此关系式称为变异分解，从反向角度看，又称为变异可加性。于是组内变异也可以用下面的公式表达

$$SS_{组内}=\sum_{i=1}^{g}\sum_{j=1}^{n_i}(X_{ij}-\bar{X}_i)^2=SS_{总}-SS_{组间}$$

总自由度还可表示为组间自由度与组内自由度之和，即

$$\nu_{总}=\nu_{组间}+\nu_{组内}$$

（2）变异的比较。

变异的大小除了与离均差平方和的大小有关，还与其自由度有关。由于各部分自由度不相等，因此各部分离均差平方和只能反映变异的绝对大小，不能用于相互比较。为了减小自由度的影响，将各部分的离均差平方和除以各自的自由度，得到相应的平均变异指标——均方（mean square，*MS*），然后用均方进行比较。均方反映平均变异大小，组间均方和组内均方计算公式为：

$$MS_{组间}=\frac{SS_{组间}}{\nu_{组间}}$$

$$MS_{组内}=\frac{SS_{组内}}{\nu_{组内}}$$

组内均方由个体变异及测量误差引起，属于随机误差；组间均方反映处理措施的效应，同时包含随机误差。

（3）F 统计量的计算。

当检验假设 H_0 成立时，即各组的总体均数相同，组间变异只由随机误差引起，组间均方与组内均方代表的都是随机误差，故两者的大小应比较接近，即比值接近 1。但如果处理措施起作用，那么组间的变异就不仅与随机误差有关，更与处理措施相关，此时组间均方大于组内均方，两者比值大于 1。我们将组间均方与组内均方的比值称为 F 统计量。

$$F=\frac{MS_{组间}}{MS_{组内}}$$

F 统计量反映组间变异的相对大小，F 值越大，则各组总体均数都相等的可能性越小。

在 F 分布界值表中，纵标目为分子自由度 ν_1，横标目为分母自由度 ν_2，当 F 分布界值分别为 $\alpha=0.01$ 和 $\alpha=0.05$ 时，供方差分析用的单侧 F 界值（F 分位数）用 F_α（ν_1,ν_2）表示。根据试验结果计算的 F 值偏大，即 $F \geqslant F_\alpha$（ν_1，ν_2），则 $P \leqslant \alpha$，拒绝 H_0，接受 H_1；相反，若 $F<F_\alpha$（ν_1，ν_2），则 $P>\alpha$，不拒绝 H_0。

实践中，往往将上述过程总结见表 3−16。

表 3−16 完全随机设计资料方差分析的计算公式

变异来源	离均差平方和（SS）	自由度（ν）	均方（MS）	F 值
组间变异	$\sum_{i=1}^{g} n_i(\bar{X}_i-\bar{X})^2$	$g-1$	$SS_{组间}/\nu_{组间}$	$MS_{组间}/MS_{组内}$
组内变异	$\sum_{i=1}^{g}\sum_{j=1}^{n_i}(X_{ij}-\bar{X}_i)^2$	$N-g$	$SS_{组内}/\nu_{组内}$	
总变异	$\sum_{i=1}^{g}\sum_{j=1}^{n_i}(X_{ij}-\bar{X})^2$	$N-1$		

3. 方差分析的步骤

现用例 7 具体介绍单因素方差分析的步骤。

例 7 为研究钙离子对体重的影响，某研究者将 36 只肥胖模型大白鼠随机分为三组，每组 12 只，分别给予高脂正常剂量钙（0.5%）、高脂中剂量钙（1.0%）和高脂高剂量钙（1.5%）三种不同的饲料，喂养 9 周，测其喂养前后体重的差值（见表 3−17）。请问：三组不同喂养方式下大白鼠体重改变是否不同？

表 3−17 三种不同喂养方式下大白鼠前后体重差值

指标	高脂正常剂量钙（0.5%）组	高脂中剂量钙（1.0%）组	高脂高剂量钙（1.5%）组	合计
X_{ij}（g）	332.96	253.21	232.55	
	297.64	235.87	217.71	
	312.57	269.30	216.15	
	295.47	258.90	220.72	
	284.25	254.39	219.46	
	307.97	200.87	247.47	
	292.12	227.79	280.75	
	244.61	237.05	196.01	
	261.46	216.85	208.24	
	286.46	238.03	198.41	
	322.49	238.19	240.35	
	282.42	243.49	219.56	

续表3－17

指标	高脂正常剂量钙（0.5%）组	高脂中剂量钙（1.0%）组	高脂高剂量钙（1.5%）组	合计
n_j（只）	12	12	12	36
$\bar{X}_i$（g）	293.37	239.49	224.78	252.55
S_i^2	606.15	350.51	540.31	1364.52

解析：对三组数据进行正态性检验均满足正态性，进行方差齐性检验均满足方差齐性，可用单因素方差分析。

①建立假设检验，确定检验水准。

H_0：$\mu_1=\mu_2=\mu_3$，即三组不同喂养方式下大白鼠体重改变的总体均数相同。

H_1：μ_1、μ_2、μ_3 不等或不全相等，即三组不同喂养方式下大白鼠体重改变的总体均数不全相同。

检验水准：$\alpha=0.05$。

②计算检验统计量。

列出方差分析结果（见表3－18）。

表3－18　例7的方差分析结果

变异来源	离均差平方和（SS）	自由度（ν）	均方（MS）	F值	P值
组间变异	31291.67	2	15645.83	31.36	<0.001
组内变异	16466.65	33	498.99		
总变异	47758.32	35			

③确定P值，做出统计推断。

以 $\nu_{组间}=2$，$\nu_{组内}=33$ 查 F 界值表，$F_{0.05(2,33)}=3.29$，$F_{0.01(2,33)}=5.34$，得 $P<0.001$，按 $\alpha=0.05$ 拒绝 H_0，接受 H_1，差异有统计学意义，可认为不同剂量的钙对大白鼠的体重改变的影响有统计学差异，即至少有两组不同。

若 $F<F_\alpha(\nu_1,\nu_2)$，则 $P>\alpha$，不拒绝 H_0，无统计学意义，不能认为多个总体均数不全相同。注意：方差分析的结果若拒绝 H_0，接受 H_1，不能说明各组总体均数两两间都有差别。如要明确哪两组间有差别，要进行多个均数间的多重比较。

（二）Kruskal－Wallis 秩和检验

方差分析时数据需满足正态性与方差齐性，对于不满足条件者经适当变量变换后达到条件时，仍可用方差分析进行推断。然而，实际科研中的数据多无适当的变量变换方法使其满足方差分析条件，如许多数据为偏峰分布、多个组中有一个组的方差太大或太小、观察指标是有序分类变量等，此时可采用非参数的 Kruskal-Wallis 秩和检验。

Kruskal-Wallis 秩和检验解决多样本问题的思路是，把大小为 n_1，n_2，…，n_k 的样本混合成为一个数据集，将数据按从小到大顺序编秩，每一个观测值在混合数据集中都有自己的秩，如果有相同的数值，则取秩的平均值。记观测值 X_{ij} 的秩为 R_{ij}，对同一组所有观测值的秩求和，得到 $R_i=\sum_{j}^{n_i}R_{ij}, i=1,\cdots,g$，再计算每组中的平均秩 $\bar{R}_i=\frac{R_i}{n_i}$，如果零假设（$H_0$：$g$ 个总体分布相同）成立，g 个处理组的秩应当均匀分布，每个处理组实际的平均秩与所有数据的平均秩（$N+1$）/2 的偏差应该很小；若这些平均秩差异很大，就可以拒绝零假设。基于上述原理，Kruskal－Wallis 秩和检验构建的检验统计量为：

$$H=\frac{12}{N(N+1)}\sum_{i=1}^{g}n_i(\bar{R}_i-\bar{R})^2=\frac{12}{N(N+1)}\sum_{i=1}^{g}\frac{R_i^2}{n_i}-3(N+1)$$

其中，$N=\sum_{i=1}^{g}n_i, \bar{R}=\frac{1}{N}\sum_{i=1}^{k}, R_i=\frac{N+1}{2}$。

R_i 是处理组 i 的秩和，g 是待比较的组数，N 是所有样本总数，n_i 是处理组 i 的样本数。

可以验证，两组的 Wilcoxon 秩和检验是 Kruskal-Wallis 统计量 H 在两样本时的特例。

当存在较多秩次的相持时（如超过 25%），检验统计量 H 可以修正为：

$$H_c=\frac{H}{1-\sum(t_j^3-t_j)/(N^3-N)}$$

式中，t_j 为第 j 个相持的个体数。

当样本量较大时，若 H_0 成立，H 值近似服从自由度为 $g-1$ 的χ^2分布；当样本量较小时，可查秩和检验 H 界值表，若 H 值超过界值，可以拒绝 H_0。

下面以例 8 说明多组设计定量资料 Kruskal-Wallis 秩和检验步骤。

例 8　对同种检品采用 4 种脱水方法，每种方法重复 5 次，其脱水率见表 3－19。请问：四种脱水方法的脱水率有无差别？

表 3－19　四种脱水方法的脱水率

方法	方法一		方法二		方法三		方法四	
项目	脱水率（%）	秩次	脱水率(%)	秩次	脱水率(%)	秩次	脱水率(%)	秩次
数值	1.6	9.5	1.5	6	1.4	5	1.0	1
	1.7	14	1.6	9.5	1.6	9.5	1.1	2
	1.9	17	1.6	9.5	1.6	9.5	1.2	3
	1.9	17	1.7	14	1.7	14	1.3	4
	2.0	19.5	2.0	19.5	1.9	17	1.6	9.5
R_i		77		58.5		55		19.5
n_i	5		5		5		5	
$\bar{R}_i$		15.4		11.7		11		3.9

解析：因例 8 为百分率资料，不符合正态分布，不宜采用方差分析，可用 Kruskal-Wallis 秩和检验。

①建立假设检验，确定检验水准。

H_0：四个总体的分布相同，即四种脱水方法的脱水率相同。

H_1：四个总体的分布不同，即四种脱水方法的脱水率不同或不全相同。

检验水准：$\alpha=0.05$。

②计算检验统计量。

首先将四组数据进行混合排序，以顺序号作为它们的秩次，如果有相等的数据，取其平均秩次。编秩次的结果见表 3－19。$n_1=n_2=n_3=n_4=5$，$N=20$，各组的秩和分别为 $R_1=77$、$R_2=58.5$、$R_3=55$、$R_4=19.5$。

根据公式计算统计量 $H=9.89$，因存在较多秩次相持，计算得校正的 H 统计量 $H_c=10.23$。

③确定 P 值，做出推断结论。

当组数 $k=3$，每组例数 $n_i\leqslant5$ 时，可查 H 界值表得到 P 值；当组数 $k>3$ 或每组例数 $n_i>5$ 时，H 近似地服从自由度为 $\nu=k-1$ 的 χ^2 分布，可查 χ^2 界值表得到 P 值。

例 8 的组数 $k>3$，$n_i=5$，$\nu=3$（查附录 $0.025<P<0.01$，故 $P<0.05$），因此拒绝 H_0，接受 H_1，可以认为四种脱水方法的脱水率不同或不全相同。

六、重复测量资料的方差分析

重复测量是指对同一研究对象的同一观察指标在不同时间点或不同条件下进行多次观测，常用来分析该观察指标在不同时间点上的变化特点，通过若干研究对象获得的多次观测结果称为重复测量变量。重复测量资料在医学实验研究中是常见的，如同一种药物不同剂型在不同时间的血药浓度，患者接受不同治疗方法后在不同时间点的生理反应等。

重复测量资料除重复测量因子外，若无其他研究因素，所获得的观测数据称为单组重复测量资料，研究目的为推断重复测量变量是否以及如何随着时间变化而变化。更为常见的是，除了重复测量因子，还需考虑处理因素（一个或多个），研究目的一是关注重复测量变量是否会随时间变化而变化，比较不同时间点的总体平均水平是否相同；二是关注各处理组均数随时间的变化趋势是否相同；三是关注各处理组所有时间点的总体均数是否相同。下面通过例 9 介绍重复测量资料的方差分析。

例 9　在一项营养学实验中，将同种属、同月龄的 16 只大鼠随机等分为两组，在同样的环境中，分别给予甲、乙两种饲料喂养，定期测量体重，计算每段时间的增重(g)，结果见表 3－20。试比较这两种饲料的增重效果。

表 3－20　两种饲料喂养的大鼠每 2 周增重结果*

组别	饲料	增重（g）			
		2 周末	4 周末	6 周末	8 周末
1	甲	33	40	31	25
		25	34	33	31
		38	33	29	35
		25	36	27	30
		24	32	29	32
		32	33	36	31
		28	35	28	24
		16	20	35	32
2	乙	17	22	30	38
		19	23	23	33
		16	24	32	39
		17	25	33	34
		21	24	29	28
		18	25	25	36
		23	26	33	37
		30	37	32	26

注：*，增重为每次体重测量值减去 2 周前的体重测量值。

解析：例 9 的处理因素（饲料）有两种水平（甲和乙），重复测量因素有四种水平（2 周末、4 周末、6 周末、8 周末），是典型的重复测量资料。分析目的：一是检验两组四个时间段的增重趋势是否一致，二是每组各时间段的平均增重是否相同，三是每个时间段两组的平均增重是否相同。

（一）重复测量资料方差分析的应用条件

重复测量资料的方差分析是将所有观测值的总变异按照研究设计分解为研究对象间与研究对象内两大部分，处理因素的效应包含在研究对象间变异中，重复测量因子的效应和处理因素与重复测量因子的交互效应包含在研究对象内变异中。对于处理组之间比较，如果满足“方差齐性”的要求，可以采用普通方差分析的 F 检验。对于研究对象内变异，由于各观测值不独立，需考察任意两个时间点观测值之差的总体方差是否都相等；若相等，则将各时间点观测值构成的协方差矩阵的这一特性称为球形性，可通过球形性检验进行推断。若该检验结果不拒绝“满足球形性”的零假设，则可采用普通方差分析的 F 检验；反之，方差分析中需要对研究对象内所有变异的自由度，包括时间效应、处理和时间的交互效应及研究对象误差三者的自由度，否则可能增大Ⅰ型错误的概率。ε=1 表示满足球形性假设，ε 越小说明偏离球形性假设越严重。ε 的估计方法有 Greenhouse－Geisser（G－G）法、Huynh－Feldt（H－F）法等，可通过统计软件得到。

（二）重复测量资料方差分析的变异分解

重复测量资料的总变异包括两部分，一部分为研究对象间变异，另一部分为研究对象内变异，前者又分为处理因素（甲饲料、乙饲料）的变异和研究对象误差两部分；后者则可分为时间效应、处理因素和时间因素的交互效应及研究对象误差三部分。

$$SS_{总} = SS_{研究对象间} + SS_{研究对象内}$$
$$= (SS_{处理} + SS_{研究对象误差}) + (SS_{时间} + SS_{处理\times时间} + SS_{研究对象误差})$$
$$\nu_{总} = \nu_{研究对象间} + \nu_{研究对象内}$$
$$= (\nu_{处理} + \nu_{研究对象误差}) + (\nu_{时间} + \nu_{处理\times时间} + \nu_{研究对象误差})$$

计算公式见表 3－21，重复测量资料的方差分析计算较为复杂，一般通过统计软件完成。

表 3－21　重复测量资料方差分析的计算表

变异来源	SS	ν	MS	F
总变异	$\sum(X-\bar{X})^2$	$N-1$		
研究对象间	$\sum n_j(\bar{X}_j-\bar{X})^2$	$k-1$		
处理	$\sum n_{处理}(\bar{X}_{处理}-\bar{X})^2$	$g-1$	$\frac{SS_{处理}}{\nu_{处理}}$	$\frac{MS_{处理}}{MS_{研究对象误差}}$
研究对象误差	$SS_{研究对象间}-SS_{处理}$	$k-g$	$\frac{SS_{研究对象误差}}{\nu_{研究对象误差}}$	
研究对象内	$SS_{总}-SS_{研究对象间}$	$N-k$		
时间	$\sum n_{时间}(\bar{X}_{时间}-\bar{X})^2$	$p-1$	$\frac{SS_{时间}}{\nu_{时间}}$	$\frac{MS_{时间}}{MS_{研究对象误差}}$
处理×时间	$\sum n_{处理\times时间}(\bar{X}_{处理\times时间}-\bar{X})^2$	$(g-1)(p-1)$	$\frac{SS_{处理\times时间}}{\nu_{处理\times时间}}$	$\frac{MS_{处理\times时间}}{MS_{研究对象误差}}$
研究对象误差	$SS_{研究对象内}-SS_{时间}-SS_{处理\times时间}$	$N-k-g(p-1)$	$\frac{SS_{研究对象误差}}{\nu_{研究对象误差}}$	

*注：N 代表样本总体，k 代表研究对象数，p 代表测量时间点数，g 代表处理组数。

（三）重复测量资料方差分析的基本步骤

以例 9 说明重复测量资料的方差分析步骤。

①建立假设检验，确定检验水准。

根据研究设计和研究目的，建立以下三组零假设和对立假设：

A. 交互作用 $K\times I$。

H_0：不同饲料喂养大鼠的增重随时间变化的趋势相同（处理因素与时间无交互效应）。

H_1：不同饲料喂养大鼠的增重随时间变化的趋势不同（处理因素与时间存在交互效应）。

B. 处理因素 K。

H_0：不同饲料喂养的大鼠增重相同（处理因素的主效应为 0）。

H_1：不同饲料喂养的大鼠增重不同（处理因素的主效应不为 0）。

C. 时间因素 I。

H_0：不同时间（2 周末、4 周末、6 周末、8 周末）大鼠的增重相同（时间的主效应为 0）。

H_1：不同时间（2 周末、4 周末、6 周末、8 周末）大鼠的增重不同（时间的主效应不为 0）。

以上三组假设的检验水准均取 $\alpha=0.05$。

②计算检验统计量。

当处理因素与重复测量因子不存在交互效应时，主要关注各处理组总体均数是否相等。一般而言，当存在交互效应时，不再关注处理因素和时间因素的主效应检验结果，而是需要分别检验每个时间点两种处理的总体均数是否相等，以及每个处理组各时间点的总体均数是否全相等，称为简单效应检验。

例 9 的两组在四个时间段平均增重的检验结果见表 3－22。由表 3－22 可知，两处理组总体协方差矩阵的差异不具有统计学意义（$P=0.530$），符合普通方差分析的条件。然而，协方差矩阵的结构不满足球形性假定（$P=0.026$），因此对研究对象内的效应进行方差分析时，需对 F 值的自由度进行校正，校正因子 ε 的估计值为 0.599（G-G 法）或 0.731（H-F 法）。例 9 用 G-G 法校正后的方差分析结果见表 3－23。

表 3－22　重复测量资料的协方差矩阵的齐性检验和球形性检验结果

检验目的	检验方法	检验统计量		P 值	校正系数 ε	
		名称	值		G-G 法	H-F 法
齐性检验	Box 检验	F	0.903	0.530	—	—
球形性检验	Mauchly 检验	χ^2	12.810	0.026	0.599	0.731

表 3－23　重复测量资料校正后的方差分析结果

变异来源	SS	ν	校正 ν	MS	F 值	P 值
总变异	2365.735	63				
研究对象间	478.485	15				
处理	147.016	1		147.016	6.209	0.026
研究对象误差	331.469	14		23.676		

续表3－22

变异来源	SS	ν	校正 ν	MS	F 值	P 值
研究对象内	1887.250	48				
时间	586.172	3	1.798	326.093	8.616	0.002
处理×时间	348.672	3	1.798	193.969	5.125	0.016
研究对象误差	952.406	42	25.166	37.845		

③确定 P 值，做出统计推断。

根据表 3－23 的 P 值，处理因素与时间因素的交互效应项有统计学意义（$P=0.016$），说明两组受试大鼠在不同时间段增重的趋势不同（见图 3－4）；处理因素的主效应项有统计学意义（$P=0.026$），说明两个处理组的总均数不同。但每个时间点两组的差异是否均有统计学意义，则需要分别比较。时间因素的主效应项有统计学意义（$P=0.002$），说明全部受试大鼠四个时间点的总体均数不全相等，至于任意两个时间点的总体均数是否相等，还需进一步比较，可以固定某一因素的水平来分析另一因素的效应。

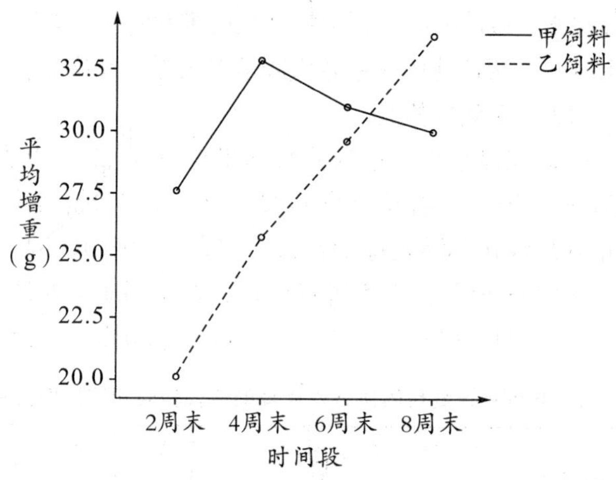

图 3－4　两组四个时间段平均增重的变化趋势

（四）四个时间点的两两比较方法

例 9 中，处理因素与时间因素存在交互效应，因此，对四个时间点间的两两比较应对两组分别进行。分组后，把每组看作单组重复测量变量。

例 9 甲饲料组和乙饲料组的球形性检验和方差分析的结果分别见表 3－24 和表 3－25。甲饲料组球形性检验虽不拒绝零假设（$P=0.388$），但考虑样本量较小，检验效能可能较低，因此方差分析时仍对重复测量因子各水平间比较的检验进行了自由度的校正。甲饲料组四个时间点的差异不具有统计学意义（$P=0.257$），说明不同时间大鼠的增重相同，因此无须进行时间点的两两比较。乙饲料组四个时间点的差异具有统计学意义（$P=0.002$），可以认为不同时间大鼠的增重不同，可进一步进行时间点的两两比较。

表 3－24　两个处理组各自协方差矩阵的球形性检验结果

组别	F 值	P 值	校正系数 ε	
			G－G 法	H－F 法
甲饲料组	5.286	0.388	0.621	0.838
乙饲料组	12.455	0.031	0.476	0.564

表 3－25　两个处理组分别独立进行的单组重复测量资料方差分析结果

组别	变异来源	SS	ν	自由度校正（G－G 法）	MS	F 值	P 值
甲饲料组	总变异	839.500	31				
	研究对象间	192.000	7	27.429			
	研究对象内	647.500	24				
	时间	114.750	3	1.863	61.582	1.508	0.257
	研究误差	532.750	21	13.044	40.844		
乙饲料组	总变异	1379.219	31				
	研究对象间	139.469	7	19.924			
	研究对象内	1239.750	24				
	时间	820.094	3	1.428	574.431	13.679	0.002
	研究对象误差	419.656	21	9.994	41.992		

对乙饲料组进行四个时间点的两两比较，方法包括多项式法、Helmert 法、偏差法等。多项式法是将效应指标的均值与时间建立多项式关系，分别对该多项式的一次项、二次项……的系数是否为 0 进行检验。例 9 包括四个时间点，最高为三次项，仅线性项有统计学意义（$P=0.004$），说明大鼠的增重是随时间呈线性增加的（如图 3－4 中虚线所示）。

七、成组设计四格表资料的假设检验

（一）χ^2 检验的基本思路

1. χ^2 分布

χ^2 分布是一种连续型随机变量的概率分布。如果随机变量 X_1，X_2，…，X_n，相互独立且服从标准正态分布，则随机变量 $Y=\sum_{i=1}^{n} X_i^2$ 所服从的分布是自由度为 n 的 χ^2 分布，记作 $Y \sim \chi^2(n)$。χ^2 分布的形状依赖于自由度的大小（见图 3－5）。自由度为 ν

的 χ^2 分布右侧尾部面积为 α 的临界值，记为 $\chi^2_\alpha(\nu)$ 或 $\chi^2_{\alpha,\nu}$（见图 3－6）。

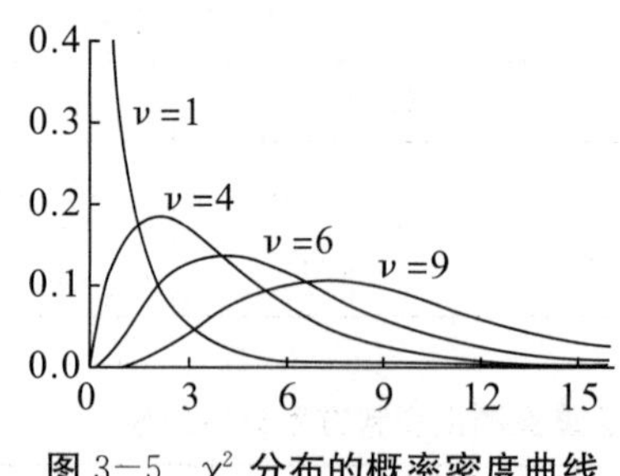

图 3－5　χ^2 分布的概率密度曲线

图 3－6　χ^2 分布的 α 临界值示意图

2. χ^2 检验的基本思路

χ^2 检验是在 χ^2 分布的基础上，利用样本信息考察样本频数分布与假设成立条件下的理论频数分布之间差异的假设检验方法，其目的是检验某变量是否服从某个已知的概率分布。下面以例 10 为例，说明 χ^2 检验的基本思路。

例 10　某医生欲比较 A 药与 B 药治疗骨质疏松症的疗效，A 药治疗 85 例，有效 64 例，B 药治疗 84 例，有效 51 例，结果见表 3－26。请问：两种药的有效率是否有差别?

表 3－26　两种药物治疗骨质疏松症的效果

组别	有效（例）	无效（例）	合计（例）	有效率（%）
A 药	64	21	85	75.29
B 药	51	33	84	60.71
合计	115	54	169	68.05

表 3－26 中，64、21、51、33 这四个数据是分组变量药物（一般作为行变量）与效应指标疗效（一般作为列变量）交叉分组后，基于样本观察到的发生频数，称为实际频数，用符号 A 表示。行合计、列合计、总合计及有效率是根据以上四个基本数据计算而来。该类资料称为 2×2 列联表资料，亦称四格表资料。

用 χ^2 统计量来度量实际频数与 H_0 成立条件下的理论频数之间的偏差：

$$\chi^2=\sum\frac{(A-T)^2}{T}$$

式中，A 表示实际频数，T 是根据无效假设确定的理论频数。列联表中第 R 行第 C 列格子的理论频数 T_{RC} 可表达为：

$$T_{RC}=\frac{n_R n_C}{n}$$

式中，n 为总例数，n_R 为该格子所在行的行合计数，n_C 为该格子所在列的列合计数。

当 H_0 非真时，实际频数与理论频数之间的差异应较大，因此 χ^2 统计量也较大；当

H_0 为真时，实际频数与理论频数之间的差异应较小，因此 χ^2 统计量也较小。可以证明，H_0 为真时，χ^2 统计量近似服从 χ^2 分布。对于 $R\times C$ 列联表，自由度 $\nu=(R-1)(C-1)$。

（二）独立样本四格表资料的 χ^2 检验

1. 四格表资料 χ^2 检验的基本步骤

以例 10 为例，χ^2 检验的基本步骤如下。

①建立假设检验，确定检验水准。

H_0：$\pi_1=\pi_2$，即两种药物疗效相等。

H_1：$\pi_1\neq\pi_2$，即两种药物疗效不等。

检验水准：$\alpha=0.05$。

②计算检验统计量 χ^2 值。

$$T_{11}=\frac{85\times 115}{169}=57.84 \qquad T_{12}=\frac{85\times 54}{169}=27.16$$

$$T_{21}=\frac{84\times 115}{169}=57.16 \qquad T_{22}=\frac{84\times 54}{169}=26.84$$

计算 χ^2 值：

$$\chi^2=\frac{(64-57.84)^2}{57.84}+\frac{(21-27.16)^2}{27.16}+\frac{(51-57.16)^2}{57.16}+\frac{(33-26.84)^2}{26.84}$$
$$=4.13$$

$$\nu=(R-1)(C-1)=1$$

③确定 P 值，做出统计推断。

查 χ^2 界值表，得 $0.025<P<0.05$。按检验水准 $\alpha=0.05$，拒绝 H_0，接受 H_1，两组有效率差别有统计学意义，A 药的有效率为 75.29%，B 药的有效率为 60.71%，故可以认为 A 药治疗骨质疏松症的有效率高于 B 药。

2. 四格表资料专用公式

二分类四格表资料的一般形式见表 3－27。

表 3－27　二分类四格表资料的一般形式

组别	属性		合计
	阳性	阴性	
A	a	b	$a+b$
B	c	d	$c+d$
合计	$a+c$	$b+d$	n

为了简化计算，省去理论频数的计算过程，对于四格表资料，如果总例数 $n\geqslant 40$ 且所有格子的 $T\geqslant 5$，可用以下公式替代计算四格表资料的 χ^2 值，该式称为四格表资料专

用公式：

$$\chi^2=\frac{(ad-bc)^2n}{(a+b)(c+d)(a+c)(b+d)}$$

式中，a、b、c、d 分别为四格表的实际频数，n 为总例数，$n=a+b+c+d$，如例 10 用四格表专用公式计算 $\chi^2=\frac{(64\times33-21\times51)^2\times169}{85\times84\times115\times54}=4.13$，与前面计算结果一致。

3. 四格表资料 χ^2 检验条件及其连续性校正

基于频数算得的 χ^2 值只是近似服从 χ^2 分布。对于四格表资料，在 $n\geqslant40$ 且所有格子的 $T\geqslant5$ 时，这种近似才较好；当理论频数 $T<5$ 时，近似程度降低。为改善 χ^2 统计量分布的连续性，英国统计学家弗兰克·耶兹（Frank Yates）提出了专门针对四格表资料的连续性校正，建议如果样本例数不是很大，计算时应先估计表中最小的 T 值，也就是行合计最小值及列合计最小值所对应的那一格的 T 值，以确定是否需要采用校正公式。

①当 $n\geqslant40$，且有一个格子的 $1\leqslant T<5$ 时，连续性校正 χ^2 检验公式为：

$$\chi_c^2=\sum\frac{(|A-T|-0.5)^2}{T}$$

或其等价的形式

$$\chi_c^2=\frac{(|ad-bc|-n/2)^2n}{(a+b)(c+d)(a+c)(b+d)}$$

②若四格表中 $n<40$，或至少存在一个 $T<1$，需用 Fisher 确切概率法直接计算出有利于拒绝 H_0 的概率。对于 Fisher 确切概率法的检验，P 值就是出现目前状况和更极端状况的概率，其计算方法就是将小于或等于样本观测值概率的所有可能结局的概率求和。此方法不属于 χ^2 检验的范畴，但可作为四格表资料 χ^2 检验应用的补充。在四格表周边合计数固定不变的条件下，用以下计算公式：

$$P_i=\frac{(a+b)!(c+d)!(a+c)!(b+d)!}{a!b!c!d!n!}$$

式中，“!”表示阶乘，$n!=1\times2\times3\times4\times\cdots\times n$，数学上规定 $0!=1$，其余符号意义同四格表资料 χ^2 检验。

例 11 将病情相似的淋巴系统肿瘤患者随机分成两组，分别做化疗与放疗，两组的缓解率见表 3-28。请问：两种疗法的总体缓解率是否不同？

表 3-28 两种疗法的总体缓解率

组别	缓解	未缓解	合计	缓解率（%）
化疗	2	10	12	16.7
放疗	14	14	28	50.0
合计	16	24	40	40.0

解析：

①建立检验假设，确定检验水准。

H_0：$\pi_1=\pi_2$，即两种疗法的总体缓解率相同。

H_1：$\pi_1\neq\pi_2$，即两种疗法的总体缓解率不同。

检验水准，$\alpha=0.05$。

②计算检验统计量 χ^2 值。

考查行合计最小值和列合计最小值所对应的理论频数，即最小理论频数。例 11 的最小理论频数为 $T_{11}=12\times16\div40=4.8$，且 $1\leqslant T_{11}<5$，而 $n=40$，故使用连续性校正 χ^2 检验公式，即：

$$\chi_c^2=\sum\frac{(|A-T|-0.5)^2}{T}, \nu=1$$

③确定 P 值，做出统计推断。

查 χ^2 界值表，得 $\chi^2_{0.01,1}=2.71$，可知 $P>0.01$，按检验水准 $\alpha=0.05$，不拒绝 H_0，两组总体缓解率差别无统计学意义，尚不能认为放疗与化疗的总体缓解率不同。

（三）配对四格表资料的 χ^2 检验

如果对同一批观察对象或检测样品进行两种方法的处理，结果以分类变量如阳性、阴性表示，则需要采用配对四格表资料 χ^2 检验。

例 12 某实验室用两种不同试剂检测 132 份乙型肝炎表面抗原（HBsAg）阳性血清，结果见表 3−29。请问：两种试剂的检出率有无差别？

表 3−29 两种试剂的血清学检验结果

甲试剂	乙试剂		合计
	阳	阴	
阳	80（a）	10（b）	90（$a+b$）
阴	31（c）	11（d）	42（$c+d$）
合计	111（$a+c$）	21（$b+d$）	132（n）

对于配对四格表资料，虽与前述独立样本的四格表资料形式相似，即都对应 a、b、c、d 四个格子，但内容及检验方法不一样。在独立样本的四格表资料中，如表 3−28 由于是完全随机分配，化疗组和放疗组的数据相互独立；但在表 3−29 中，由于研究对象先按某种方式配成对，再按甲、乙两种属性统计，所得结果不是相互独立的，因此不能直接采用前述的独立样本四格表资料的χ^2检验。

例 12 为配对设计的定性变量资料，其设计方法与定量变量资料的配对设计相同，只是结果变量为分类变量。从表 3−29 中可以看出，按检测结果可分四种情况：甲阳乙阳（a），甲阳乙阴（b），甲阴乙阳（c），甲阴乙阴（d）。其中，（a）与（d）的两种试剂检测结果一致，（b）与（c）的两种试剂检测结果不一致。因此，在比较两种检测试剂有无差异时，只要比较（b）与（c）两个位置的数据是否总体相同即可。H_0 为真时，两种试剂的检测结果相同，这两种数据的期望频数为$(b+c)/2$，当$b+c\geqslant 40$时，配对四格表资料的χ^2统计量的计算公式为：

$$\chi^2=\frac{(b-c)^2}{b+c},\nu=1$$

上式检验方法是美国统计学家奎因·迈克尼马尔（Quinn McNemar）提出的，故配对设计的χ^2检验又被称为McNemar检验。

当$b+c<40$时，需要进行连续性校正，其公式如下：

$$\chi^2=\frac{(|b-c|-1)^2}{b+c},\nu=1$$

例12 配对四格表资料的χ^2检验的基本步骤如下。

①建立检验假设，确定检验水准。

H_0：$B=C$，即两种试剂的总体检出率相同。

H_1：$B\neq C$，即两种试剂的总体检出率不同。

检验水准：$\alpha=0.05$。

②计算检验统计量。

因为$b+c=41>40$，不需做连续性校正，故$\chi^2=\frac{(b-c)^2}{b+c}=10.76$，$\nu=1$。

③确定P值，做出统计推断。

查χ^2界值表，得$P<0.05$，按检验水准$\alpha=0.05$，拒绝H_0，接受H_1，故可认为甲、乙两种试剂的检出率不同，乙试剂较高。

八、$R\times C$列联表资料的假设检验

（一）独立样本$R\times C$列联表资料的χ^2检验

设有一个定性变量，具有C个可能的取值，有R个独立样本分布，相应的数据一般整理如表3-30，因为其基本数据有R行C列，故称$R\times C$列联表。$R\times C$列联表有多种形式，包括2×2、$R\times 2$、$2\times C$、$R\times C$列联表，其中2×2列联表是最简单的一种$R\times C$列联表形式。

表3-30 独立样本$R\times C$列联表

处理分组	属性（水平）				合计
	1	2	…	C	
第1组	A_{11}	A_{12}	…	A_{1C}	n_1
第2组	A_{21}	A_{22}	…	A_{2C}	n_2
⋮	⋮	⋮	⋮	⋮	⋮
第R组	A_{R1}	A_{R2}	…	A_{RC}	n_R
合计	m_1	m_2	…	m_C	n

$R \times C$ 列联表资料 χ^2 检验的过程与两样本率比较的 χ^2 检验类似，首先假设多个总体率或构成比相等，在此基础上计算每个格子的理论频数 T，并以 χ^2 度量实际频数 A 与理论频数 T 之间的相对吻合程度，最后利用 χ^2 分布确定是否发生了小概率事件，进而做出是否拒绝 H_0 的结论。$R \times C$ 列联表资料 χ^2 检验可以用以下公式进行计算：

$$\chi^2 = n\left(\sum_{i=1}^{R}\sum_{j=1}^{C}\frac{A_{ij}^2}{n_i m_j} - 1\right)$$

$$\nu = (R-1)(C-1)$$

式中，n 表示总例数，n_i 表示第 i 行合计例数，m_j 表示第 j 列合计例数，A_{ij} 表示第 i 行第 j 列的实际频数。

1. 多个独立样本率的比较

例 13 用三种不同治疗方法治疗慢性浅表性胃炎的效果见表 3－31，试比较三种治疗方法治疗慢性浅表性胃炎的效果。

表 3－31 三种不同治疗方法治疗慢性浅表性胃炎的效果

组别	有效（例）	无效（例）	合计（例）	有效率（%）
西药	35	5	40	87.50
中药	20	10	30	66.67
中西医结合	7	25	32	21.88
合计	62	40	102	60.78

解析：这是三个独立样本率比较，行 $R=3$，列 $C=2$，为 3×2 列联表资料，χ^2 检验的基本步骤如下。

①建立检验假设，确定检验水准。

H_0：$\pi_1=\pi_2=\pi_3$，即三种治疗方法的效果相同。

H_1：π_1、π_2、π_3 不全相等，即三种治疗方法的效果不全相同。

检验水准：$\alpha=0.05$。

②计算 χ^2 统计量。

$$\chi^2 = n\left(\sum_{i=1}^{R}\sum_{j=1}^{C}\frac{A_{ij}^2}{n_i m_j} - 1\right) = 32.74$$

③确定 P 值，做出统计推断。

自由度 $\nu=(3-1)(2-1)=2$，查 χ^2 界值表，得 $\chi^2_{0.005,2}=10.60$，$\chi^2=32.74>\chi^2_{0.005,2}$，可知 $P<0.005$。按检验水准 $\alpha=0.05$，拒绝 H_0，接受 H_1，差异有统计学意义，可以认为三种治疗方法的效果不全相同。

2. 多个独立样本频率分布的比较

例 14 某研究组为了解不同地区的血型分布情况，获得的资料见表 3－32。请问：不同地区的血型是否有差异？

表 3－32 不同地区受检者的血型分布

地区	血型				合计（例）
	A（例）	B（例）	O（例）	AB（例）	
甲地	60	70	45	100	275
乙地	43	32	19	31	125
丙地	19	23	22	20	84
合计	122	125	86	151	484

解析：

①建立检验假设，确定检验水准。

H_0：地区与血型无关。

H_1：地区与血型有关。

检验水准：$\alpha=0.05$。

②计算检验统计量 χ^2 值。

$$\chi^2 = n\left(\sum_{i=1}^{R}\sum_{j=1}^{C}\frac{A_{ij}^2}{n_i m_j}-1\right)=15.35$$

③确定 P 值，做出统计推断。

自由度 $\nu=(3-1)(4-1)=6$，查 χ^2 界值表，得 $\chi^2_{0.05,6}=12.59$，$\chi^2=15.35>\chi^2_{0.05,6}$，可知 $P<0.05$。按检验水准 $\alpha=0.05$，拒绝 H_0，接受 H_1，差异有统计学意义，可以认为地区与血型有关。

（二）配对设计 $R\times R$ 列联表资料的 χ^2 检验

在配对四格表资料中，分类变量只有两个取值，即二分类，但在实际工作中，分类变量具有 R 个可能的取值，这样就构成了配对设计的 $R\times R$ 列联表资料，见表 3－33。

表 3－33 配对设计的 $R\times R$ 列联表资料

变量 1	变量 2				合计
	1	2	…	R	
1	A_{11}	A_{12}	…	A_{1R}	n_1
2	A_{21}	A_{22}	…	A_{2R}	n_2
⋮	⋮	⋮	⋮	⋮	⋮

续表3－33

变量 1	变量 2				合计
	1	2	…	R	
R	A_{R1}	A_{R2}	…	A_{RR}	n_R
合计	m_1	m_2	…	m_R	n

由表 3－33 可见，变量 1 构成了一个频率分布 $\{n_1, n_2, \cdots, n_R\}$，变量 2 构成了另一个频率分布 $\{m_1, m_2, \cdots, m_R\}$，欲比较两个样本所代表的总体概率分布是否不同，其无效假设 H_0 为两变量的概率分布相同，类似于配对四格表资料 χ^2 检验的基本原理，检验统计量为：

$$T = \frac{R-1}{R}\sum_{i=1}^{R}\frac{(n_i - m_i)^2}{n_i + m_i - 2A_{ii}}$$

式中，R 为类别数，A_{ii} 为第 i 行第 i 列的实际频数，n_i 和 m_i 分别为第 i 行合计数和第 i 列合计数。当 H_0 成立时，式中的统计量 T 服从自由度为 $R-1$ 的 χ^2 分布，该方法是 McNemar 检验的推广。

例 15 对 150 名冠状动脉粥样硬化性心脏病患者用两种方法检测室壁收缩运动的情况，检测结果见表 3－34。请问：两种方法检测结果的概率分布是否相同？

表 3－34 两种方法检测室壁收缩运动的情况

甲法检测结果	乙法检测结果			合计（例）
	正常（例）	减弱（例）	异常（例）	
正常（例）	60	3	2	65
减弱（例）	0	42	9	51
异常（例）	8	9	17	34
合计（例）	68	54	28	150

解析：

①建立检验假设，确定检验水准。

H_0：两种方法检测结果的概率分布相同。

H_1：两种方法检测结果的概率分布不相同。

检验水准：$\alpha=0.05$。

②计算检验统计量。

$$T = \frac{R-1}{R}\sum_{i=1}^{R}\frac{(n_i - m_i)^2}{n_i + m_i - 2A_{ii}} = 1.60,\ \nu = 2$$

③确定 P 值，做出统计推断。

查 χ^2 界值表，$\chi^2_{0.05,2}=5.99$，可知 $P>0.05$。按检验水准 $\alpha=0.05$，不拒绝 H_0，尚不能认为两种方法检测结果的概率分布不同。

（三）单向有序的 $R\times C$ 列联表资料的比较

对于单向有序的 $R\times C$ 列联表资料，若 R 是等级资料，比较的目的是推断 C 个处理组之间的等级是否不同（如在随机临床试验中欲比较多个治疗组的疗效等级是否有差异），不宜采用 χ^2 检验，通常应采用 Kruskal-Wallis 秩和检验。

1. 单向有序的 $R\times 2$ 列联表资料的比较

例 16 在一项随机双盲对照临床试验中，研究者欲比较中西医疗法与西医疗法治疗肾小球肾病的效果，结果见表 3－35。请问：两种疗法治疗肾小球肾病的效果有无不同？

表 3－35 两种疗法治疗肾小球肾病的效果

效果	患者数（例）			秩次范围	平均秩次	秩和	
	中西医疗法	西医疗法	合计			中西医疗法	西医疗法
(1)	(2)	(3)	(4) ＝ (2) ＋ (3)	(5)	(6)	(7)＝(2)×(6)	(8)＝(3)×(6)
完全缓解	2	19	21	1～21	11	22	209
基本缓解	4	5	9	22～30	26	104	130
部分缓解	6	9	15	31～45	38	228	342
无效	15	4	19	46～64	55	825	220
合计	27	37	64			$T_1=1179$	$T_2=901$

解析：

①建立假设检验，确定检验水准。

H_0：两种疗法治疗肾小球肾病的效果总体分布相同。

H_1：两种疗法治疗肾小球肾病的效果总体分布不同。

检验水准：$\alpha=0.05$。

②计算检验统计量。

编秩：例 16 为等级资料，采用 Kruskal Wallis 秩和检验，将两组数据按等级顺序由小到大统一编秩，先按组段计算各等级的合计人数，见表 3－35 第（4）列，由此确定第（5）列各组段秩次范围，然后计算出各组段的平均秩次，见第（6）列。

求各组秩和：以各组段的平均秩次分别与两组不同等级例数相乘，再求和得到 T_1 与 T_2，分别见表 3－35 第（7）（8）列。$T_1=1179$，$T_2=901$。

确定检验统计量 T 值。

例 16 中 $n_1=27$ 超过了 T 界值表范围，需用近似正态检验。每个等级的人数表示相同秩次的个数，即 t_j，按 Kruskal Wallis 秩和检验计算公式：

$$Z=\frac{|T-n_1(N+1)/2|-0.5}{\sqrt{n_1 n_2(N+1)/12}}$$

$$Z_c = Z/\sqrt{c}\ ,c = 1 - \sum (t_j^3 - t_j)/(N^3 - N)$$

计算结果为 $Z=4.092$，$c=0.923$，$Z_c=4.259$。

③确定 P 值，做出推断结论。

$Z_c=4.259$，查标准正态分布表，得 $P<0.001$，按检验水准 $\alpha=0.05$，拒绝 H_0，接受 H_1，差异有统计学意义，可以认为两种疗法治疗肾小球肾病的效果总体分布不同。

2. 单向有序的 $R\times C$ 列联表资料的比较

例 17 针刺麻醉的随机临床试验中，在针刺麻醉下对肺癌、肺化脓症、肺结核三组患者进行肺切除术，按照针刺麻醉的效果由好到差分为Ⅰ、Ⅱ、Ⅲ、Ⅳ四个等级，观察结果如表 3−36 中（1）～（5）列所示。请问：三组患者肺切除术针刺麻醉效果有无差别?

表 3−36 三组患者肺切除术针刺麻醉效果

麻醉效果	患者数（例）			合计（例）	秩次范围	平均秩次	秩和		
	肺癌	肺化脓症	肺结核				肺癌	肺化脓症	肺结核
（1）	（2）	（3）	（4）	（5）	（6）	（7）	（8）	（9）	（10）
Ⅰ	18	22	20	60	1～60	30.5	549	671	610
Ⅱ	22	28	24	74	61～134	97.5	2145	2730	2340
Ⅲ	52	30	24	106	135～240	187.5	9750	5625	4500
Ⅳ	96	36	28	160	241～400	320.5	30768	11538	8974
合计	188	116	96	400	—	—	43212	20564	16424

解析：

①建立假设检验，确定检验水准。

H_0：三组患者肺切除术针刺麻醉效果总体分布相同。

H_1：三组患者肺切除术针刺麻醉效果总体分布不同或不全相同。

检验水准：$\alpha=0.05$。

②计算检验统计量。

编秩：与两样本比较类似，混合编秩。先计算各等级的合计人数，再确定秩次范围及平均秩次，分别见表 3−36 第（5）（6）（7）列。

求各组秩和：与两样本比较类似，结果见表 3−36 第（8）（9）（10）列。

检验统计量 H 计算公式：

$$H = \frac{12}{N(N+1)} \sum \frac{R_i^2}{n_i} - 3(N+1)$$

式中，R_i 是处理组 i 的秩和，n_i 为各组观察例数，代入计算得 $H=23.010$。该公式适用于无相持或相持不多的情形，例 17 由于相持较多，故需校正。

$$H_c = \frac{H}{c}, c = 1 - \sum(t_j^3 - t_j)/(N^3 - N)$$

计算得 $c=0.91$，$H_c=25.29$。

③确定 P 值，做出推断结论。

已知 H_0 成立时，H_0 近似服从 $\nu=k-1=2$ 的 χ^2 分布。$H_c=25.29$，查χ^2 界值表，得 $\chi^2_{0.05,2}=5.99$，例 17 $H_c=25.29>\chi^2_{0.05,2}$，故 $P<0.05$。按检验水准 $\alpha=0.05$，拒绝 H_0，可以认为，三组患者肺切除术针刺麻醉效果总体分布的差别有统计学意义，三组患者肺切除术针刺麻醉效果总体分布不全相同。

九、Logistic 回归

（一）概念

Logistic 回归又称 Logistic 回归分析或逻辑回归分析，是一种广义的线性回归分析模型。Logistic 回归是研究因变量为二分类或多分类观察结果与影响因素（自变量）之间关系的一种多变量分析方法，属概率型非线性回归。在医学和公共卫生学领域，Logistic 回归常用于探讨引发疾病的危险因素，并根据危险因素预测疾病发生的概率等方面。

（二）原理

1. Logistic 回归模型及其基本参数

设因变量 Y 是一个二分类变量，其取值为 $Y=1$ 和 $Y=0$。影响 Y 取值的 m 个自变量分别为 X_1，X_2，…，X_m。在 m 个自变量（即暴露因素）作用下阳性结果发生的条件概率为 $P=P\ (Y=1/X_1,\ X_2,\ \cdots,\ X_m)$，则 Logistic 回归模型可表示为：

$$P = \frac{\exp(\beta_0 + \beta_1 X_1 + \beta_2 X_2 + \cdots + \beta_m X_m)}{1 + \exp(\beta_0 + \beta_1 X_1 + \beta_2 X_2 + \cdots + \beta_m X_m)}$$

式中，β_0 为常数项，β_1，β_2，…，β_m 为偏回归系数。

设 $Z=\beta_0+\beta_1X_1+\beta_2X_2+\cdots+\beta_mX_m$，则 Z 与 P 之间关系的 Logistic 函数，如图 3−7 所示。

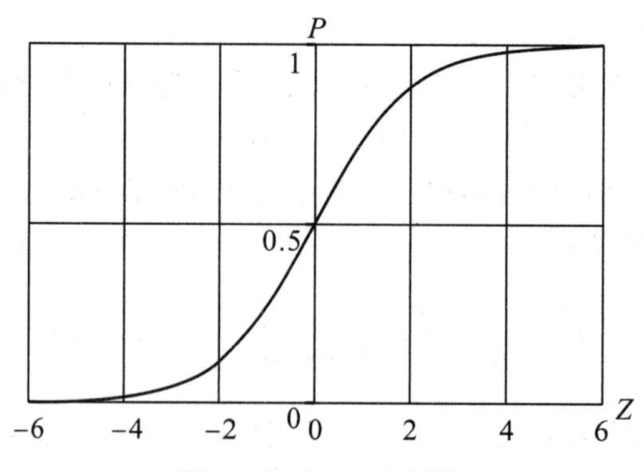

图 3−7　Logistic 函数

可以看出：当 Z 值趋于 $+\infty$ 时，P 值渐近于 1；当 Z 值趋于 $-\infty$ 时，P 值渐近于 0；P 值的变化在 0～1 之间，并且随着 Z 值的变化以点（0，0.5）为中心成对称 S 形变化。

Logit 变换：$Logit\ (P) = \ln\left(\frac{P}{1-P}\right)$，为 P 的 *Logit* 变换，通过 *Logit* 变换之后，就可将 $0 \leqslant P \leqslant 1$ 的资料转换为 $-\infty < Logit\,(P) < +\infty$ 的资料。做 *Logit* 变换后，Logistic 回归模型可以表示成如下的线性形式：

$$\ln\left(\frac{P}{1-P}\right) = \beta_0 + \beta_1 X_1 + \beta_2 X_2 + \cdots + \beta_m X_m$$

可以看出：常数项 β_0 是当各种暴露因素为 0 时，个体发病与不发病概率之比的自然对数值。偏回归系数 $\beta_j\,(j = 1,2,\cdots,m)$ 表示在其他自变量固定的条件下，第 j 个自变量每改变一个单位时 $Logit\,(P)$ 的改变量，与优势比（*OR*）有对应关系。

以表 3－37 的数据说明 *OR* 的计算方式。

表 3－37　病例组与对照组暴露情况分布

分组	病例组	对照组	合计
暴露	a	b	$a+b$
非暴露	c	d	$c+d$
合计	$a+c$	$b+d$	N

$$OR = \frac{\frac{a}{c}}{\frac{b}{d}} = \frac{ad}{bc}$$

$OR = 1$，表示该因素对疾病的发生不起作用；

$OR > 1$，表示该因素是危险因素；

$OR < 1$，表示该因素是保护因素。

根据表 3－37 的数据说明 *RR* 计算公式。

$$RR = \frac{\frac{a}{a+b}}{\frac{c}{c+d}} = \frac{a(c+d)}{c(a+b)}$$

RR 与 *OR* 的区别见表 3－38。

表 3－38　*RR* 与 *OR* 的区别

项目	*RR*	*OR*
研究设计	前瞻性研究	回顾性研究
	主要为队列研究	主要为病例对照研究

续表3—38

项目	*RR*	*OR*
优劣势	结果直观易解释	结果不易解释
	危险因素难调整	危险因素易调整
	观察疾病易调整	观察疾病难调整
结果呈现形式	*RR*＜1 表示风险降低	*OR*＞1 表示风险升高
	如 *RR*＝0.1 相当于风险降低了 80%（保护因素）	如 *OR*＝5.0 相当于风险升高了 4 倍（危险因素）
结果特点	通常小于 *OR*	通常大于 *RR*
	当发生率极低时与 *OR* 近似	当发生率极低时与 *RR* 近似
对风险预测的把握性	相对更强	相对较弱

2. Logistic 回归模型的假设检验

Logistic 回归模型常用的检验方法为似然比检验和 Wald 卡方检验。

似然比检验的基本思路是比较两种不同假设条件下对数似然函数值的差别大小。检验的无效假设为两种条件下的对数似然函数值无显著性差异。

Wald 卡方检验为某一个自变量的假设检验采用 Wald 统计量，推断各参数回归系数是否为零。

（三）分类

1. 二分类资料 Logistic 回归

因变量为二分类变量的资料，可用非条件 Logistic 回归和条件 Logistic 回归进行分析。非条件 Logistic 回归多用于非配对病例对照研究资料或队列研究资料，条件 Logistic 回归多用于配对资料或配比资料。

2. 多分类资料 Logistic 回归

因变量为多分类的资料，可用多分类 Logistic 回归模型或有序分类 Logistic 回归模型进行分析。

（四）SPSS -Logistic 回归模块解读

1. 非条件 Logistic 回归

当研究设计为队列研究、横断面研究或成组病例对照研究时，可以用非条件 Logistic 回归进行分析。如采用某种治疗方案后，患者的治疗结局是有效或无效、生存或死亡。

实例介绍——以病例对照研究为例：

为了探讨妊娠期糖尿病的危险因素，研究者回顾性收集了 785 例妊娠期糖尿病患者，以及同期未患妊娠期糖尿病孕妇的年龄、孕前体质指数、家族糖尿病史。其中，*Y*

为妊娠期糖尿病患病情况（$Y=0$ 表示未患妊娠期糖尿病，$Y=1$ 表示患妊娠期糖尿病），X_1 表示年龄，X_2 表示孕前体质指数（1 表示＜18.5kg/m^2；2 表示 18.5～23.9kg/m^2；3 表示 24～27.9kg/m^2；4 表示≥28kg/m^2），X_3 表示家族糖尿病史（0 表示无家族糖尿病史，1 表示有家族糖尿病史）。研究目的是探讨年龄、孕前体质指数及家族糖尿病史是否是妊娠期糖尿病的危险因素。

SPSS 软件结果解读如下：

表 3－39 为 Logistic 回归分析结果，反映的是模型中各自变量的偏回归系数（*B*）、标准误差（*S. E.*）、Wald 卡方值、自由度（*df*）、*P* 值（*Sig.*），以及 *OR* 值 [Exp（*B*）]及其 95％置信区间［95％CI for Exp（*B*）］。本例中，年龄是妊娠期糖尿病的危险因素，*OR*＝1.117（95％CI 1.095～1.140），说明年龄每增加 1 岁，患妊娠期糖尿病的风险增加 0.117 倍。在实际分析中，年龄并不作为连续性变量纳入模型中，常根据研究目的将其转换为分类变量纳入模型，从而对实际情况更具有指导意义。孕前体质指数（＞18.5kg/m^2）为妊娠期糖尿病的危险因素，孕前体质指数≥28kg/m^2 可使妊娠期糖尿病风险增加 1.936 倍，提示高孕前体质指数为妊娠期糖尿病的高危因素。

表 3－39　Logistic 回归分析结果

	B	*S. E.*	Wald	*df*	*Sig.*	Exp（*B*）	95％CI for Exp（*B*）	
							Lower	Upper
Step 1[a] 年龄	0.111	0.010	119.714	1	0.000	1.117	1.095	1.140
BMI＜18.5kg/m^2			36.483	3	0.000			
BMI 18.5～23.9kg/m^2	0.335	0.129	6.701	1	0.010	1.398	1.085	1.801
BMI 24.0～27.9kg/m^2	0.891	0.166	28.793	1	0.000	2.439	1.761	3.377
BMI≥28kg/m^2	1.077	0.312	11.885	1	0.001	2.936	1.591	5.415
家族糖尿病史	0.161	0.147	1.206	1	0.272	1.175	0.881	1.567
常数	－5.289	0.337	246.675	1	0.000	0.005		

注：a. Variable（s）entered on step 1，年龄，孕前体质指数，家族糖尿病史。

2. 条件 Logistic 回归

当研究设计为配对或配比设计，即对每一个符合入组条件的病例，按配比因素寻找一个或几个非病例作为对照时，再比较病例和对照各自以往的暴露经历，达到分析目的。配对研究设计可以采用条件 Logistic 回归进行分析。

十、Cox 比例风险回归模型

应该注意的是，生存分析中的单因素比较在实验设计方面和均数、率的比较一样，要求对比组之间在非处理因素方面具有可比性。一般而言，经过随机化分配处理的实验数据在处理组之间可比性较好，而在实际工作中多见的观察对比资料通常不能满足可比性要求，或者研究者关心的影响生存时间的因素不止一个，此时应采用适当的多因素分析方法。由于生存分析问题中因变量比较特殊，是事件结局及出现这一结局所经历的时间，普通的线性回归和 Logistic 回归通常并不适用。如果仅考虑生存时间作为因变量进行线性回归，由于生存时间通常并不是正态分布，且可能含有删失数据，不满足线性回归的模型要求。

对生存资料的多因素分析，目前最常用的是 Cox 比例风险回归模型，简称 Cox 回归模型。该模型可分析众多因素对含删失数据的生存时间的影响，且不要求生存时间服从特定的分布类型。

（一）基本原理

1. Cox 回归模型的基本形式

Cox 回归模型的基本形式为：

$$h(t,X)=h_0(t)\exp(\beta_1 x_1+\beta_2 x_2+\cdots+\beta_m x_m)$$

式中，$h(t,X)$ 表示具有协变量 X 的个体在时刻 t 的风险率，又称为瞬时死亡率；$h_0(t)$ 为基准风险率，即协变量 $x_1,x_2,\cdots,x_m$ 均为 0 时的风险率；$\beta_1,\beta_2,\cdots,\beta_m$ 为自变量的偏回归系数。

该公式的右侧可分为两部分：$h_0(t)$ 分布无明确的假定，一般也是无法估计的，这是非参数部分；另一部分是参数部分，其参数是可以通过样本的实际观测值来估计的。正因为 Cox 回归模型由非参数和参数两部分组成，故又称为半参数模型，这一特点使得它在解决问题时兼具灵活性和稳健性。该公式可以转换为：

$$\ln[h(t,X)/h_0(t)]=\beta_1 x_1+\beta_2 x_2+\cdots+\beta_m x_m$$

2. Cox 回归模型的建模假设

Cox 回归模型有两个前提假设。

（1）比例风险假定。

各危险因素的作用不随时间变化而变化，即 $h(t,X)/h_0(t)$ 不随时间变化而变化，故称为比例风险假定，简称 PH 假定。因此，应注意 Cox 回归模型要求风险函数与基准风险函数呈比例。如果这一假定不成立，则不能用 Cox 回归模型进行分析。

任意个体 a 和 b 的风险函数之比，即 RR 为

$$RR=\frac{h_0(t)\exp(\beta_1 x_{a1}+\beta_2 x_{a2}+\cdots+\beta_m x_{am})}{h_0(t)\exp(\beta_1 x_{b1}+\beta_2 x_{b2}+\cdots+\beta_m x_{bm})}$$

$$=\exp[\beta_1(X_{a1}-X_{b1})+\beta_2(X_{a2}-X_{b2})+\cdots+\beta_m(X_{am}-X_{bm})]$$

（2）对数线性假定模型中的协变量应与对数风险比呈线性关系。

3. Cox 回归模型中偏回归系数的意义

偏回归系数 β_j 又可解释为固定其他自变量时，自变量 x_j 每改变一个单位得到的 RR 的对数值。这个解释在生存时间的危险因素分析中更常用。若 $\beta_j>0$，则 $RR>1$，

说明 x_j 增加时，风险率增加，即 x_j 为危险因素；当 $\beta_j<0$ 时，$RR<1$，说明 x_j 增加时，风险率下降，即 x_j 为保护因素；当 $\beta_j=0$ 时，$RR=1$，说明 x_j 增加时，风险率不变，即 x_j 为无关因素。

（二）参数估计与假设检验

回归系数 $\beta_1,\beta_2,\cdots,\beta_m$ 的估计需借助偏似然理论。Cox 回归模型的似然函数可分解为两部分：第一部分与 $h_0(t)$ 和 β 有关，第二部分只与 β 有关。偏似然理论只考虑第二部分，令第二部分最大，得到回归系数估计值，称为偏似然估计。偏似然估计的最大优点是无须确定 $h_0(t)$ 的形式就能估计回归系数 β，另一特性是估计值仅与生存时间的排序有关，与生存时间的数值大小无关。后一特性意味着生存时间的单调变换，如对生存时间加一个常数、乘以一个常数或取对数，都不会改变回归系数的估计值。

记回归系数 $\beta_1,\beta_2,\cdots,\beta_m$ 的估计值为 $b_1,b_2,\cdots,b_m$，相应的标准差为 $S_{b1},S_{b2},\cdots,S_{bm}$，$\beta_j$ 的 95%CI 估计公式为：

$$\beta_j : b_j \pm Z_{0.05/2}S_{bj}$$

RR 的 95%CI 估计公式为：

$$RR : \exp(b_j \pm Z_{0.05/2}S_{bj})$$

类似于 Logistic 回归，常用的假设检验方法有两种：一是似然比检验，常用于模型中不重要变量的剔除和新变量的引入，以及包含不同变量数的模型间的比较；二是 Wald 卡方检验，常用于模型中不重要变量的剔除，或者某个变量是否有统计学意义的检验。以上两种检验方法的统计量均为 χ^2，自由度为模型中待检验的参数个数。

（三）实例分析

Cox 回归变量筛选的算法主要有前进法、后退法和逐步法，检验水准 α 可取 0.10 或 0.15（变量数较少或探索性研究）、0.05 或 0.01（变量数较多或实证性研究）等。多因素 Cox 回归模型可以在其他因素保持不变的情形下，考察某个或某些因素对生存时间的影响，具体用途包括三个方面，下面结合例 18 进行介绍。

例 18 某医院胃肠外科医生选择 2013—2018 年间经手术治疗的胃癌患者 30 例，记录从手术切除到死亡的时间，研究因素及分组见表 3－40。随访截止日期为 2018 年 12 月 30 日，患者的生存结局通过查阅病历和随访的方式获得，随访记录见表 3－41。

表 3－40 胃癌患者生存资料变量赋值表

变量	变量说明	分组及赋值
Time	生存时间（月）	
Status	生存结局	删失＝0，死亡＝1
Age	年龄（岁）	
Grade	肿瘤分级	Ⅰ级＝1，Ⅱ级＝2，Ⅲ级＝3

续表3－40

变量	变量说明	分组及赋值
Size	肿瘤大小（cm）	＜3.0＝0，≥3.0＝1
Relapse	是否复发	未复发＝0，复发＝1
Start	手术日期（月/日/年）	
End	终止观察日期（月/日/年）	

表3－41　30例胃癌患者生存资料原始记录表

编号(1)	*Age*(2)	*Grade*(3)	*Size*(4)	*Relapse*(5)	*Time*(6)	*Status*(7)	Start(8)	End(9)	*PI*(10)	*S*（*t*）(11)
1	62	1	0	0	59	0	02/20/2006	12/30/2010	1.680	0.256
2	64	1	0	0	54	1	03/05/2006	08/12/2010	1.680	0.256
3	52	2	0	1	44	0	04/09/2006	12/03/2009	4.339	0.018
4	60	1	0	0	53	0	06/06/2006	10/27/2010	1.680	0.512
5	59	2	1	0	23	1	07/20/2006	06/21/2008	4.438	0.662
⋮	⋮	⋮	⋮	⋮	⋮	⋮	⋮	⋮	⋮	⋮
25	57	3	1	1	11	1	01/16/2008	12/20/2009	7.097	0.396
26	63	2	0	1	14	1	02/17/2009	04/20/2010	4.339	0.845
27	72	3	1	1	12	1	05/10/2009	05/12/2010	7.097	0276
28	56	3	1	1	9	1	09/15/2009	06/17/2010	7.097	0.638
29	73	3	1	1	7	1	12/19/2009	07/26/2010	7.097	0.759
30	54	3	1	1	6	1	03/10/2010	09/20/2010	7.097	0.879

1. 预后影响因素分析

根据表3－41的数据，3个变量经前进法筛选，$\alpha_{引入}=0.05$，$\alpha_{剔除}=0.10$，Cox回归分析结果见表3－42。

表3－42　30例胃癌患者多变量Cox回归分析结果

变量	*b*	*S.E.*(*b*)	Waldχ^2	*P*	*RR*	*RR* 95%CI	标准化*b*
Grade	1.680	0.382	19.385	＜0.001	5.367	(2.540，11.340)	1.419
Size	1.078	0.460	5.493	0.019	2.939	(1.193，7.242)	0.546
Relapse	0.979	0.460	4.525	0.033	2.662	(1.080，6.560)	0.498

表3－42结果显示：肿瘤分级、肿瘤大小和是否复发为胃癌患者预后的独立影响因素。肿瘤分级、肿瘤大小和是否复发的回归系数为正值，提示这三个因素均为胃癌患者死亡危险因素。肿瘤大小相同，无论是在复发患者中还是在未复发患者中，肿瘤分级每增加1级，死亡风险增加5.367倍；肿瘤分级相同，是否复发情况相同时，肿瘤≥

3.0cm 者死亡风险是肿瘤<3.0cm 者死亡风险的 2.939 倍；肿瘤分级相同，肿瘤大小也相同者，肿瘤复发者死亡风险是未复发者的 2.662 倍。

可通过标准化回归系数比较 3 个变量的影响大小。标准化回归系数的计算公式为：

$$b_j' = b_j \cdot S_j, j = 1,2,\cdots,m$$

式中，S_j 为自变量 X_j 的标准差。由表 3-42 最后一列标准化 b 的绝对值可知，3 个变量的影响从大到小排序，依次为肿瘤分级、肿瘤大小和是否复发。

2. 多因素生存预测

由 Cox 回归分析结果得出风险率的表达式为：

$$h(t) = h_0(t)\exp(1.680 \times Grade + 1.078 \times Size + 0.979 \times Relapse)$$

表达式右边指数部分取值越大，则风险率 $h(t)$ 越大，预后越差。线性组合的取值称为预后指数（prognostic index，PI）。例 18 的预后指数为：

$$PI = 1.680 \times Grade + 1.078 \times Size + 0.979 \times Relapse$$

例如，编号为 1 的患者 $Grade = 1$，$Size = 0$，$Relapse = 0$，则预后指数 $PI = 1.680$。该例胃癌患者的预后指数 PI 见表 3-41 第（10）栏。

3. 校正混杂因素后的组间比较

根据表 3-41 数据，若分析的目的是探讨预后与肿瘤大小的关系，比较不同肿瘤大小的患者生存率是否有差别，可采用 Log-rank 检验或单因素 Cox 回归模型，但前提是其他影响生存率的因素如年龄、肿瘤分级和是否复发在不同肿瘤大小间均衡，若这些因素不均衡，需借助 Cox 回归模型校正这些因素的影响。

十一、样本量估计

（一）概述

样本量的估计是临床研究科学设计的重要内容。通常样本量越小，其抽样误差越大，容易造成人力、物力和时间的浪费。只有合适的样本量才能帮助我们用最合理的资源发现有意义的临床差异。估计样本量的目的是在保证某个临床试验/临床研究的结论具有一定的科学性、真实性和可靠性的前提下，确定某研究所需的最小观察例数。

不同的设计类型要求不同的样本量。传统的样本量估计方法包括查表法和公式计算法。查表法操作简便但使用范围受表限制，公式计算法操作不便且易出错。因此，专业样本量计算软件的使用成为大势所趋。目前，样本量估计常用的软件有 PASS、nQuery Advisor+nTerim、PSS 等。

（二）影响样本量估计的因素

1. 检验水准（α）

检验水准（α）又称Ⅰ型错误，是指拒绝了实际上成立的、正确的 H_0，为“弃真”的错误，其概率通常用 α 表示。α 越小，所需样本量越大，一般取值为 0.05。

2. 检验效能（1－β）

检验效能（1－β）即Ⅱ型错误，是指未能拒绝实际上不成立的 H_0，为“存伪”错误，β 通常取值为 0.1 或 0.2，对应的检验效能分别为 90%或 80%。检验效能越大，所需样本量越大。

3. 容许误差（δ）

容许误差为所比较的两个总体参数间的差别。容许误差越小，所需样本量越大。

4. 总体参数

总体参数包括总体平均数（μ）、标准差（σ）、总体率（Π）等。通常总体参数未知，此时便以样本的 $\bar{x}$、S 和 P 作为估计值。

5. 单双侧检验

通常根据专业知识决定是采用单侧检验还是双侧检验。一般情况下，差异性检验和等效性检验需要采用双侧检验；而非劣性检验和优效性检验需要单侧检验。双侧检验所需的样本量比单侧检验更大。

（三）样本量的估计方法

1. 比较定量变量均值时样本量估计

（1）单组与配对设计时的 t 检验。

单组与配对设计时的 t 检验需要的信息包括均数差值 δ、样本标准差 S（或 S_d）、α 和 β。

单侧 t 检验：

$$n=\left[\frac{(t_{\alpha}+t_{\beta})S}{\delta}\right]^2$$

双侧 t 检验：

$$n=\left[\frac{(t_{\alpha/2}+t_{\beta})S}{\delta}\right]^2$$

以上公式用于单组资料的 t 检验。若是配对设计或交叉设计，则用每对观察对象差值的标准差 S_d 取代 S，n 为观察的对子数。

（2）成组设计时的 t 检验。

成组设计时的 t 检验需要提供两总体均数差值 δ、两组样本合并标准差 S、α 和 β、样本量在两组中的分配比例 q_1 和 q_2（$q_1+q_2=1$）。

单侧 t 检验：

$$N=\frac{(q_1^{-1}+q_2^{-1})(t_\alpha+t_\beta)^2 S^2}{\delta^2}$$

说明：N 为两组样本总含量。

双侧 t 检验：

$$N=\frac{(q_1^{-1}+q_2^{-1})(t_{\alpha/2}+t_\beta)^2 S^2}{\delta^2}$$

当两组样本含量相等时，$q_1=q_2=0.5$，可有：

单侧 t 检验：

$$N=\frac{4(t_\alpha+t_\beta)^2 S^2}{\delta^2}$$

双侧 t 检验：

$$N=\frac{4(t_{\alpha/2}+t_\beta)^2 S^2}{\delta^2}$$

(3) 多组设计时的 t 检验。

多组设计时的 t 检验需要提供各组的总体平均数 μ、标准差 S、组数 k、α 和 β。

计算公式：

$$n=\frac{\lambda}{\Delta}$$

其中

$$\Delta=\frac{1}{\sigma^2\sum_{i=1}^{k}(\mu_i-\mu_0)^2}$$

说明：双侧检验并假定各组样本量相等，即 n 表示每组需要的样本量。μ_0 代表各组总体平均数 μ_i 的平均数。

2. 比较定性变量样本频率时样本量估计

(1) 配对设计时的 χ^2 检验。

需要提供四格表中的 4 个基本数据（见表 3-43）、α 和 β。

表 3-43 配对设计

分组		第二种检查	
		+	−
第一种检查	+	a	b
	−	c	d

令$\Pi_{+-}=\frac{b}{a+b}$，$\Pi_{-+}=\frac{c}{a+c}$，$\Pi_c=\frac{\Pi_{+-}+\Pi_{-+}}{2}$，则所需样本对子数为：

$$n=\left(\frac{Z_{\alpha/2}\sqrt{2\Pi_c}+Z_\beta\sqrt{\frac{2\Pi_{-+}2\Pi_{+-}}{\Pi_c}}}{\Pi_{-+}+\Pi_{+-}}\right)^2$$

（2）成组设计时的 Z 检验。

成组设计时的 Z 检验，需要提供两总体概率的估计值 p_1 和 p_2、两组样本量的比值 c、α 和 β。

$c=n_2/n_1$，即 $n_2=cn_1$，则 n_1 的计算公式如下：

单侧检验：

$$n_1=\frac{\left[Z_\alpha\sqrt{\frac{p(1-p)(1+c)}{c}}+Z_\beta\sqrt{p_1(1-p_1)\frac{p_2(1-p_2)}{c}}\right]^2}{(p_1-p_2)^2}$$

双侧检验：

$$n_1=\frac{\left[Z_{\alpha/2}\sqrt{\frac{p(1-p)(1+c)}{c}}+Z_\beta\sqrt{p_1(1-p_1)\frac{p_2(1-p_2)}{c}}\right]^2}{(p_1-p_2)^2}$$

式中，$p=\frac{p_1+c\,p_2}{c+1}$，n_2 按 cn_1 计算。

3. 简单线性相关分析时样本量估计

简单线性相关分析时样本量估计需要提供总体相关系数 p 的估计值、α 和 β。

单侧检验：

$$n=4\left[\frac{Z_\alpha+Z_\beta}{\ln(\frac{1+p}{1-p})}\right]^2+3$$

双侧检验：

$$n=4\left[\frac{Z_{\alpha/2}+Z_\beta}{\ln(\frac{1+p}{1-p})}\right]^2+3$$

4. 多变量分析时样本量估计

（1）多重线性回归的样本量估计。

该情形下，需要提供期望得到的因变量 Y 与检验变量 X_1 的总体相关系数 p、检验变量 X_1 关于其他（$p-1$）个自变量 X_2，X_3，…，X_p 作多重回归的决定系数 $p^2_{1|2,3,\cdots,p}$、α 和 β。

$$n_1=4\left[\frac{Z_{\alpha/2}+Z_\beta}{\ln(\frac{1+p}{1-p})}\right]^2+3$$

$$n_p = \frac{n_1}{1 - p^2_{1|2,3,\cdots,p}}$$

式中，n_1 为因变量对 X_1 作简单线性回归所需样本量，n_p 为因变量对 p 个自变量作多重线性回归所需样本量。

（2）Logistic 回归的样本量估计。

当仅有一个自变量 X 时，需要提供在 X 取均值条件下事件发生的概率 P、期望能够检测到的效应大小 ln（OR）、α 和 β。

若自变量 X 为服从正态分布的连续变量，则样本量为：

$$n = \frac{[Z_{\alpha/2} + Z_\beta]^2}{P(1-P)\ln(OR)^2}$$

若自变量 X 为二分类变量，则样本量为：

$$n = \frac{\left[Z_{\alpha/2}\sqrt{\dfrac{P_{总}(1-P_{总})}{B}} + Z_\beta\sqrt{P_1(1-P_2) + \dfrac{P_2(1-P_2)(1-B)}{B}}\right]^2}{(P_1 - P_2)^2(1-B)}$$

式中，B 为 $X=1$ 所对应的个体数占总个体数的比例；P_1 为 $X=0$ 所对应的事件发生概率，P_2 为 $X=1$ 所对应的事件发生概率，$P_{总}$ 为总事件发生概率，$P_{总}=(1-B)P_1+BP_2$。

当存在多个变量（X_1，X_2，…，X_p）时，首先应当从这些变量中确定一个主要感兴趣的自变量，从而估计样本含量 n，进而根据所选择的变量对其他（$p-1$）个自变量作多重回归所得的决定系数 $p^2_{1|2,3,\cdots,p}$，估计允许犯Ⅰ型错误的概率 α 和犯Ⅱ型错误的概率 β。

计算公式：

$$N = \frac{n}{1 - p^2_{1|2,3,\cdots,p}}$$

（3）Cox 回归的样本量估计。

该情形下，需要提供研究结束时终点事件发生率 P、主效应变量 X_1 对其他协变量作回归分析时的决定系数 R^2、X_1 的方差 σ^2、X_1 的对数风险比 $\ln HR$、α 和 β。

计算公式：

$$n = \frac{(Z_{\alpha/2} + Z_\beta)^2}{P(1-R^2)\sigma^2(\ln HR)^2}$$

或死亡事件数达到：

$$nP = \frac{(Z_{\alpha/2} + Z_\beta)^2}{(1-R^2)\sigma^2(\ln HR)^2}$$

5. 校正样本量

由于估计的样本量为最小观察例数，考虑研究对象可能出现不合作、中途失访、意外死亡等情况，导致有效观察例数减少，即失访，因此，应该在估计的样本量上增加若干样本例数。通常，失访人数比例不得大于20%。

（四）样本量计算软件

1. PASS软件

PASS软件是由美国NCSS公司开发的商业软件，用于效能分析和样本量估计，它能用于数十种统计学检验条件下的检验效能分析和样本量估计，主要包括区间估计、均数比较、率的比较，相关与回归分析和病例随访资料分析等。

2. PSS软件

PSS软件由SAS公司开发，同SAS软件一起安装。PSS包括的统计分析方法比较有限，仅包含t检验、率的比较、相关性分析、回归分析、方差分析及生存分析。

3. nQuery Advisor+nTerim

nQuery Advisor+nTerim是由爱尔兰Statistical Solution公司开发的商业软件，内容几乎涵盖样本量计算的所有方面。

4. G*Power

G*Power是由德国杜塞尔多夫大学开发的非营利性软件，统计方法包括t检验、One-way ANOVA、回归分析、相关性分析和拟合优度分析，可在输入关键参数后立即给出效应量。

第五节　质性研究

一、概述

质性研究（Qualitative research）又称质的研究、质化研究或定性研究，是通过系统、主观的方法描述生活体验并赋予其含义的研究方法。它是以文字叙述为材料，以归纳法为论证法，以构建主义为前提的研究方法。质性研究以反实证主义为基础，考虑主体的旨趣及其他主观因素的影响，具有透过研究对象看世界、描述现象的特点。

质性研究已普遍应用于社会科学和行为科学，但其在医疗护理领域的应用直到20世纪70年代末才开始。质性研究注重对事物或现象整体深入的理解，以整体性、情景性、自然性和文化契合性为特点，受到以“照护整体人”为核心的护理界的广泛关注。质性研究在进一步深入理解人类的体验如疼痛、关怀、无力感、舒适等方面非常有意义，因而在医疗护理领域的应用日趋广泛。

（一）质性研究的含义

质性研究重视研究对象的参与及观点的融入。同时，对于研究结果，质性研究不重视数学与统计的分析程序，而强调借由各种资料收集方式完整且全面地收集资料，并对研究结果作深入的诠释。我国社会学家陈向明将质性研究定义为以研究者本人作为研究工具，在自然情境下采用多种资料收集方法，对社会现象进行深入的整体性探讨，主要使用归纳法分析资料和形成理论，通过与研究对象互动对其行为和意义进行构建获得解释性理解的一种活动。

（二）质性研究的特点

1. 在自然情境中进行

质性研究是在自然情境而非人工情境中进行的。研究者认为，人的思想、行为及社会组织的运作与其所处的社会文化情境密不可分。要了解个人或社会组织，必须将其置于丰富、复杂、变化的自然情境中进行考察。在质性研究过程中，保持研究对象的原有情境对观察和理解事实非常重要，研究者应该有意识地尽可能不干扰或不改变研究情境。

2. 对社会现象进行整体性探讨

研究者认为，对任何事件都不能脱离其语境理解。因此，在对一个事件进行考察时，研究者不仅要了解该事件本身，而且要了解该事件发生和变化时的社会、文化和历史背景，以及该事件与其他事件之间的联系。研究者认为，收集的资料只有还原到社会、文化及历史的语境中才有意义，才能被深入理解。因此，质性研究不是仅截取现实的某一个片段，而是具有整体性与全局性，如此才能深入探索事物的内涵和实质。

3. 研究过程较为灵活

质性研究是对错综复杂的社会、文化现实的探究和构建。在这一动态过程中，研究者常常是社会现实的“拼贴者”，即将某特定时空下发生的事件进行排列组合，拼凑成一幅图画展示给大众。由此，他们更多的是采取“即时性策略”，而不是按照事先设计的固定方案行事。研究者的即时性决策会对研究结果产生重要的影响。有时，研究的问题和焦点在资料收集过程中逐渐形成、明晰。因此，质性研究过程具有灵活性。例如，研究内科住院患者的出院计划执行情况时，可先在医院进行，之后再随患者回到家庭和社区进行。

4. 将研究者本人作为研究工具

研究者将自身作为研究工具，通过长期实地体验、观察、访谈等方式，了解当地人的日常生活等。在这个过程中，研究者既是资料的收集者，也是生活的体验者和事实的解释者。作为主体，研究者不可避免地会存在主观偏差，承认研究者的个人认知、工作习惯等会影响研究对象这一事实，是开展质性研究的前提。在此意义上，质性资料实际上来自研究者与研究对象的互动，而非机械地收集。研究者应系统地反思自己的角色、身份、思想倾向、与研究对象的关系等因素对研究过程和结果所产生的影响，这就要求研究者必须具备反思性、批判性，以提升研究的质量。

5. 主要采用归纳法分析资料

质性研究讲究自下而上，在原始资料的基础上，主要采用归纳法确定分析类别和理论假设。资料收集和资料分析往往同步、连续进行，以确定下一步的研究策略。由于采用归纳法，质性研究的结论只针对特定的研究情境和条件，而不能随意推论到样本以外的范围。

6. 从研究对象的角度看待问题

多数研究者假设：为了理解人们的行为，必须深入理解行为者对行为赋予的意义和解释。因此，质性研究特别提倡从研究对象的立场、角度去看待问题，以了解他们的思想、感情、价值观等。研究应着眼于研究对象，而非研究者的观点。为此，质性研究的报告资料中应穿插较多的研究对象的原始陈述。

7. 发现“解释性理解”

质性研究的主要目的是发现研究对象针对个人经验的解释性理解。在访谈过程中，受访者往往会主观地描述自身或周边人群所经历的事件并尝试做出解释。为此，研究者需谨慎地对待所有的个人色彩或先入之见，比较不同受访者对同一事实的解释和理解，再综合归纳特定群体的经验。

（三）质性研究的用途

1. 探索性研究

当人们对某一现象一无所知或所知甚少时，通常需要采用质性研究来探究该现象到底是什么。在对研究对象缺乏基本了解时，如果贸然收集量性资料，那么极有可能误导研究，得出错误的结果。质性研究能引导研究者认识、理解陌生的现象，并以此为基础进一步得出整体性的认识。此外，当原来熟悉的现象发生改变时，也可以用质性研究重新探讨这一现象。

2. 意义诠释

对生活经验赋予意义和解释是人类社会的重要议题。为了理解人的行为，人们必须理解个体对行为的解释。质性研究将意义诠释放在研究的核心位置，帮助人们理解行为者对行为赋予的主观意义。

3. 挖掘深层次的社会文化结构

因为质性研究不受制于去脉络化的数量化倾向，所以研究者可以对研究对象的结构性特征进行较好的描述。批判主义范式的研究者可根据这些深层的结构性特征对社会的不合理现状提出批评，以寻求人类的进步。

二、质性研究类型

（一）现象学研究

现象学既是一种哲学，也是一种科研方法，旨在探索和描述人类的日常生活体验，以了解其含义。现象学家相信人类体验均有其含义。现象学采用分析、解释的方法探索人类的日常生活体验，而不像大多数哲学方法从抽象概括和定义开始。现象学是在个别中看到普遍，在现象中捕捉本质，从根本上改变了传统西方哲学看待本质和现象、一般和个别关系的方式。

现象学研究是一种系统、严格的研究现象的方法，描述、回顾和深度分析个体真实的日常生活体验。

现象学研究在我国护理研究中应用较为普遍，如黄华采用现象学研究方法制定半结构式访谈提纲对综合医院护理核心成员进行质性研究，了解护理科研工作者的真实体验，分析护理科研的动机和阻碍，为开展护理科研工作提出建议。

（二）扎根理论研究

扎根理论研究是在一系列系统而又灵活的准则基础上，收集和分析事实资料，并扎根在事实资料中建构理论框架。这些准则包括编码、持续比较、备忘录、开放性视角等。研究者在研究开始之前一般没有理论假设，直接从实际观察入手，从原始资料中归纳经验，然后上升至理论。

扎根理论研究运用一般研究方法论，结合资料的收集和分析，使用系统性应用方法形成一个某领域的归纳性推论。扎根理论研究包括开放性编码和选择性编码、持续比较、理论采样、理论饱和、理论性编码、备忘录和手工整理备忘录等程序。扎根理论研究强调理论衍生于详尽、真实的第一手资料，研究需要通过对原始资料的三级编码、持续比较、备忘录分析等，逐步提升概念、升华类属、展现核心类属，直至形成理论框架。

（三）个案研究

个案研究是以一个典型事例或人物为具体研究对象，进行全面系统的研究，以了解其发生发展的规律，为解决一般问题提供经验。

护理研究中常用的质性研究类型包括现象学研究、扎根理论研究、人种学研究，具体采用何种研究类型需要根据研究目的和研究情境而定。

三、质性研究设计

（一）质性研究选题

1. 研究问题的初步界定

质性研究问题的来源与量性研究一样，多来源于专业实践。如某研究者发现某些硕士研究生存在拖延行为会对他们的生活、学习、工作造成负面影响，而为什么他们还会选择拖延呢？这些问题不断浮现，吸引研究者的注意，欲进一步探索这些问题的背后缘由，研究者提出了“硕士研究生的拖延行为表现和应对策略”这一研究课题。研究者对于感兴趣的现象和问题进行界定，确定自己将要研究的领域和问题。

2. 研究选题的验证

对于初步确立的选题，可以通过交流验证（即通过研究者和研究对象之间的对话来核查研究的效度，以建立一个双方都认可的观点），使用各类资料提供的信息，证实选题的可信度。就以上研究例子的选题验证而言，在选题验证过程中，研究者和硕士研究生、任课教师、教学管理者等进行交谈，征求研究对象（局内人）对选题的看法。同时，还需通过查阅已有的同类研究文献、其他研究者的研究结果或观点来提供多方面的效度支持，以确定选题的效度。

3. 研究选题的陈述

要在质性研究的问题中陈述研究课题的领域，告诉读者研究者感兴趣的具体领域。例如，某研究者提出："有拖延症的硕士研究生是怎么想的，平时是什么原因造成了他们的拖延症现象?"如果这是量性研究，问题就太宽泛了，不够具体，但是若作为质性研究，问题就比较合理。此研究问题告诉读者，该课题将要研究有拖延症的硕士研究生，了解他们的拖延情况及造成他们拖延的原因。

（二）样本选择

在研究开始前，我们就应该问自己："我"希望在什么地方、什么时间、向什么人收集什么方面的资料?"我"为什么要选择这个地方、这个时间和这些人?这些人可以为"我"提供什么信息?这些信息能否回答"我"的研究问题?这便是要探讨样本选择问题。

1. 抽样方法

（1）目的性抽样。

目的性抽样即研究者按照研究目的抽取能够为研究问题提供信息的研究对象。研究者需要确定筛选研究对象的标准，必要时应指出采用该标准的原因。一般说来，研究者会挑选在被研究的文化或组织中生活了较长时间，对自己的文化有较为敏锐的观察能力和反思能力的人，并且研究对象的性格应较为外向，能够将自己的经历与想法用语言表达出来。

（2）理论性抽样。

理论性抽样主要用于扎根理论研究。随着研究的进行，研究者可能已形成一些与研究现象相关的概念或初步理论，而理论性抽样就是为了收集更多的资料来发展、完善这些初步理论。在进行理论性抽样时，研究者同时收集、分析资料，分析的结果决定了接下来收集何种资料和到何处收集这些资料。样本选择的标准基于理论发展的需要，取决于新的样本能否发展现有范畴的属性，以及能否完善当前的理论。

2. 抽样策略

在质性研究中，抽样策略有很多。一般说来，研究者主要根据研究目的采用相应的、较为合适的抽样策略。

（1）最大差异抽样。

最大差异抽样，亦称异质性抽样、最大变异抽样，当研究现象的内部存在很强的异质性，而研究者又想了解关于该现象最广泛的信息时，可以采取这种抽样策略，使所抽取的研究样本能够最大限度地反映研究现象的各种不同情况。在具体操作中，研究者可以先找出该现象中具有最大差异性的特点，然后将这个特点作为抽样标准进行筛选。

（2）同质性抽样。

同质性抽样指尽量缩小样本内部的异质性，扩大同质性，即选择内部成分比较相似的个案进行研究。同质性抽样有利于研究者更加深入地对较为相似的个案进行挖掘，进而对其进行更为深入的分析和探讨。例如，质性研究中焦点小组采用的便是典型的同质性抽样。研究者可选取 4～8 位背景相似的研究对象，一起就共同关心的话题进行探讨。

（3）典型个案抽样。

典型个案抽样指研究者在研究过程中选择具有一定代表性的个案，其目的是了解研究现象的一般情况。需要注意的是，在质性研究中，对典型个案进行研究并不是为了将结论推论到总体，而是为了说明该类现象中典型的案例是怎样的，其目的是展示和说明，而非证实和推论。

（4）关键个案抽样。

在关键个案抽样中，研究者选择对事情发生起决定性影响的个案进行研究，目的是将从这些个案中获得的结论推至其他个案。推论的逻辑：如果这件事情在这里发生了，那么它就一定会在其他地方发生；反之，如果这件事情没有在这里发生，那么它就不会在其他地方发生。例如，采用一项新的课改方案，可以选择一所大家都认同的可以进行这项课改方案试点的学校。如果这所理想的学校都不能成功实施这项课改方案并取得预期效果，那么可以推断，其他学校将更加难以取得相应的效果。但是，这种个案并不代表一般情况，而通常处于一种比较理想的状态。

（5）极端个案抽样。

极端个案抽样指在选择研究现象时，研究者选择被一般人视为不正常、极端的对象进行了解。采用这种抽样方式的理由是从一个极端个案中获得经验教训，为一般情况服务。虽然这种现象比较极端且不具代表性，但就研究目的而言，对这种独特现象的揭示可能比对典型现象的揭示更有说服力。

（6）滚雪球抽样。

若研究对象涉及一些隐秘人群，如药瘾者、性工作者等，则可以采用滚雪球的方式进行抽样。研究者通过一些渠道找到一位知情人士，向其询问或请其介绍其他符合条件的对象，一环套一环地扩散，样本量就像雪球一样越滚越大，直至样本饱和。

（7）方便抽样。

方便抽样是指由于受到实际情况的限制，抽样只能随研究者自己的方便进行。例如，想了解高三学生对护理学专业的认知，但由于这个年级的学生学习任务重，他们很难有时间与研究者交谈，结果研究者只能寻找几位住在附近的家长，了解他们正在读高三的孩子对护理学专业的看法。这种抽样策略较其他方法省时、省钱、省力，但可能影响研究结果的质量。由于没有遵循严格的抽样标准，因此获得的研究结果往往可信度较低。

3. 抽样的注意事项

需要注意的是，无论采用上述哪种抽样策略，都面临一个相同的难题，即研究者需要根据研究目的对抽样的标准进行确定。由于研究目的本身可以是一个非常模糊的概念，因此从这个概念出发而定义的标准自然也是不确定的。所幸质性研究非常灵活，如果在研究过程中发现某个标准不合适，那么研究者可以随时做出调整。

4. 样本量

一项研究的深度和广度是相互制约的。如果样本量较大，在相同的时间、人员、经费等条件下获得的研究结果会比较广泛；如果样本量较小，在相同的时间、人员、经费等条件下获得的研究结果就会比较深入。由于质性研究注重对研究现象进行比较深入、细致的理解，因此一般选择的样本量比较小，甚至只有一个。此外，研究者认为研究资料的丰富程度远比样本的数量重要，因此研究的样本数量不必太多。

那么，什么时候可以停止资料的收集呢？研究者认为，当新收集的资料不再产生新的概念范畴或主题时，资料即达到饱和，可以停止资料收集。当然饱和是一个相对的概念，研究者无法证实，且饱和与否与资料的性质和质量、研究者的分析能力、研究问题等多种因素相关。

5. 伦理考虑

质性研究不像生物医学研究那样会给生命带来死亡的危险，但这不等于没有风险。比如在实施访谈时，特别是非结构化的三轮访谈过程中，研究者与研究对象之间将形成亲密的关系。这种亲密的关系可以促使研究对象在访谈过程中分享他们生活中的某些不满或一定程度上的情感困扰。当研究者写报告时，如果误用了研究对象的话语，很可能会使研究对象感到尴尬甚至愤怒。研究对象有权对访谈过程中的隐私进行保护，有权表明研究者可以在哪种程度上分享访谈成果。

人类相关研究中的伦理原则同样适合以访谈为主要收集资料方法的质性研究。研究计划务必通过伦理委员会的讨论和批准后再实施，在进行具体的访谈前要获得研究对象的知情同意并签署知情同意书。

四、质性资料收集

（一）访谈法

1. 访谈法的优点

与其他几种质性资料收集方法相比，访谈法具有独特的优势。与观察法相比，访谈法可以进入研究对象的内心世界，了解其心理活动、情绪反应、生活经历及行为方面隐含的意义。而观察法通常只能看到或听到研究对象外部显露的行为话语，很难准确探究他们的内心世界。此外，与查阅文献资料、视觉资料等方法相比，访谈法更具灵活性、即时性，且具备意义解释功能。实物无法直接向研究者表达其意义，而在访谈时研究者可以询问研究对象的想法，了解他们创造出来的实物的意义，探寻背后深层次的内容。

2. 访谈法的类型

依据不同的分类标准，质性研究的访谈法可以分为多种类型。研究者根据研究需要选择合适的访谈法。根据研究者对访谈结构的控制程度，访谈法可分为结构式访谈法、无结构式访谈法、半结构式访谈法三种类型。

结构式访谈法是指研究者按照事先设计的、高度标准化的及具有固定结构的统一问卷进行访谈。这种访谈法的优点在于其结果的可控性较好，但是灵活性差、不利于研究者对研究对象的回答进行深入挖掘。一般说来，结构式访谈法适用于量性研究，质性研究不应采用这种访谈法。

与结构式访谈法相反，无结构式访谈法通常从一个或几个与研究主题相关的宽泛问题开始，没有固定的访谈问题，也没有设计一套标准化的访谈提纲作为访谈引导，研究者需根据研究对象的回答逐渐聚焦问题。这种访谈法可以使研究对象自然地使用自己的语言就研究问题表达自己的观点而不受研究者的影响，研究者可以了解研究对象认为重要的问题、他们看待问题的角度、他们对问题的解释和表述的方式。但是，这种访谈法持续时间较长，而研究者也需要具备促进谈话的专业知识和技术。采取无结构式访谈法可以收集大量资料，深入了解人们对研究问题的认识和见解。在无结构式访谈法中，研究对象可能叙述各种漫无边际的经历与故事，研究者需将访谈内容控制在一定范围内，避免过度跑题。

半结构式访谈法介于结构式访谈法和无结构式访谈法之间，研究者可以收集研究对象的观点、想法、经历、思想等信息，是质性研究常用的访谈法。研究者需在访谈前准备一份访谈提纲。该提纲建立在研究问题的基础上，是半结构式访谈法的框架。提纲除了涉及研究的核心内容，还应设计合适的、能激发研究对象回答意愿的问题。问题之间应连贯、有序。对研究者而言，访谈提纲可以使访谈进行得更加顺畅。当然，访谈提纲主要起提示的作用，鼓励研究对象在受访的同时提出自己的问题；而研究者也可根据研究对象的某些观点、答案进一步提问，以便研究对象能够更加深入地表达或进一步地阐述。

按照访谈双方接触的方式，访谈法还可分为直接访谈法和间接访谈法。直接访谈法即研究者与研究对象进行面对面的交谈。直接访谈时，研究者可以观察研究对象的表情和动作，能比较直观、准确地把握研究对象的精神状态和情绪波动，尤其是语言行为与非语言行为之间的关系。间接访谈法即研究者通过电话、网络等工具进行访谈。电话访谈可解决空间距离或时间匮乏带来的不便问题，而且当研究对象不愿让研究者看到自己或者谈论的内容比较尴尬时，电话访谈可以让研究对象感到轻松自在，但是研究者无法观察研究对象的表情和动作，也就不能获知研究对象的真实情绪和态度。因此，除非直接访谈困难较大，研究者又在之前与研究对象有过多次的面对面接触，对研究对象的神态、表情等非语言行为有所了解，抑或是对直接访谈后某些问题存在疑问，方可采取间接访谈法。当涉及某些重要概念或问题时，研究者还需要设法与研究对象进行直接访谈。

3．访谈的原则

访谈过程中，研究者必须遵循下列原则。

（1）客观中立。

研究者在访谈过程中要尽量避免附加自己的看法，要让研究对象独立地思考和回答问题，不可将自己的意见和观点强加于研究对象。同时，要尽量避免第三者介入访谈过程。

（2）迂回进行。

当不能直接就一个问题进行访谈时，可以抽出若干与此问题紧密相关的行为进行观察，然后通过这些相互关联的行为来引发某一现象的议题，从而继续进行访谈。

（3）自由联想。

在访谈过程中，研究者要充分启发研究对象的思想，使其思路开阔，充分地表述个人意见。

（4）控制过程。

研究者要尽量控制访谈过程，观察和揣摩研究对象的心理活动及行为动机。在研究对象出现不真诚合作等异常情况时，要设置某种情境，使其有所反应，以便迅速掌握主动权，避免不利于访谈的被动局面或僵持状态。当研究对象答非所问时，要及时把研究对象引导回主题，但不要使研究对象因受到刺激而终止谈话。

4．访谈的注意事项

（1）访谈前的准备工作。

访谈是一个双方交互的过程，因此常需研究者与研究对象建立起相互信任、相互理解的关系，这样才能使访谈顺利地进行下去。在正式开始访谈前，研究者通常需要做一些必要的准备工作。

①熟悉研究对象及访谈主题。

对于研究对象，研究者需要把握其基本情况，包括年龄、文化程度、职业、婚姻状况等，特别是对其当前的思想状况和精神状态进行全面、深入的了解。熟悉访谈主题对于话题的深入非常重要。例如，要访谈乳腺癌患者，获知其患病体验时，研究者需要学习乳腺癌的病因、临床表现、疾病对机体的影响、一般治疗方案及术后康复锻炼等知识。

②设计访谈提纲。

研究者需根据研究目的选择适当的访谈法并设计访谈提纲。访谈提纲应罗列出研究者认为在访谈中应该了解的主要问题和所涉及问题的范围。这些问题应该是开放的、简明易懂的，且可操作性强，一般由研究者根据自己的经验或阅读文献后编制而成。研究者需注意，访谈提纲在访谈中只起到一个提醒的作用，避免遗漏重要内容。在使用访谈提纲时，研究者要保持灵活、开放的态度。访谈的具体形式因人而异，不必强行按照访谈提纲的语言和顺序进行提问。如果研究对象在访谈即将结束时仍未提到访谈提纲中罗列的问题，那么研究者可以主动询问研究对象。在一次访谈过后，如有必要，研究者可对访谈提纲进行修改和完善。

(2) 访谈的时间和地点选择。

一般说来，访谈的时间应选择在研究对象心情愉悦、愿意受访的时候，地点以方便研究对象、保护其隐私为原则。可选择在安静、舒适、私密的场所，如研究对象的家、咖啡馆、茶室等进行访谈。

选好访谈地点后，研究者与研究对象在初次接触时还需要协商好访谈的持续时间及次数。通常每次访谈时间以 45min 到 1h 为宜，最好不超过 2h，以免研究对象疲劳、厌倦和不耐烦。当然也有研究对象在访谈超过 2h 时仍侃侃而谈，兴致依然很高，此时访谈可继续进行。但是，这时研究者应密切关注研究对象的表情、神态等非语言行为，一旦感觉到其出现不耐烦或厌倦等情绪，访谈须立即停止。

（二）观察法

1. 观察法定义

观察是人们日常生活中普遍存在的用眼睛、耳朵注意视听事物的一种自动行为，而观察法则是建立在观察基础上的一种方法，它是观察者有计划地运用自己的感觉器官或借助科学的观察仪器，直接了解当前发生的、处于自然状态下的社会现象的一种方法。

2. 观察法分类

观察法因观察者从不同角色去观察，以及使用不同工具、方式和手段去观察而有所区别。从观察者的角色来说，观察法可分为完全参与观察法、准参与观察法、非参与观察法；从使用的工具和手段来说，观察法可分为结构性观察法、准结构性观察法、非结构性观察法；从观察的方式来说，观察法可分为连续式观察法、非连续式观察法。

(1) 完全参与观察法是观察者参与被观察的群体或组织的活动并成为其中成员，而被观察者不知其真面目的观察法。完全参与观察法常在社会学、人类学研究中运用。

完全参与观察法可使观察者参与被观察者的群体或组织活动，有亲身体会，观察细致深入，同时在被观察者无所顾虑和掩饰的情况下，能使观察者获得可靠的资料。

(2) 准参与观察法是观察者参与被观察的群体或组织的活动，不隐瞒自己的身份而进行观察的方法。然而，观察者毕竟是“他群”，不是被观察者群体或组织中的一员，所以，准参与观察法不如完全参与观察法那样细致深入，有些隐蔽的、内在的情况不易被了解到。不过大家知道观察者的身份，观察者可以酌情不参与被观察者的有关活动，保持超然的状态，以利于客观地观察事物。

(3) 非参与观察法是观察者不参与被观察群体或组织的活动，也不组织活动，完全是旁观者的观察法，如观察罪犯的改造情况，定期观察他们的生活、劳动、学习。该方法强调，观察者尽可能不让被观察者知道自己在观察，不向被观察者提问题，不对任何问题表露兴趣，只是看和听，然后记录所看到和听到的情况。观察者为了隐蔽自己的观察活动，在不便靠近看和听的情况下，还可以利用望远镜、摄影机、录音机等工具进行观察。非参与观察法比较客观、公允，但有时看到的可能是一些表面的甚至是偶然的社会现象。

(4) 结构性观察法是依照事先周详计划及统一的观察内容、要求，采用统一的观察卡等手段进行观察调查的方法。结构性观察法的标志在于观察过程中有结构性的特点，事先预定下研究范围、观察项目及工具，并预测可能发生的事件及反应类型，进行有计划、有系统的观察，并获得标准化的结果，是观察法中最严格的一种。结构性观察法与实验法在许多方面类似，不仅预测可能发生的重要行为，也可安排各种主要情况，以配合研究目的，并避免受到未预期的因素干扰。结构性观察法的观察结果通常可用来验证假设，其优点是观察者确定范围、项目，并借用工具及设备，对被观察者行为做详细而正确的记录，其缺点在于观察者不能够完全适应实际生活情况。

运用结构性观察法时，有以下几个方法可提高观察准确度：①核对观察记录；②利用录音机或录像设备；③两个观察者单独观察同一事件，分别做记录，事后互相比较查证误差；④使用来自不同家庭背景的观察员，组队观察，避免解释上的错误；⑤进行完全的会话记录，使观察者有机会考虑各个情节，判断资料对错，寻求对行为进行解释，以保持客观态度；⑥保持灵敏度，发现盲点。

（5）准结构性观察法是依照观察的目的、要求，以及比较详细的观察提纲进行观察调查的方法。此方法与结构性观察法的不同之处在于观察提纲不是完全结构性的，研究者确定需要观察的有关内容而不是全部内容，以便依此进行观察。

（6）非结构性观察法是指研究者加入所要研究的团体中进行实地观察，但不做有计划的控制，也不运用任何工具的观察法。田野调查法常采用非结构性观察法收集资料，社会学家也常用这种方法来研究社会现象。该观察法是依据观察的目的和被观察者的情况，实行开放性观察调查的方法。其既没有预先计划安排，又不像上述有观察卡、观察提纲等，观察者只凭眼、耳随看随听，然后记录下所观察的情况。此方法简单易行，只要确定了观察的目的和对象就可行。非结构性观察法的最大优点是能够对所研究的社会团体或情境做更深入的研究，有助于了解参与者的真正动机、态度、行为、意义及彼此间的实际关系。其缺点是运用的情境受到限制，无法运用于任何研究情境，要求不严格，内容不精确。因此，此方法一般用于探索性观察调查。非结构性观察法对观察者的要求高，在无预定设计及控制工具的情况下，不同观察者可能获得不同的结果，观察者与被观察者之间的关系亦会影响观察者的客观程度。

（7）连续式观察法是在比较长的一段时期内，为一个共同课题和目的，对相同的被观察者进行多次观察的方法。这种观察法既可以在较长时期内进行定期观察，也可以不进行定期观察。定期观察可以是每周一次，或每月一次，甚至每年一次。不定期观察要酌情而定。连续式观察法适用于对动态性事件的观察。

（8）非连续式观察法是相对于连续式观察法而言的，是在较长的一段时期内多次进行观察，或是在较短的时间内进行一次性观察。

综上所述，观察者在观察过程中注意与研究对象建立和维持良好的关系，并做好准确的观察笔记，促使观察达到准确、全面、具体、持久、开放的标准。

五、质性资料整理和分析

（一）质性资料整理

在质性研究中，资料的整理和分析是相互交叉而非截然分开的过程。尽管如此，研究者仍会发现质性资料的整理工作具有相对的独立性，并应在分析之前完成。那么，应该如何对所收集的资料进行整理呢？需要注意的是，与质性研究的其他环节一样，资料整理也没有一套适用于任何情境的固定规则或程序。

1. 由谁整理？

通常一项质性研究会包含多种类型的资料，如访谈录音、观察笔记、访谈日志等，为使研究者能够沉浸在研究资料中，真正做到与资料“对话”，一般要求研究者参与到资料的整理中，包括转录访谈录音、整理观察笔记、撰写访谈日志等。但是，在现实中，访谈录音的转录工作会耗费研究者大量的时间和精力。研究者可以请助手帮助转录，以节省时间。尽管如此，研究者仍应尽量转录第一个或第二个访谈录音，尤其是没经验的研究者或在开展一项新研究时。同时，研究者应通过聆听录音、核对转录文本等途径尽可能地熟悉资料，为之后的分析奠定基础。

2. 什么时候整理？

通常一项质性研究所获得的资料很多，在实践中，如果研究者不及时对所收集到的资料进行整理，就可能面临日后资料堆积如山的状况。这不但会使研究者感到无从下手，也会导致研究方向混乱，从而陷入困境。另外，由于时间有限，观察笔记在研究现场通常记录比较仓促，书写可能不太清楚，细节记录也不够全面，因此需要及时整理，否则随着时间的推移，研究者可能会遗忘一些当时的细节。如果研究由一个课题组共同承担，记录必须在成员中进行共享，那么更应及时整理观察笔记，补上遗漏的信息和必要的细节。

3. 如何整理？

首先，在整理资料之前，研究者需要对每一份资料进行编号并建档。建档的内容包括资料的类型（如访谈、观察等），研究对象的一般情况（如姓名、性别、职业等），收集资料的时间、地点，研究者的基本情况（如姓名、性别、职业等），资料的排列序号（如第几次访谈）等。研究者需要将所有的原始资料标上编号，以便日后查找。原始资料在整理编号后应复印一份备用。

在质性研究中，访谈录音的转录工作要求比较严格。因为转录不只是普通的文字工作，还要在一定程度上将访谈过程中的有声语言和无声语言进行再现。因此，在转录访谈录音时，除了需要逐字记录，研究者还应关注并记录其他的一些信息，如研究对象的笑声、叹气声、啜泣声或者是较长时间的停顿等，以便全面地反映整个访谈过程。

那么，有没有其他的方法可以替代这种逐字转录方法呢？有的研究者会选择将一段录音反复听几遍，然后选择那些认为重要的内容予以记录。但是，我们并不提倡这种方法，这很可能导致研究者将资料置于预想的框架内。另外，过早地判断资料重要与否，可能导致一些重要信息的丢失。

研究者在现场可能做一些观察笔记，如访谈的环境、与研究对象的互动等。这些笔记在记录时大多比较仓促，其中的一些细节必然不够清楚。因此，研究者要及时补充遗漏的信息，并扩展简化的内容。此外，在开始整理前，研究者不能和他人谈论自己的观察活动，因为谈话过程中往往会根据双方的关系、心情、时间、地点等因素而对原始资料的内容进行有意无意的筛选，从而造成资料失真。另外，在整理观察笔记时，不宜同时进行文字编辑，因为其价值主要在于“原始”，只有“原汁原味”，日后使用时才能还原当时的真实情境。

（二）质性资料分析

在质性研究中，资料收集和分析可同步进行。当完成一份访谈或观察笔记时，研究者就可以开始分析资料。资料分析的基本思路是参照一定的标准将原始资料进行浓缩，通过各种分析手段将其整理成一个有一定结构、条理和内在联系的意义系统。资料分析是一个循环的过程。进行初步的资料收集后，经过提炼浓缩产生初步结论。初步结论产生后，经过论证，研究者仍然可发现其不足之处，因而需要更多的资料进一步论证。而这又为进一步的资料收集提供了依据，然后进一步的资料收集又为接下来的资料分析提供了素材，如此循环往复，直至饱和。资料分析这一阶段在质性研究中是最复杂、微妙的，也最具创造性和趣味性。一般说来，质性资料分析的基本步骤如下。

1. 阅读原始资料

研究者要反复阅读原始资料，熟悉资料内容，使自己沉浸在与资料的互动中，标出其中有价值的部分，仔细琢磨其中的意义和关系。在阅读原始资料时，研究者要将自己头脑中有关的前设和价值判断暂时搁置，让资料自己“说话”。同时，研究者与资料互动，体会自己对资料的思想和情绪反应，从不同层面寻找意义。

2. 编码

寻找意义的工作主要是通过编码来完成的，即将有意义的词、短语、句子或段落标注出来。编码是质性资料分析中最基本的工作，是将资料打散并赋予标签的过程。但是，所赋予的标签是暂时性的，可以在之后的分析中进行修改。编码的命名可以来自原始资料、研究者的创造性领悟或文献。编码要求研究者具有敏锐的判断力、洞察力和想象力，能抓住资料的重要内容。

3. 建立编码和归类系统

对原始资料进行编码后，研究者按照编码系统将相同或相近的编码进行归类。编码系统的选择不是绝对的，而是取决于研究者的直觉和解释能力，故存在很大的人为性。为了使资料有意义且便于管理，研究者一般将类别数量限制在10～12个。一旦资料完成类别化，研究者就可取出每个类别的档案袋，阅读所有的摘录，并确保资料和类别相符。当然，研究者可能还需要移动摘录、重新编码、合并类别、解散类别或发展亚类别等。

需要注意的是，除个别设计外，一般质性研究在资料分析开始时不使用理论或概念框架，而是从逐行分析开始。在资料分析过程中，研究者需要撰写备忘录以记录自己的分析思路，如某一关键概念逐渐明确的定义。此外，研究者也可用图表来展示类别和亚类别之间的关系。研究者应牢记资料分析不是一个机械性过程，而是一个创造性思考过程。

第四章
医学论文阅读与撰写技巧

第一节　医学论文写作概述

医学论文是医学工作者用于医学科技成果交流和学术探讨的一类文章，是医学研究中的重要部分，对于提高医疗和护理水平，推动医学科学的发展有重要的作用。医学工作者可整理和总结临床实践经验与科学实验数据，将科研成果与临床案例通过论文发表的方式呈现。一篇好的医学论文能准确地传递作者的科研思路与观点。医学论文的质量首先取决于研究课题本身的学术价值，其次是写作水平。撰写医学论文是医学工作者的一项必备技能。尽管不同学术期刊对于论文的格式要求和审稿标准不尽相同，但基本的内容和要求是一致的，内容上主要包括摘要、引言（前言）、研究方法、结果、讨论和参考文献等部分。同时论文还要有鲜明的论点、充分的论据和正确的论证。论点、论据和论证是医学论文的三大要素，创新性、科学性、学术性、实用性和规范性是医学论文的特点。因此，医学工作者撰写医学论文时，需注意选题技巧、论文的基本格式与写作要求。

一、医学论文的选题技巧

（一）善于发现选题空白点

选题空白点是指在基础医学、临床医学和社会医学等的研究中，还没有引起足够重视，或是在学术研究中争论不休或相持不下的问题。这些选题空白点是医学研究立题捕捉的主要对象。医学工作者需要在医学实践的同时累积经验捕捉灵感，只有在实践中才能发现问题、提出问题。此外，要及时了解所属领域的最新信息动态，阅览前沿期刊，注意近几年期刊选题的发展方向，为选准题、选好题做好准备。

（二）善于建立对应性选题

就医学论文选题而言，一方面来自医学实践，另一方面来自别人选题的启发。一是纵横而论，即研究的深度和广度；二是分和而论，在医学论文的选题中，有的是从某个问题的整体去研究，有的是从某个问题的局部去研究；三是对立而论，对立是指对别人的观点有疑问、不赞同或持对立相反的观点。

（三）补充丰富别人的观点

医学论文的选题难免有相似，但不等于重复。相反，可以从他人的选题中发现问题，得到启发，在此基础上产生新的认识或新的观点，使之更加全面、丰富。因此，补充别人的观点、丰富内容，是医学论文选题中又一个技巧和捷径。

（四）在矛盾中寻求选题

科学技术都是在发现问题、提出问题、解决问题过程中不断地发展，医学科学也同样是在认识问题与解决问题的过程中不断地进步，所以可在矛盾中寻求选题。

二、医学论文的基本格式与写作要求

（一）引言（前言）

引言（前言）是医学论文开篇的一段短文，主要介绍本文的研究背景、理论依据、研究目的和研究意义等。这部分内容应言简意赅，点明主题。

（二）研究方法

研究方法是论文的主要内容，包括实验对象、器具、采用的方法、病例数（男女比例）、如何分组、诊断方法、依据、治疗方法（用药）、疗效标准、观察及随访时间等。应说明资料来源的时限、年龄、性别、职业的可比性。说明疗效或某种方法时需设对照组，条件同等、随机分组、用药或检测采用双盲法对照，一方面便于理解和评价，另一方面便于验证和效仿。任何科学成果，必须在方法同样的条件下能够重复得到，方能得到公认。因此，要描述资料和方法，使读者能进行重复为度。临床资料中如数字较多可用统计图表表示。统计图表应有序号和名称（若不用序号，可列为附图表）。

（三）结果

结果是医学论文的核心部分，即将实验研究、临床研究、分析观察、调查的各种资料和数据进行分析、归纳，经必要的统计学处理后所得的结果。结果是决定论文的严谨性、数据可靠性的关键部分，要求高度真实和准确，实事求是地撰写。

（四）讨论

讨论即将所得的结果从理论上做进一步的分析、科学的推论和评价，证实所得结果的可靠性，阐明具有科学性、先进性的论据，从而取得大家的认可。通常讨论部分包含：阐述该研究的原理与机制；说明该研究材料与方法的特点及其优缺点；分析该部分包括研究结果与他人结果的异同，根据该研究结果提出新假设、新观点，对各种不同学术观点进行比较和评价，提出今后探索的方向；等等。重要的是，讨论必须紧扣研究结果，突出新发现与新认识。讨论的深浅、正确与否，很大程度上取决于作者对所属领域知识掌握的系统性和全面性。因此，作者必须大量阅读文献，了解所属领域的近况及动向，才能客观全面地进行讨论。

（五）参考文献

多数中文医学期刊的参考文献按《信息与文献　参考文献著录规则》（GB/T 7714—2015）著录，采用顺序编码制，参考文献按正文内出现顺序排序。参考文献的范围包括期刊文章、图书、网上公告、法律文本等。参考文献尽量引用近3～5年发表的研究成果，反映所属领域最新的研究进展。参考文献的数量不宜过多，切忌刻意堆砌，引用的论点必须准确无误。不同的期刊对于参考文献的要求不尽相同，投稿前需认真阅读目标期刊的投稿指南，严格按照期刊规定的格式著录参考文献。

三、医学论文写作常见注意事项

医学论文从准备到写作完成需要花费大量时间和精力，初稿的完成不意味着论文的完成。医学论文初稿完成后，还需要反复修改才能最终定稿。医学论文写作常见注意事项如下：

（1）如果临床研究的对象是患者，应说明来自住院病房还是门诊，同时必须将病例数、性别、年龄、职业、病因、病程、病理诊断依据、分组标准、疾病的诊断分型标准、病情和疗效判断依据、观察方法及指标等情况做简要说明。

（2）对研究新诊断方法的论文，要注意交代研究对象是否包括各类不同患者（病情轻重、有无合并症、诊疗经过等），研究对象及对照者的来源（如不同级别医院的某病患病率及就诊率可能不同），正常值如何规定，该诊断方法如何具体进行，等等。对研究疾病临床经过及预后的论文，要注意说明患者是在病程的哪一阶段接受治疗的，患者的转诊情况，是否制定了观察疾病结果的客观标准。对研究病因学的论文，则要交代所用研究设计方法（如临床随机对照试验、队列研究等），是否做剂量—效应观察。对观察研究临床疗效的论文，主要说明病例选择标准，病例的一般资料（如年龄、性别、病情轻重等），分组原则与样本分配方法（配对、配伍或完全随机），疗效观察指标和疗效标准，治疗方法［如系手术，应注明手术名称、术式、麻醉方法等；如系药物，则应注明药物的名称（一般用学名）、来源（包括批号）、剂量、施加途径与手段、疗程，对中草药还应注明产地与制剂方法］。

（3）在临床资料部分，还应简要说明在什么条件下使用何种统计处理方法与显著性标准，必要时应说明计算手段和软件名称。

第二节　医学论文阅读、撰写的核心原则

一、医学论文阅读的核心原则

首先，应思考研究的目的、内容和意义。用关键词搜索相应的综述文献及研究进展，通过阅读相关论文可以更好地认识研究课题，了解前人研究进展、存在哪些未解决的问题与争议。在此过程中，除了扩充知识面，还能找到与自己研究相关的切入点。

对于与研究课题相关度很高或相关领域的重要论文，通常需要进行批判性阅读，在读完每部分后稍作思考，对内容的合理性进行逻辑判断。例如，引言部分，作者往往是要对研究背景进行描述，引申出研究的目的和意义，列出一些已有的观点，接下来会基于一些观点进行假设，进一步验证现有观点与其假设是否能够形成逻辑联系，包括支持或者反驳观点，抑或是提出自己新的观点。在提出假设后，试着思考如果是你，你将如何验证这一假设，写下自己的构思。

当对课题有较为全面的认识后，可以针对性地选择论文。刚开始接触课题研究时，建议精读论文，对外文文献，不建议使用翻译软件。同一个方向的文章词汇和语序会比较相似，经过一定量的阅读累积之后，就可以加快阅读速度，提取论文的关键语句。阅读摘要可以快速地把握论文的研究脉络，再结合图表将研究的材料、方法和结论浏览一遍，最后总结论文是如何提出问题、解决问题的。

阅读时间的安排上，建议集中做好笔记，用自己的话语提炼出重点并总结。对好的论文隔段时间重温一次，琢磨论文的创意和闪光点是怎么来的。对一些突破性很强的论文，应该看到论文是如何找到突破口的，这对拓展研究思路很有帮助。

在阅读研究方法时，比较自己思考的方法与作者的方法的异同，因为作者通常会在引言部分做好伏笔，让读者对方法部分坚信不疑，但是对同一个问题的解答可以有不同的方式，这就是需要批判性阅读的原因。

在结果部分，首先要查看这部分结果是否正确，是否能解答作者提出的问题，同时观察作者没有着重描述的那部分结果。要思考作者为何选择某一个方向进行深入阐述，而对部分结果一句话带过，这些地方是否有遗漏的问题还未解答。

在讨论部分，关注作者是否能够合理地回答自己提出的问题，对结果是否有合理的解释。读完一篇论文后，要总结梳理、归纳论文的优缺点。批判性阅读有助于寻找研究的突破口。

二、医学论文撰写的核心原则

论文的标题是全文的中心思想，在撰写过程中要始终围绕这个中心思想进行，因此需要提炼出一个能传递论文研究内容的标题。它既能使写作不偏离中心，也能使读者从

标题就看出作者想表达什么，感兴趣的读者才会继续阅读。通常，标题应尽量避免复杂的措辞，不要使用缩写。

在摘要撰写中应清楚地讲述论文的脉络，精炼出研究背景。

正文撰写的核心是逻辑清晰，研究背景、研究目的、使用的方法、得到的结论、研究的贡献应该始终围绕中心思想，因此需要梳理好论文的脉络，从引言如何总结早期研究，如何提出假设，如何开展研究，如何检验假设，如何提炼结果，引导读者顺着脉络得出论文的结论。

使用简单的语句可以增加论文的可读性，一篇好的论文应该让人关注到重点，太复杂的语句会增加阅读的难度，甚至无法传递想要表达的内容。

第三节　论文标题、摘要、引言、结果、讨论和结语的撰写技巧

一、论文标题的撰写技巧

论文标题（Title）往往是审稿人和读者首先看到的部分，所谓“人靠衣装马靠鞍”，让人眼前一亮的论文标题会给审稿人留下好印象，并吸引读者关注。论文标题应该包含研究内容的核心信息并反映论文主旨，不宜过长，需遵守期刊要求。

论文标题的撰写需要遵守以下原则：

（1）简明扼要，一般字数为10～12个字。

（2）包含描述性关键词，直接有效地传递研究的关键信息，同时方便检索。

（3）英文论文避免使用读者无法理解的缩写或术语，除了“DNA”或“AIDS”这类广为人知的缩写，同时还应注意英文表达的规范。

①句法结构：论文标题通常由名词性短语构成，如果出现动词，多为分词或动名词形式。

②大小写规则：论文标题一般实词首字母大写，虚词首字母小写。

③时态，一般为现在时。

（4）格式：论文标题应位于首页顶部。当论文标题较长时，题头空4～5个空格，若一行写不完，可另起一行，缩进两格书写；若有副标题，另起一行，比主标题缩进两格加破折号或用冒号书写副标题。当论文标题较短时，居中书写。论文标题空格两行再写作者姓名和单位。

二、论文摘要的撰写技巧

论文摘要（Abstract）高度概括了论文的研究目的、内容、方法、结果等，是读者了解某篇论文内容的“窗口”，可吸引读者继续阅读。

论文摘要基本组成部分：

(1) 动机/问题陈述：为什么要关注该问题？当前该问题存在哪些研究上的不足？

(2) 研究方法/过程：如何得到研究结果？

(3) 结果：取得了什么样的研究结果？

(4) 讨论：通过分析结果得到了什么结论？是否对之前提到的研究不足有改进？

论文摘要的结构一般分一段式和结构式两种。这两种类型在内容和字数要求上有细微的差异，一段式通常要求字数在250字以内，结构式通常要求300字以上，具体要求需参考目标期刊的投稿指南。

三、论文引言的撰写技巧

论文引言（Introduction）通过呈现研究课题所折射的研究理论来说服读者。一般分为三个部分：该领域目前的研究现状，提出研究问题和阐明该研究问题的重要性，以及为了解决该研究问题本研究的主要研究设计，具体如下：

第一部分：总结该研究领域的现状，勾勒出该领域科研的走向或趋势，为接下来的研究提供背景。该部分内容的撰写需要建立在大量论文阅读的基础上，可以以该领域的先驱人物所撰写的综述作为参考。

第二部分：阐明该研究领域还存在的或者尚待解决的问题及解决该问题的重要性和迫切性，即阐明这个问题的研究意义。

第三部分：提出研究假设，给审稿人和读者明确的目标和预期，以及在本研究中将怎么解决该研究问题，包括大概的实验设计（所用的样本、主要用的方法，以及对应的研究目标）。

撰写引言部分时需逻辑严谨，让审稿人和读者在阅读引言之后就能大致了解整个研究内容，并且引言部分与讨论部分也需要前后呼应。这部分需要巧妙地提及：无论研究结果如何，本文的研究都将增加我们对该领域现有的认知。

四、论文结果的撰写技巧

论文结果（Results）部分的写作要求是准确、翔实。准确是指实验结果要真实，不伪造、不篡改；翔实是指分析结果要全面，即把一切从实验中得到的结果都提供给读者，不故意隐瞒或遗漏某些重要结果。从某种意义上来说，结果不够翔实并不会导致论文被拒绝发表，但若结果的真实性受到质疑，论文肯定会被拒绝发表。

论文的结果部分通常用表格和图示来呈现，不同期刊对图表的要求不完全一致。表格能清晰展示研究的第一手结果，便于读者在阅读时进行引用和对比。图示能将数据的变化趋势灵活地呈现出来，更加直观。图表结合能取长补短，使结果展现更丰富。通常，学术期刊会限制图示的数目以控制篇幅、降低排版难度。因此，建议作图时，尽量用最少的图示提供最多的信息，控制在8幅以内。对于图片格式，每个期刊要求不同，tif格式较多，gif、jpg和pdf格式也比较常见。

论文中结果和讨论（Discussion）可放在一起写吗？这取决于论文的类型及目标期刊的具体要求。两部分分开写时，结果部分尽量不要涉及对其的评论，总结陈述结果即可。否则结果和讨论部分内容重叠，显得累赘。结果的描述也要注意层次安排，要按照条理性要求分别描述，增加论文的逻辑性和可读性。

另外，结果部分大多要提供统计结果。方差分析的结果形式要根据期刊的要求进行写作，有的要求对分析值和概率都要详细展示，有的只要分析值和概率。概率可以用 $P=0.02$ 或者 $P<0.03$ 等形式给出，自由度的表达也有特殊要求。统计分析结果过多时，可用表格给出，具体可参照 SPSS 软件分析之后的结果输出。如果论文结果部分通篇都是统计分析的数据，会显得凌乱不堪，表格可避免这种情况。

五、论文讨论的撰写技巧

论文讨论部分的写作可分为五步。

第一步：重述结论和成果。

第二步：对比此次结果与此前发表的结果，相同点或不同点，支持以前的结果还是有所更新（结合文献）。

第三步：列出该研究可能存在的局限。

第四步：提出解决局限性问题可能的方案。

第五步：对于此实验进行条件变更，提出新的问题，并建议进一步研究。

具体而言，首先讨论部分要全面说明本研究的优缺点，不可偏颇。实际上，审稿人和读者最注意研究的缺点，切不可扬长避短。审稿人除了看论文是否有新的结果，更注重作者对自己研究成果的讨论是否站在客观的立场；作者有没有将自己的研究结果放到一个恰当的位置。其次，应该讨论研究“表明”什么，如何解释自己的研究发现，以及对临床医生或决策者有什么意义。最后，应点明哪些问题尚未解决，以及要继续做的工作。

六、论文结语的撰写技巧

论文结语（Conclusion）是论文的最后部分，也是读者关注的重点。结语主要包括两部分内容：

（1）重申研究目标和目的，总结主要研究成果；

（2）提出一些开放性的问题，为下一次的研究做准备。

第四节　SCI 论文撰写原则与技巧

一、撰写原则

（一）提出科学问题

如何指出当前研究的不足并有目的地引导出自己研究的重要性？在叙述前人成果之后，用表示转折语气的词表明其不足之处，并提出一种新方法或新方向。例如：However，little information（little attention/little work ...）（or few studies/few investigations ...）（or no/none of these studies ...）has（have）been done on（focused on/attempted to/conducted/investigated/studied）。如研究方法和方向与前人一样，可用以下方式强调自己的工作：However，data is still scarce（rare，less accurate），we need to（aim to，have to）provide more documents（data，records，studies）. Further studies are still necessary（essential）。

为了强调自己研究的重要性，一般还要介绍与自己研究问题相反或相关的问题，如时间问题、研究手段问题、研究区域问题、不确定性，提出自己的假设来验证。如果研究的问题在时间上比较新，可大量提及时间较久远的研究及重要性，然后表明“对时间尺度比较新的问题研究不足”；如果提出了新的研究手段或研究方向，可提及当前流行的方法及其物质性质，然后阐述出所研究方向的方法目前甚少；如果研究涉及区域问题，就先总结相邻区域或其他区域的研究，然后强调这一区域的研究不足；如果研究是全新的，没有前人的工作可对比，就可以自信地表明：“根据假设提出的过程，存在这种可能的结果，本文就是要证实这种结果”等。例如：We aim to test the feasibility（reliability）of the ...It is hoped that the question will be resolved（fall away）with our proposed method（approach）。

提出自己的观点：We aim to ...This paper focus on ...The purpose of this paper is to ... Furthermore/Moreover/In addition，we will also discuss ...

圈定自己的研究范围：引言的另一个作用就是告诉读者论文的主要研究内容。引言必须明确提出论文研究的范围：时间尺度、研究区域等。如涉及较长的时序，可明确提出论文只关心某一特定时间范围的问题。如：We preliminarily focus on the older（younger）...如有两种时间尺度（long term and short term），可说明两者都重要，但是论文只涉及其中一种。研究区域问题和时间问题亦同样如此。

在引言的最后，还可以总结这一研究对其他研究有什么帮助，或者说 Further studies on ...will be summarized in our next study（or elsewhere）。总之，让读者把思路集中到要讨论的问题上，尽量减少不必要的争论。

（二）阐述研究的临床意义

选择要深入讨论的问题。结果部分中有的结果是重要的，有的则可一笔带过。选择合适的结果在讨论部分进行深入讨论。如果某一结果体现了实验的独特性，是其他研究中没有得到的，那这个结果就要重点讨论；有些结果和前人的研究一致，并没有显著性差异，就应该一笔带过。讨论部分要突出创新性，并体现出显著区别于他人的特点，即有区别、有创新。

对选中的问题按层次从多角度进行讨论，说理要有根据，问题要讲清楚、讲透彻。选择的问题有时不止一个，因此要按一定层次描述清楚，把最重要的放在中间，次之的放开头或末尾。放在中间能带动审稿人的情绪，前面是铺垫，后面是总结。问题无论大小、是否重要，都要从多个角度展开深入讨论：首先要有类似结果的对比，说明自己结果的独特性；其次要系统阐述为什么会有这样的结果，从实验设计角度、从理论原理角度、从分析方法角度深入阐述这个问题，讲清楚，不能让人有意犹未尽之感。

讨论部分还要注意保持和结果的一致性，也就是结果和讨论要一一对应。如果讨论的内容与实验结果相反，那证明讨论思路是彻底失败的或实验根本就是失败的。所以讨论部分的文字描述和语言表达的精确性尤为重要。由于中英文表达的不同，要尽量避免出现表达上的失误，如果论文因此被拒是很冤枉的。

有的期刊要求将结果部分纳入讨论部分，但都应该用单独一个段落来描述本研究的结果，说明结果是否支持提出的假设。该部分的描述应让读者确信研究的发现是新的、重要的或有效的，因此尽量避免使用推测或假设语气，如“seemed to be associated with”“might lead to”等。

（三）致谢和参考文献

致谢主要有两个内容：第一是表明研究的基金来源，如 National Natural Science Foundation of China（NSFC，中国国家自然科学基金），National Institute of Health（NIH，美国国家卫生研究院）。基金项目一般要标注清楚项目号，在致谢部分致谢资助本研究的基金项目是非常必要的。第二是对参与人员（没有列为作者的研究人员）和单位表示感谢，如果最终接受发表，还要添上对编辑和匿名审稿人的感谢。

参考文献的格式要规范。不同期刊的要求不尽相同。参考文献有的是按照字母的顺序排序，有的则是按照在论文中出现的顺序用阿拉伯数字排序。需要注意的是，不同类型的参考文献，如期刊论文、图书、学位论文、会议论文等，格式各不相同，需认真按照目标期刊的规范格式来编排。

（四）其他注意事项

在撰写论文时要用英语思维来撰写，千万不要先写中文再译成英文。写作时要注意时态，英文论文大多数情况是用过去时态，在引言、研究方法、研究结果及讨论中用过去时态陈述已有研究，其他情况可以用一般现在时态来描述。建议多多精读高质量的论文，认真分析，做好笔记；完成论文初稿后，请专业的语言润色团队润色，有助于提高投稿命中率。

二、撰写技巧

论文不同部分有不同的撰写技巧。论文的结构是重点，应该由两个“三角”组成：上面一个倒三角，下面一个正三角，意思就是选题要宽，研究方向要窄。在论文前后都必须有声明，用最少的语句表达自己的观点，吸引读者。

标题必须清晰简短，表达出自己唯一的主题以提升读者的兴趣。标题中切记不能出现摘要和自己的结论。

摘要是文章的一个缩写，要简明扼要，按照文章的顺序介绍主要研究对象、实验设计、实验步骤及最后结果。这种介绍必须让非专业的人员能够看懂。

引言同样要保证简短，顺序是背景介绍、已有工作成果、自己的研究目的及工作简介。对前人研究只需介绍和自己最相关的方面，对自己的工作介绍不用说明细节，这部分内容要放到正文中去。在介绍自己工作之前要有一个声明。

正文部分可以分为研究方法、研究结果和讨论三个部分：

（1）研究方法，通用的实验方案可以简略，重点要放到自己的独创方案上，按照实验先后介绍，不要使用过多层次的小标题。

（2）研究结果，使用文字、图表等手段表达出来，文字不要过多，表格要保证图线清楚、注解明确，必要的时候还要对结果的一些结论进行解释说明。

（3）讨论，提出自己的问题或者是假设，和别人的成果进行比较，暗示自己的主要收获，为结论部分做准备。

结论中不要包含正文以外的信息，保持简洁。

写完后核查论文整体是否有逻辑上的错误，是否考虑到了读者兴趣，自己的声明是否令人满意。

致谢部分，应列出本研究受过哪些人的指导和帮助，以及受到哪些项目的支持。

三、写作细节

（一）时态

当提到“本文”“此图”“此表”等“说明了”“表达了”什么时要用一般现在时，如：“This paper describes”“Most of the common condensation polymers are listed in Table 1－1”。

（二）数

在学术论文里，须注意句子中名词的数和谓语动词的统一。

当含义上强调复数时建议用复数。如：“The catalyst concentrations for the different reactions are different. /Our research focuses on the syntheses and characterizations of a series of polycarbonates with different chemical structures."

当含义上不强调复数时可用单数，也可用复数。如："Our research focuses on the synthesis of polycarbonates. /The property of the compounds in group 1 is different from the property of the compounds in group 2. /The chain length of the oligomers increases with increasing reaction time."

在标题、小标题中或描述一类事物、现象等，提到具体物质时常用复数。如："Polymers are macromolecules built up by large numbers of small molecules. The small molecules which combine with each other to form polymer molecules are termed monomers."

在标题、小标题或描述一类事物、现象等，提到抽象概念时可用单数，也可用复数。如："Newer Types of Step Polymerizations. /This chapter will consider the characteristics of step polymerization in detail."

同时提及几个图、表、方程式时要用复数（分别单个地提及则不用），如："The reaction rate constant can be calculated from Equations 2 and 3. /The reaction rate constant can be calculated from Equation 2 and Equation 3. /Figs. 4 and 5 show ..."。

（三）冠词

单数名词前一般要加冠词 a、the 等。但表示不特指的、较抽象的概念可不加。如："An understanding of the relative ease of cyclization or linear polymerization comes from a variety of sources. Different polymers are synthesized to yield various mechanical behaviors by the appropriate combinations of crystallinity，crosslinking，Tg，and Tm."

但表示不特指的、较抽象的概念时加冠词也是经常见到的，这是由它在句中的含义决定的（如有一定的特指意义）。如："Polyisoprene is a typical elastomer—it is amorphous，easily crossed，has a low Tg（−73℃）and a high Tm（14℃）."

图题、表题有时可省略冠词。如："Fig. 2－2 Second order plot of the self-catalyzed polyesterification of adipic acid with diethylene glycol at 166℃/Fig. 8 Dependence of the ease of cyclization on the size of the ring"。

化学药品、化学物质前通常不加冠词。如："The polymerization is catalyzed by protonic or lewis acids although a wide variety of base catalysts such as calcium acetate and antimony trioxide can also be used."另外，图中的横坐标、纵坐标的名称前不加冠词。

（四）大小写

请注意以下结构的大小写：章节名、图表名、方程式，首字母通常要大写。如："As discussed in Chapter 2""In Section 1.2，we ...""As shown in Figure 1"。当不指明是第几章节、图表、方程式时，如在句中字母通常小写。如："In the previous chapter""As shown in this figure"。

四、写作高频词汇

论文中常用的词汇如下。

并列递进：moreover，in addition，furthermore，besides，likewise，also，then，additionally。

转折：not，yet，however，nevertheless，nonetheless，meanwhile，on the other hand，on the contrary。

解释：in other words，in fact，as a matter of fact，that is，namely simpler terms。

对比比较：likewise，similarly，in parallel to，while，whereas。

原因：because，because of，as，since，owing to，due to，thanks to，for this reason。

结果：therefore，as a result，then，consequently，thus，hence，so，therefore，accordingly。

举例：for example，for instance，as such，such as，take ... for example，to illustrate，to name a few。

总结：overall，eventually，consequently，in summary，in a word，as a result，together，collectively。

强 调：surprisingly，interestingly，intriguingly，strikingly，unexpectedly，clearly，obviously。

让步：although，after all，in spite of，despite，even if，even though，though，admittedly，given that。

可能：presumably，probably，perhaps。

失调：dis-regulation，dysregulation。

上升：increment，increase，upregulated，overexpression，enhanced，elevated。

下降：decrement，reduction，downregulated，degradation，comparable decline。

恢复：restored，rescue，reverse，restoration of，attenuated。

不变：no significant changes in CpG methylation were observed in。

改变：change，alteration。

探究：elucidation，to distinguish between these possibilities，to confirm that，to investigate，to make sure。

检测或结果显示：measure，evaluated，assessed，the result revealed that，the result suggested that，we identified，the result showed。

处理：treat，be exposed to。

同时：meanwhile，simultaneously。

然而：whereas it，even though，regardless，nevertheless，despite，in spite of。

排除结果：ruling out the possibility。

与什么一致：consistent with，similar to that observed with。

与什么不一致：discordance with，in contrast to。

明显的：obvious，notably，comparable。

参与：take part in，be involved in，play a role in，one way that cellular context can exert its effect is through。

进行：conduct，perform，carry out。

大量：cohorts of，in multiple types of neoplasia，a various types of apoptosis，in a variety of。

推测：presume，speculate，confer，conjecture，guess，deduce，deduction。

推论：extrapolated，assumption，hypothesis。

常用连词：interestingly，as expected，intriguingly，herein，additionally。

极少：barely，sparsely。

负责：account for，responsible for。

关系，相关，参与：closely involved in，associated，play a role in，take part in。

显著，优先的：prominent，pronounced，obvious，marked，predominant，strong，striking，notable。

不知道：virtually/largely unknown，elusive，unclear，much less explored，surprisingly limited。

引用别人文献中的论点论据：clearly/obviously demonstrate，reveal，illustrate，prove，show。

执行动词：examine，perform，carry out，observe，compare，investigate，indicate，show，manipulate。

关于“方式方法”的“效应”评价：plays a central/pivotal/vital key/essential role/a powerful regulator/a key molecular determinant，a well-accepted model，influence，affect，rescue，reverse，lead to，contribute to，attribute to，ascribe to，drop，reduce。

时间表述：recently，most recently，at the same time/period，since then，for several decades。

回顾研究背景：review，summarize，present，outline，describe。

说明写作目的：purpose，attempt，aim。

介绍论文的重点内容或研究范围：study，present，include，focus，emphasize，emphasis，attention。

介绍研究或实验过程：test，study，investigate，examine，experiment，discuss，consider。

说明研究或实验方法：measure，estimate，calculate。

展示研究结果：show，result，present，pushing the boundaries recent/enormous advance，progress，knowledge，historic，perspectives。

介绍结论：summary，introduce，conclude。

陈述论文的论点和作者的观点：suggest，report，present，expect，describe。

推荐和建议：suggestion，recommend，recommendation，necessary，expect。

五、常用句型

（一） General introduction

Research on ____ has a long tradition.
For decades, one of the most popular ideas in ____ literature is the idea that ____.
Recent theoretical developments have revealed that ____.
This research constitutes a relatively new area which has emerged from ____.
These approaches have been influential in the field because of ____.
In the past several decades, ____ have played an important role in ____.
This is the field of study that deals with ____.
Most of the theories of ____ are however focused on explaining ____.
There are three major theoretical and conceptual frameworks for ____.
This field of study is sometimes referred as ____.
This has been widely adopted in the field of ____.
This thesis considers the field of ____ as the main subject of its study.
One of the major topics to be investigated in this field is ____.
This is now a mature field which is now being spun out into commercial applications ____.
This field is maturing, with a wealth of well-understood methods and algorithms ____.
The field has met with great success in many problems ____.
The field only really took off in the late ____ as it became more accessible to ____.
This is not particularly new and has been used for many years in the field of ____.
This field closely follows the paradigm of ____.
Widely considered to be a good way to ____.
This has been widely adopted in the field of ____.
This is more widely used at the time of ____.
This phenomenon has been widely observed.
A common technique is to ____.
This is a technique common in ____.
There are several common kinds of ____.

（二） Problem definition

This seems to be a common problem in ____.
The main problem is that ____.
There is a further problem with ____.

One primary problem with ____ is that ____.
The methods are not without their problems as will be discussed in ____.
This makes up for the problem of ____.
This seems to be a common problem in ____.
This is a complex problem and to simplify it requires ____.
A challenging problem which arises in this domain is ____.
These problems are difficult to handle ____.
This is typically a complex problem ____.
A well-known problem with ____ is that it does not take into account the ____.
The key problem with this technique is ____.
It is usually an ill-posed problem in the case of ____.
This problem is well-posed and does not require to impose ____.
This appears as a more straightforward problem compared to the ____.
The problem with such an implementation is that ____.
This poses some problems when carrying out the ____.
This problem has attracted more attention in the field of ____.
This is a basic chicken-and-egg problem because ____.
Unfortunately, this approach results in problems related to ____.
Most of the research in this field is aimed at solving this problem.
This problem has received substantial interest.
These examples highlight the problem that ____.
The main practical problem that confronts us is ____.

（三）Gaps in literature

There is no previous research using ____ approach.
As far as we know, no previous research has investigated ____.
Other studies have failed to ____.
To our knowledge, no study has yielded ____.
No study to date has examined ____.
Only a few studies have shown ____.
Moreover, few studies have focused on ____.
In particular no study, to our knowledge, has considered ____.

（四）Problems solution

One way to overcome these problems is to ____.
In order to rectify the problem of ____.
One approach to solve this problem involves the use of ____.
An alternative approach to the problem is ____.

This can be applied to solve these problems.

A number of works have shown that this problem can be overcome by using ____.

To overcome this problem, in the next section we demonstrate ____.

One way to overcome this problem is to ____.

To overcome this problem, some approaches have been made ____.

One way of recovering from this problem could be to ____.

This has been proposed to surmount the problems caused by ____.

A different approach to the traditional problem is given in ____.

A whole range of different approaches to the problem are available.

These techniques have potential to solve contemporary problems in ____.

We should tailor specific solutions to specific problems ____.

The standard solution to the problem is based on ____.

The solution proposed here addresses only the problem of ____.

There are techniques that have been developed to solve this problem ____.

There have been several attempts to solve the problem ____.

Broadly speaking, the problem can be addressed by ____.

One of the simplest ways of tackling this problem is ____.

This problem has been largely studied and many viable solutions have been found.

In general, this problem can be tackled in two different ways.

Other approaches have been shown to cope with the problem more efficiently.

We will review the main approaches to solve this problem.

Recently, a more general solution has been proposed for this problem.

Both these works provide a solution to the problem.

Recent methods focus on overcoming the problems by proposing different schemes for ____.

This strategy is not uncommon in this kind of problems.

We can apply our algorithm to solve this difficult problem.

This is how the problem can be tackled ____.

We will now demonstrate our method on some specific problems.

Here we solve several problems simultaneously.

We have undergone a rethinking of the problem by ____.

It is clear that the problem could be easily tackled by ____.

（五）Study motivation

It is of interest to know whether ____ still hold true.

We therefore analyzed ____ and investigated whether ____.

For this study, it was of interest to investigate ____.

We investigated whether ____ can be partly explained by ____.

To examine the impact of ____ we tested ____.

We characterize different aspects of ____.

One way to investigate ____ was to ____.

To illuminate this uncharted area, we examined ____.

（六）Aims & objectives

The aim is to develop more sophisticated methods for ____.

The aims in this chapter are twofold: First ____; second ____.

For our first goal, we focus on two problems ____.

The overall goal of this work was to ____.

This project aims to develop an overarching framework to ____.

The aim of the experiment is to compare ____.

The ultimate goal is to produce a ____.

The overall goal of this thesis was to pursue ____.

After defining the problem, we explain the goals of the thesis.

With this aim in mind, in this paper we present a new method for ____.

There is no overall goal, apart from ____.

We examine some previous work and propose a new method for ____.

There are too many simultaneous goals making it difficult to ____.

One of the major aims of this work was to create ____.

The main objective is to investigate methods for improving ____.

The objectives can be restated in the light of ____.

The objective is to devise and implement a system for ____.

The objectives were partially met by developing a method to ____.

The objective is to demonstrate the feasibility of ____.

One of the objectives is to improve the ____.

（七）Significance and advantages of your work

This thesis has made a number of significant contributions to the field of ____.

The contributions made should be of wide interest.

The first main contribution proposed in this field is a ____.

The contributions of this work are presented as follows: ____.

The main achievements, including contributions to the field can be summarised as follows: ____.

The key contribution of this work is the solution it provides ____.

It has numerous advantages as explained here ____.

There is a clear advantage in the following methods of ____.

This has particular advantages over other ____.

All of these advantages make it particularly valuable in ____.

One of the primary benefits of this algorithm is ____.

This gives a significant advantage because ____.

These point out the advantages and practicability of ____.

One of the key benefits of the algorithm is ____.

The main advantage compared to previous method is ____.

This present some practical advantages.

The main advantage is the simplified pattern.

One practical advantage of the method is that it can be used in ____.

In comparison with other techniques, this method has the advantage of ____.

It yielded significant speed advantages when ____.

The benefit of using the ____ is expected to ____.

The main advantage is that we are able to ____.

To give some idea of the benefits of this method ____.

The additional advantage of using this method is that it results in ____.

These are the main advantages of this method.

（八） Findings

From the short review above, key findings emerge: ____.

We describe the results of ____ which show ____.

We showed that ____.

Our findings on ____ at least hint that ____.

This is an important finding in the understanding of the ____.

The present study confirmed the findings about ____.

Another promising finding was that ____.

Our results demonstrated that ____.

This result highlights that little is known about the ____.

Together, the present findings confirm ____.

The implications of these findings are discussed in ____.

The results demonstrate two things. First, ____; Second, ____.

This analysis found evidence for ____.

Planned comparisons revealed that ____.

Our results casts a new light on ____.

This section summarizes the findings and contributions made.

It performs well, giving good results.

This gives clearly better results than ____.

The results confirm that this a good choice for ____.

From the results, it is clear that ____.

In this section, we will illustrate some experimental results.
This delivers significantly better results due to ____.
The result now provides evidence to ____.
It leads to good results, even if the improvement is negligible.
This yields increasingly good results on data.
The result of this analysis is then compared with the ____.
The applicability of these new results are then tested on ____.
The results are substantially better than ____.
The results lead to similar conclusion where ____.
Superior results are seen for ____.
Extensive results carried out show that this method improves ____.
However, even better results are achieved when using our algorithm.
It is worth discussing these interesting facts revealed by the results of ____.
Slightly superior results are achieved with our algorithm.
The result is equal to or better than a result that is currently accepted.

（九）Comparison with prior studies

The results demonstrated in this chapter match state of the art methods.
These results go beyond previous reports, showing that ____.
In line with previous studies ____.
Contrary to the findings of ____ we did not find ____.
They have demonstrated that ____.
Others have shown that ____ improves ____.
By comparing the results from ____ we hope to determine ____.
However, in line with the ideas of ____ it can be concluded that ____.
When comparing our results to those of older studies, it must be pointed out that ____.
Overall these findings are in accordance with findings reported by ____.
Even though we did not replicate the previously reported ____ our results suggest that ____.
However, when comparing our results to those of older studies, it must be pointed out ____.
A similar pattern of results was obtained in ____.
These basic findings are consistent with research showing that ____.

（十）Limitations of your work

Because of the lack of ____ we decided to not investigate ____.
One concern about the findings of ____ was that ____.

The limitations of the present studies naturally include ____.

Regarding the limitations of ____ it could be argued that ____.

This limitation is apparent in many ____.

Another limitation in ____ involves the issue of ____.

One limitation is found in this case.

One limitation of these methods however is that they ____.

It presents some limitations such as ____.

Although widely accepted, it suffers from some limitations due to ____.

There are several limitations to this approach.

One limitation of our implementation is that it is ____.

The approach utilized suffers from the limitation that ____.

It suffers from the same limitations associated with a ____.

（十一） Casual arguments

It is by now generally accepted that ____.

A popular explanation is that ____.

As it is not generally agreed that ____.

These are very small and difficult to observe.

It is important to highlight the fact that ____.

It is notable that ____.

This did not impair the ____.

This is important because there is ____.

This implies that ____ is associated with ____.

This will not be biased by ____.

There were also some important differences in ____.

It is unlikely that ____.

This may alter or improve aspects of ____.

This is particularly important when investigating ____.

This introduces a possible confound in ____.

（十二） Speculations

However, we acknowledge that there are considerable discussions among researchers as to ____.

We speculate that this might be due to ____.

It remains unclear to which degree ____ are attributed to ____.

This does seem to depend on ____.

It is important to note, that the present evidence relies on ____.

The results show that ____ does not seem to impact the ____.

Alternatively, it could simply mean that ____.

It is difficult to explain such results within the context of ____.

From this standpoint, ____ can be considered as ____.

Under certain assumptions, this can be construed as ____.

At this stage of understanding, we believe ____.

（十三）Deductive arguments

A difference between these ____ can only be attributable to ____.

Nonetheless, we believe that it is well justified to ____.

This may raise concerns about ____ which can be addressed by ____.

These findings support the notion that ____ is not influenced by ____.

This may be the reason why we did not find ____.

In order to test whether this is equivalent across ____ we ____.

Therefore, ____ can be considered to be equivalent for ____.

第五节　投稿信、标题页撰写技巧与模板

一、投稿信撰写技巧与模板

投稿信（Cover Letter）是论文投稿时与论文一起发送给编辑的信件，其目的是让编辑在阅读投稿者的论文之前，简单了解论文的基本情况。投稿信是编辑对论文的第一印象，也是初步评判论文是否可以被期刊接收的重要依据。因此，投稿信的撰写非常重要。用简明扼要的语言吸引编辑的注意是非常重要的。

完整的投稿信一般包含以下内容：

（1）期刊编辑的姓名（不知道编辑是谁的情况下直接用 Dear editor）。

（2）投稿论文的标题。

（3）投稿论文的类型（letter，communications，article，review or comments）。

（4）论文简介，包括研究背景、论文的重要发现、论文可以在该期刊发表的原因（引发读者兴趣的地方、与期刊的契合之处等）。

（5）稿件伦理陈述，出版道德规范的免责说明（投稿时会进行确认，投稿信里面可以不出现）及对稿件有无特殊处理要求（一般指屏蔽某些竞争者成为审稿人）。

（6）作者信息：一般为通信作者姓名、所属机构、通信地址、联系电话、邮箱等。

（7）推荐审稿人名单（注：目前很多杂志社已经将这一部分挪到了投稿网站系统上，投稿信中可以不再列出）。

二、实例模板

下面介绍一个投稿信模板。

[Date]

[Journal Editor's name(first name followed by family name)]

[Editor's title, *Journal Name in italics, title case*]

[Journal's full postal address]

Dear Dr. [Editor's family name],

On behalf of all authors, I would like to ask you to consider our manuscript entitled "**add manuscript title within the quotation marks using sentence case**" for publication in[*Journal Name in italics, title case*] as an original research article. This[add type of study if relevant, such as prospective cohort, randomized controlled trial, double-blind, multi-center] study investigated[add the research problem that you sought to answer], focusing on [add primary endpoint]. **If relevant, add the following sentence:** All study participants provided informed consent, and the study design was approved by an ethics review board. [Add a sentence describing the background or reasons for doing the study.]

Here, concisely describe the main results and significant conclusions. We believe that findings from this study will be of special interest to the readers of[add *Journal Name*]. **Explain why your findings will be relevant to readers of the journal, considering the journal's aims and scope and the implications of your study.**

Without wishing to take a liberty, my coauthors and I would like to suggest three potential referees:

Dr. [A, institution, address, phone, e-mail]

Dr. [B, institution, address, phone, e-mail]

Dr. [C, institution, address, phone, e-mail]

[Add any disclosure statements or information pertaining to ethical standards required by the journal.] This manuscript has not been published and is not under consideration for publication elsewhere. All the authors have approved the manuscript and agree with this submission.

Sincerely,

[Submitting author's full name and degree, such as PhD; MD, PhD; MD, DMedSc]

[Submitting author's institution]

[Full postal address]

[Telephone number; E-mail address]

三、具体写法示例

(1) 论文通信作者的信息，可以放到前面也可以放到后面。

(2) 投稿信第一段。

Dear editor,

We are submitting a manuscript entitled "论文标题" for your consideration for publication as a communication in "期刊名".

投稿信的第一段要简明扼要地告诉编辑你要干什么。

(3) 投稿信第二段。

第二段开始是整个投稿信的核心部分，要告诉编辑论文的亮点在哪里，有何创新，为什么适合于发表在这个期刊上，有哪些点可以吸引到期刊的读者等。

(4) 投稿信结尾。

①屏蔽竞争对手成为审稿人。

例句：Due to a direct competition and conflict of interest, we request that Drs. XX of ××× University., and YY of ××× University. not be considered as reviewers.

②推荐审稿人：一般找论文参考文献的作者，也可以推荐你在学术会议上认识的相关领域的朋友等。

示例：The following is a list of possible reviewers for your consideration:

Name A　E-mail: ××××@××××

Name B　E-mail: ××××@××××

③按照信件的格式署名。

示例：Sincerely yours/Best wishes/Best regards, XXX.

在署名前也可以加上一些客套话（不是必需的），如：We deeply appreciate your consideration of our manuscript, and we look forward to receiving comments from the reviewers. If you have any queries, please don't hesitate to contact me at the address below.

四、写作技巧

(1) 投稿信应该包含如下内容：

①对论文的要点进行通俗易懂的、非技术性简介，指出论文的研究背景（为何重要或者潜在影响等）。

②简单解释与以前论文相比的新奇之处和具体进展，点明论文的研究亮点。

③建议审稿人（包括姓名、头衔、电子邮件地址和单位信息）。

④建议被排除的审稿人，如果你认为这些人与你有潜在的利益冲突。

⑤可以介绍一下你之前发表过的相关论文，以表明有了相关基础。

（2）同时投稿信中需要避免一些不当内容：

①不要重申你提交了一篇论文，不要复制粘贴论文的标题和摘要。附言应该展示论文的有用信息，而不是简单地作为提交要求。

②不要总结所有的结果，长的附言通常是不必要的，一页就足够了。

③不要使用高度技术性的术语和首字母缩略词。用一般的方式解释所取得的进展有助于编辑更快地做出决定，基本上无法读懂的语言对编辑毫无帮助。

④不要过度解读。

⑤不要宣扬自己的科学声誉或该领域其他人对你的认可。

⑥给编辑的称谓一定要性别中立，如用“Dear editor”，不要称为“Dear sir”。

五、标题页撰写技巧与模板

标题页（Title page）一般包括六部分内容：标题、作者姓名、通信作者、论文简介、图片摘要、论文亮点。

撰写格式及模板：作者姓名部分需按顺序列出论文的所有作者，用逗号隔开，也可使用省略号替代中间的多位作者。通信作者部分需依次列出论文所有通信作者的邮箱地址，以逗号隔开。论文简介部分则介绍本文主要的研究工作，内容不应过长。图片摘要部分一般选取正文中最能表现全文研究工作的图片。论文亮点部分主要分点列出论文的研究内容及研究意义，一般是极具代表性的3～5个要点。

第五章
SCI 投稿、修回及发表相关事项

第一节　SCI 期刊文章类型

SCI 期刊收录的文章主要分为六大类，也有其他几类较少见的文章。

一、原创文章

原创文章（Original article）是作者原创的，是作者自己对选定的课题进行考察研讨、试验研讨、临床研讨的结果和临床事件教训的总结。一般对原创文章的要求是 3500～5000 词，需要引用 20～35 篇参考文献，尽可能引用专业性、可信度高的参考文献。一些具体的写作要求还需要查询目标期刊的要求，按照其投稿须知撰写。

二、病例报道

SCI 期刊接收的病例报道必须满足以下要求：报道的病例为首例，是罕见的或具有独特性，报道的病例能够证明相关领域某个假说或理论。对病例报道的一般要求是 800～1500 词，引用 8～10 篇参考文献。

在临床工作中必须善于发现和总结，才能写出高水平、有借鉴价值的病例报道。陈述病例时需要包含以下五点：患者进到科室时的症状是怎样的；医生通过何种方法检测该病；医生使用何种方法治疗该病；相应的治疗后效果如何；对患者的跟踪回访，出院一段时间后患者的身体状况与刚出院时的情况对比，讨论预后。

三、综述

综述（Review）是基于对已发表的文献或者科研成果的大量阅读和总结编写而成的。综述主要内容来源于曾经发表的资料，即以直接材料为主，属于第三次文献。作者需要把来自多种渠道、疏散的、无系统的、重复的资料或者文献系统地编排起来，使读者在较短的时间内对某一学科领域或某一专题的进展程度及发展情形有所了解。

SCI 期刊接收的综述一般是通过期刊邀稿形式获得的，期刊通常邀请相关领域专家撰写。

四、临床试验

临床试验（Clinical trial）类文章主要是以描述某种药物或治疗方法的临床试验为主，可以描述其临床有效性。

五、社评

社评（Editorial，Commentary）类文章一般是针对最新发表的某篇论文进行的评论，一般是各大期刊邀请相关领域专家进行评论，被评论的文章往往具有重大临床或科研意义。社评类文章需要具备以下特点：阐述被评论文章的意义，引起相关领域研究人员的关注；文中的讨论具有批判性，言论具有依据性；指出读者如何从中受益。社评类文章一般要求 1000～1500 词。

六、信稿

信稿（Letter to editor）是作者与期刊编辑之间的交流函件，需要写清楚需要说明的一切信息。

第二节　SCI 期刊投稿步骤与注意事项

一、投稿步骤

SCI 期刊投稿一般分为以下几个步骤。

（1）建立一个国际通用的邮箱账号。

（2）如果期刊接受在线投稿，先在其官网注册投稿账号；若不能，需要选择邮件投稿的方式。

（3）在线投稿按照投稿系统提示完成稿件提交：①输入文章标题；②选择题材类型；③加载作者信息及顺序，一般可允许最多三个共同第一作者；④上传摘要，注意字数要求；⑤填入关键词，关键词有词数和字符数的限制；⑥填入想对编辑说的话，这部分内容不会出现在文章中；⑦推荐审稿人，注意不要随便写审稿人，有些期刊会按作者所填内容选择审稿人，有些期刊会让作者列出回避的审稿人；⑧期刊还会要求投稿人承诺该研究无任何争议，附上伦理证明，甚至要求上传签字证明；⑨上传文章。

二、投稿注意事项

投稿注意事项如下：①确认是否需要版面费；②投稿成功后会收到系统自动回复的确认邮件，以确认审稿状态，要记住自己的文章编号，以便之后与编辑联系；③投稿完成后，等待编辑回复，并根据反馈意见及时响应。在线投稿的过程并不复杂，但是有些烦琐，生成 PDF 文档后，一定要再仔细检查一遍，确认无误后再提交。

第三节　SCI 期刊审稿状态与审稿周期

一、SCI 期刊投稿系统

目前，作为承载前沿科学知识的主体——SCI 期刊在推动学术交流中扮演着越来越重要的角色。在线投稿系统，使投稿、审稿过程简便、快捷。实行通信作者负责制，即其余作者可以在线投稿，但只有通信作者有权同意投稿、查询审稿状态及将稿件决议书转发给其余作者，其余作者的投稿信息在指定通信作者后便自动消失，这体现了对通信作者地位的重视。

二、稿件处理过程

期刊社收到稿件后，一般先由编辑助理审核材料是否齐全，然后转交给 1～2 名副主编审阅，仅当稿件被认为有科学价值、设计合理、可引起读者共鸣时才会被转交给 2 名及以上专家进行同行评审。目前大型综合性医学期刊（如 *The New England Journal of Medicine*、*The Lancet* 等）或专业学科权威杂志（如 *American Journal of Respiratory and Critical Care Medicine*、*Journal of Allergy and Clinical Immunology* 等）为提高同行评审效率，减轻专家审稿负担，编辑部会负责提前审议稿件。研究数据显示，约 60%的稿件因设计不完善或科学意义有限而被迅速退回。

同行评审所需时间主要取决于期刊社对稿件处理的时限要求及审稿人可支配的时间，需时较长，如果部分作者急于查询审稿状态而写信催稿，很可能会起反作用。如果期刊社并未明确阐述审稿周期或已知周期很短，一般同行评审超过 3 个月，作者礼貌地致信编辑较为妥当。

收到同行评审意见后，编辑会迅速评估稿件质量。若 2 名审稿人意见一致且较为肯定，编辑可能考虑录用，或建议小修稿件后再决定是否录用；若 2 名审稿人意见一致且较负面，则稿件被接收的概率较小，被直接拒稿的可能性较大；但若审稿人意见不一致，编辑会认真评估，会再邀请其他审稿人给出评审意见。需强调的是，“稿件修改即等于接收”的说法是站不住脚的，稿件修改只提示录用的倾向，只有认真、全面地回复审稿人的意见且反馈良好才能保证稿件被接收。目前不少权威期刊往往会在稿件经过几轮大修改后才做出是否接收的决定。稿件大修工作量较大，作者需针对审稿人的意见逐一、细致地回答，还要在原文上标记所做的改动。笔者认为这是很好的学习机会，同行专家的建议对提高论文水平，促进作者总结归纳帮助很大。经期刊社审编后的稿件在质量、语言表述、讨论重点等方面都会得到提升和改善。

拒稿不等同于这篇文章今后没希望被其他期刊接收，可能是稿件质量或设计有所欠缺，不能让专家信服，作者应根据稿件决定通知进行认真修改，虚心接纳意见，或者适当地补充实验以完善设计和结果，然后再投稿。

三、SCI期刊处理状态栏的含义

自论文投稿成功后，作者可以不定期地登录投稿系统查询审稿状态，而详细了解常见的状态及其含义有助于作者把握审稿结果。常见SCI期刊审稿过程中出现的状态栏及其含义见表5－1。

表5－1　常见SCI期刊审稿过程中出现的状态栏及其含义

审稿阶段	审稿状态	说明
确认投稿	Submitted to journal	投稿刚成功，邮箱会立即收到确认信件，接下来有待编辑处理稿件
	Submission awaiting author approval	EES系列期刊需在投稿后由通信作者登录网页同意投稿，状态才会变为“submitted to journal”
同行评审	Awaiting admin processing	在副主编审稿前，编辑助理负责审查稿件是否齐全，若不齐全，则立即通知作者按要求补充相关材料
	With editor	稿件已经递交给编辑处理。若长时间状态没变，可能是还未做出是否派审的决定
	Under review	编辑部或编委在初审稿件，前者对稿件录用倾向做预期评估。其含义与“peer review”不完全一致
	Awaiting AE decision	副主编很快会做出决定。若未经评委评审（除“letter”或“correspondence”外），稿件几乎都会被拒绝
	Awaiting reviewer selection	副主编已接手处理，正在邀请审稿人
	Peer review	同行评审，耗时最久，也是影响期刊社是否接收稿件的关键环节。现投稿量激增，为保证质量，高水平的期刊社均事先设“in-house review”，不过关的稿件会立即被拒绝
	Awaiting referee scoring	同上

续表5-1

审稿阶段	审稿状态	说明
同行评审	Required reviews completed	2名审稿人意见均反馈到期刊社后的状态
	To editor	同上，与“with editor”含义不同
	Decision in process	收到审稿人反馈后，编辑立即将意见提交给副主编，由副主编做出推荐决定给主编，最后主编决定是否接收稿件，其后通过邮件告知作者
最终决定	Reject	最常见的状态，著名期刊拒稿率可达90%。“immediate reject”指立即拒稿，即编辑迅速审阅后即拒稿
	Accept	稿件被接收
	Major revision	大修改，不一定意味着接收。提示审稿人评价较好，有机会被接收。一定要认真、严格地按照意见修改，审稿人稍不满意稿件就会被拒绝，这个阶段拒稿的比例越来越高
	Minor revision	小修改，原则上确定接收稿件，仍需虚心接受审稿人的意见，对审稿人提出的问题进行逐条修改
	Accept with minor revision	基本同“minor revision”，只是接收的事实已经确立
	Reject and resubmit	审稿人对修改结果不满意，但欢迎作者修改后重新投稿。如“reject”，不允许重投同一个期刊

第四节　回复SCI期刊审稿人意见的技巧、模板和论文被拒后的调整

一、回复审稿人意见的技巧与模板

对审稿人提出的所有问题必须逐条回答，回答时证据要充分，特别是反驳或不同意审稿人的观点时，礼貌的措辞是非常必要的。

尽量满足意见中需要补充的实验研究要求，满足不了的也不要回避，说明理由。审稿人提出要补充的实验研究，如果不是非做不可的，可以进行解释。有时审稿人即使想接收你的文章，还是会提出一些不足之处。如果你不想补充实验或者补充很困难，可做出合理的解释。最重要的是逐条诚实回答。绝大部分实验是不用真追加的，除非你受到启发，想改投其他更好的期刊。

审稿人推荐的文献一定要引用，并讨论透彻。

修回后投稿一定要核对初稿中改正的地方：作者的一般信息和各种联系方式、标

题、摘要、图片编号、数据值、投稿信等。要谨慎填写版权协议和利益冲突表格，签名时尽量不要代签。

以下为给审稿人回复信件示例，供参考。

Dear Editors and Reviewers:

Thank you for your letter and for the ××× comments concerning our manuscript entitled ××××××××××. Those comments are all valuable and very helpful for revising and improving our paper, as well as the important guiding significance to our researches. We have studied comments carefully and have made correction which we hope meet with approval. The main corrections in the paper and the responds to the reviewer's comments are as following:

Comments：（列举审稿人提出的问题时切忌遗漏任何一条）

1. ... Please check and revise.

2. ... Please revise.

3. ...

Response/Rebuttal：（表示感谢并且详细说明修改过程，或回答审稿人的疑惑之处，或详细列举证据反驳审稿人的观点）

1. We are very sorry for our unclear report in...

2. It is our negligence and we are sorry about this. According to comment, related content have been improved...

3. As the Reviewer's good advice, ...

Special thanks to you for your good comments.

20××—××—××

二、SCI 期刊论文被拒后的调整

SCI 期刊发表论文数量有限，接收稿件有一定的限制，这就注定一部分稿件会被拒稿。稿件被拒后投稿人要调整好心态，认真修改稿件。

（1）仔细阅读审稿人的意见。对于审稿人的意见，需要进行评判性的采纳。对于某些有建设性的意见或有利于呈现论文论点的提议，比如增加验证数据、补充对比方法、完善文献回顾、文章润色等，需考虑修改难度，综合评估后进行取舍。但期刊编辑和审稿人的建议也不一定完全正确，因为我们不知道对方对论文的研究内容到底了解多少，也不知道对方的审稿态度是否端正，所以需要结合自己的实际情况筛选建议。

（2）修改论文内容。论文内容的修改分为结构的修改和文字的修改。结构是论文表现的重要因素，是论文内容的组织安排。结构好坏，直接关系着论文内容的表达效果。结构的调整和校正，关系着全文的布局和安排。论文结构调整的原则和要求，是要有利于突出中心论点。论文文字的修改力求清楚简练、表达准确、可读性强。

（3）重新选择投稿期刊。论文修改完成后，需要慎重选择重新投稿的期刊，除了注意不要投递已经拒稿的期刊，还需注意尽量投稿和论文研究领域匹配且由大型期刊社发行的期刊。

第六章
科研常用软件

第一节　文献管理软件——EndNote

EndNote 文献管理软件是一个集研究、写作和发表于一体的工具。用户利用 EndNote，可以按出版物的格式要求编排参考文献格式，应用广泛。

EndNote 文献管理软件有如下功能：将检索、分析、管理、写作、投稿整合在一起，创建简单工作流；检索联机数据库和图书馆编目，创建即时的个人图书馆；通过从联机数据库导入文件避免重复输入工作，与 Web of Science 无缝连接；与 Word 一体化，边写作边引用；管理和组织参考文献、图片和相关文件；创建带有引文和图表的即时书目；通过分享功能，极大地简化团队合作。

一、个人图书馆的创建与文献导入

打开 EndNote，点击“File”→“New”→“New Reference Library”，即可创建个人图书馆。

个人图书馆主要分为“管理区”“功能区”“文献列表区”“文献浏览区”“检索区”，各个区域的范围大小可以通过鼠标拖曳随意调整。

在 Web of Science 数据库中，我们可以在文献检索后，勾选需要的文献，点击“保存至 EndNote desktop”，数据库会自动下载一个后缀为“. ciw”的文件。打开 EndNote，点击“File”→“Import”→“Options”，选择“ISI-CE”导入即可。

在 PubMed 数据库中，我们可以在文献检索后，勾选需要的文献，点击“Send to”→“Citation manager”→“Create file”，此时数据库会自动下载一个后缀为“. nbib”的文件。打开 EndNote，点击“File”→“Import”→“Options”，选择“PubMed (NLM)”导入即可。

此外，我们可以在“Import”中直接导入本地 PDF 文件，并且可以通过“Find Reference Updates”进行文献信息的更新。

在 EndNote 中还可以直接进行文献检索，将检索到的文献保存到本地，但检索的全面程度还有待考量。

由于各大数据库之间有交叉，检索到的文献可能有重复，EndNote 提供了查找并去除重复文献的功能。

二、使用 EndNote 进行文献管理

在 EndNote 中，利用“Group”分组功能，可以对文献进行分组管理。

在 EndNote 中，分组方式有以下几种。

（1）“Custom Group”：把目标文献添加到组（直接拖动或右键添加），所有组按照字母顺序进行排序。

（2）“Smart Groups”：按照设置条件自动挑选符合条件的记录，在有新记录收入时自动将符合条件的记录放入“Smart Groups”。

（3）“Combination Group”：将已经设置好的组用 AND、OR、NOT 进行组与组之间的匹配，如寻找组与组之间的交集或并集等。

在 EndNote 中，可通过“星级打分”和“阅读标记”等方式，对文献进行标记，以便之后快速查找。

同时，采用内置的搜索功能，可以快速检索到所需的特定文献，检索词会在文献条目中高亮显示。

在阅读文献条目时，可通过备注功能对文献进行自定义的标记，以便区分文献。

如果认为该文献有价值，则可以从 EndNote 界面一键直达文献全记录页面及相关记录页面，从而了解更多信息。

需要阅读文献全文时，可通过“Find Full Text”找到，此外也可用“Digital Object Identifier（DOI）”编号及 PubMed 查找。

三、文献插入

传统的手动插入参考文献的工作量非常巨大，调整论文架构会遇到参考文献顺序无法自动调整的问题；同时，不同投稿期刊对于参考文献格式要求不同，每次换投期刊就要面临参考文献格式调整的大工程。使用 EndNote 与 Microsoft Office Word（简称 Word）的组合，可以便捷地实现对文献插入的管理。

安装好 EndNote 后，Word 中会自动出现工具栏，点击“Insert Citation”，可以寻找并筛选要插入至文章中的参考文献。

在同一工具栏下，点击“Edit & Manage Citation”，可以实现对文献的插入、删减、调整顺序等操作。

在转投其他期刊，需要改变参考文献格式时，选用目标期刊格式，再点击“Update Citations and Bibliography”即可实现快速调整。

以 EndNote 为代表的文献管理软件几乎是每一位科研工作者的必备工具。学好、用好文献管理软件可以免去大量烦琐操作，节省很多时间。本节所述内容仅仅是对

EndNote 软件使用流程的基本介绍，更多的进阶操作，请参阅其他相关资料。

第二节　科研绘图软件——GraphPad Prism

GraphPad Prism（简称 Prism）是一款数据处理与图形软件，适用于 Windows 和 Mac 系统，它结合了科学绘图、综合曲线拟合（非线性回归）、可理解的统计数据和数据组织。

打开 Prism 软件的初始页面，左侧为表格类型，右侧为表格说明和数据输入方式。

柱形图是科研论文的常用图形，使用 Prism 可以轻松绘制柱形图。首先选择“Column”，在“Options”中选择输入原始数据，点击“Create”，进入作图界面，在表格中输入各组数据，点击左边的“Graphs”即能生成柱形图。

在图形界面，双击图片标题、纵轴或横轴即可设置相应的文字。双击柱形进入图形设置界面，可改变柱形宽度、颜色、填充形状等。此外，Prism 可在柱形图上添加均值、中位数、样本数量等标记，还可以绘出连接线和显著性标记。

在 Prism 中，我们可以通过选择图形界面的“Individual values”，绘制带数据散点的柱形图。如果数据比较复杂，则可调整数据输入格式，在计算好平均值和标准差后，再输入数据。

除了柱形图，也可通过 Prism 绘制其他常见的图形，如箱式图、小提琴图、折线图等。

在医学论文中，生存曲线图是很重要的图形，我们也可以通过 Prism 绘制简洁直观的生存曲线图。

在初始界面左侧，选择“Survival”，选择手动输入数据后，点击“Create”，进入数据输入界面。

这里需要特别注意的是数据输入格式。第一列（*X* 轴）是研究中患者的随访时间，单位可以是月、年等。第二列（Group A）是第一组患者对应的生存或死亡的情况，在这里 0 代表生存，1 代表死亡。第三列（Group B）是第二组患者对应的生存或死亡的情况。Group A 和 Group B 的数据需要写在不同列中。

录入数据之后，就可以直接点击左侧的“Graphs”。

点击“OK”，即可生成原始的生存曲线图。此时曲线是黑白的，不利于区分。

双击任一生存曲线，可以改变曲线的颜色、线型，图例中也会自动做出相应改变。

如果需要添加参考线，比如预后研究中需要 5 年生存率，这时只要双击 *X* 轴，在“Additional ticks and grid lines”中写入 60（月）或 5（年），点选“line”即可。

在做出满意的图片之后，我们可以点击“File”→“Export”导出图片，最高可以选择分辨率为 1200dpi 的 TIFF 图片，达到投稿需求。

第三节　Meta 分析软件——Review Manager

Review Manager（简称 RevMan）软件是一款为制作、保存 Cochrane 系统评价而开发的软件。

RevMan 软件的主要特点是可方便地制作和保存 Cochrane 系统评价的计划书和全文；可对录入的数据进行 Meta 分析，并以森林图的形式展示分析结果；可对 Cochrane 系统评价进行更新。

该软件是目前 Meta 分析专用软件中较为成熟的软件之一，也是 Meta 分析软件中唯一可以与 GRADEpro 软件相互导入进行证据等级评定的软件。

一、新建系统评价文件

单击“File”菜单，再点击“New”，或者点击快捷工具栏中的“File”按钮，可新建系统评价文件。弹出新建系统评价向导对话框，单击“Next”。

接下来，选择系统评价的研究类型，此处以干预性试验为例。

再为系统评价文件命名，RevMan 软件提供了多种常用的标题格式。

第一种是指一种干预措施用于治疗某病，如卡介苗用于预防肺结核；第二种是指干预措施 A 和干预措施 B 用于治疗某病，如卡托普利和利血平用于治疗高血压；第三种是指某种干预措施用于治疗某一大类人群中的某病，如氯沙坦用于治疗糖尿病中合并肾病的人群；第四种是指输入自定义标题。

研究阶段一般选择“Full review”，点击“Finish”，完成系统评价文件的创建。

点击“Review information”，可以修改这个“Review”的基本信息。

点击“Main text”，可以看到这个“Review”的提纲，初学者可以参照来写。

点击“Tables”，表格区主要有三个功能：呈现各个研究的特点，呈现调查结果一览表，附加表格。

点击“Studies and references”，添加纳入和排除的研究。再点击“Add study”，可以开始录入研究。

“Data and analyses”：在此处进行数据统计和分析。

“Figures”：图片区，纳入研究的流程图和偏倚风险。

点击“Sources of support”，记录来自内部及外部的支持。

“Feedback”：用来记录此篇系统评价作者的反馈信息。

“Appendices”：可以在此处添加更多的非必要的细节信息。

二、添加研究

右击“References to studies”，然后选择“Add study”。

RevMan 软件将研究分成四种形式。

“Included studies”：纳入研究，符合纳入标准，被纳入进行系统评价的文献。

“Excluded studies”：排除研究，不符合纳入标准，但是被检索出，不被纳入进行系统评价的文献。

“Studies awaiting classification”：待评估的研究，还没有被作者充分地评估是否符合纳入标准的文献。

“Ongoing studies”：正在进行的研究，正在进行评估的文献。

选择相应的研究形式，点击“Next”。进入添加研究向导对话框，在“Study ID”中为研究设置编号，设置编号的格式为第一作者姓氏和发布年份的组合，如果有多篇文献具有相同的第一作者姓氏和年份，可以通过在年份后面加字母予以区分，单击“Next”。

在数据来源对话框中点击“Data Source”的下拉列表，选择数据来源，共有 4 种。

弹出选择研究识别码的对话框，单击“Add identifier”，从“Type”栏下拉菜单中选择识别码的类型。

识别码一般有四种。

“ISRCTN”：来源于国际标准随机对照试验号注册库的识别码。

“DOI”：数字对象唯一标识符。

“Clinical Trials. gov”：来源于临床试验信息网站的识别码。

“Other”：其他类型的识别码。

也可以不选择，直接点击“Next”。

完成操作后，点击目录窗口“Included studies”，可以看到新增加的研究。

三、添加比较名称和结局指标

右击目录窗口中的“Data and analyses”，单击“Add comparison”，弹出新建比较名称向导窗口。

在输入名称对话框中，在“Name”一栏里输入比较名称，通常称为治疗措施 vs 对照措施，如“药物 vs 安慰剂”。输入名称后，点击“Next”可完善比较名称信息，点击“Finish”完成比较名称添加。

右击“A vs B”后，点击“Add outcome”，即可弹出添加结局指标向导窗口。

在添加结局指标向导窗口中，RevMan 软件提供了以下几种选择结局指标的数据类型，分别为“Dichotomous”，二分类变量；“Continuous”，连续型变量；“O-E and Variance”，期望方差；“Other Data”，其他类型。

本节以二分类变量为例，选择后，点击“Next”可以完善结局指标信息，或点击“Finish”完成该结局指标的添加。

如选择“Next”，在“Name”栏中输入结局指标的名称，如“Death”。在“Group label 1”中可以重命名干预组的名称，如“Experimental”；在“Group label 2”中可以重命名对照组的名称，如“Control”。

选择“Next”，进入选择分析方法向导窗口。这一部分可以根据需要选择相应的统计学方法、分析模型和效应量。

选择“Next”，可在分析方法细节窗口中选择置信区间。

选择“Next”，可弹出图形细节窗口，在图形细节窗口中可通过“Left/Right Graph label”改变图例，通过“Scale”改变数据显示范围，以及通过“Sort by”改变纳入研究的排序。

选择“Next”，需要选择下一步行动。选择“Nothing”后，点击“Finish”完成结局指标的添加。

四、添加结局指标数据及绘制森林图

本节以二分类的结局变量为例，示范如何在RevMan软件中添加结局指标数据并绘制森林图。

对于二分类变量来说，我们至少需要收集试验组事件数、试验组样本量、对照组事件数、对照组样本量，也就是试验组的分子和分母、对照组的分子和分母。

在添加数据进入RevMan软件之前，可以先在Excel里整理需要的数据形式。

右键单击结局指标“Death”，选择“Add study data”，弹出“New study data wizard”窗口。

在“Included studies”栏中选中研究名称，点击“Finish”将研究加入右边的表格中。

在表格中输入相应的数据。点击表格上方的“OR”，可在“OR”（比值比）、“RR”（相对危险度）和“RD”（危险度差值）之间选择效应量。点击表格上方的“FE”，可在固定效应模型和随机效应模型之间选择统计模型。

输入数据和选择效应量及统计模型后，即可在表格中获得合并效应量。

点击表格上方的森林图按钮，弹出“Forest plot”，每条短横线代表相应研究“OR”的置信区间，短横线上的黑色方块为“OR”的点估计。“Total”一行则是合并后的结果。

森林图中，“Heterogeneity”代表异质性分析，“I^2”为异质性定量分析，该值越大，提示研究间异质性越大。对于异质性大的研究宜采用随机效应模型合并，对于异质性小的研究宜采用固定效应模型合并。

点击表格上方的漏斗图按钮，弹出“Funnel plot”，漏斗图的主要作用是从直观上识别发表偏倚。若不存在偏倚，则呈对称的漏斗状；若图形不对称有偏向，则表示存在偏倚。

本节主要介绍了使用RevMan软件进行Meta分析的基本步骤，在实际的操作过程中，还有一些需要注意的细节，如统计学方法、分析模型和效应量如何选择等，需要根据具体情况进行具体分析。此外，还有其他软件可以进行Meta分析，如R和Stata等，这些软件各有优缺点。

第四节　统计分析软件——SPSS

SPSS 是一种集成化的计算机处理和统计分析通用软件，被广泛应用于自然科学和社会科学的各个领域。

本节主要以 IM SPSS26.0（以下简称 SPSS26.0）版本用于问卷研究为例，讲解 SPSS 统计分析软件的功能及使用方法。

一、SPSS 界面说明

SPSS 界面分为数据视图和变量视图两部分。

数据视图用来存储数据，类似 Excel。数据存储以二维空间形式进行，每行代表一个样本，每列代表一个问卷单选题。如果问卷为多选题或者排序题等，那么每个题需要单独存储一列。通常情况下，数据中的数字代表问卷中的答案顺序，比如性别共有两个答案，顺序依次为男性和女性，那么 1 代表男性，2 代表女性。数据视图仅用于存储数据，并且在绝大多数情况下均为数字，具体教字代表的含义则由变量视图进行表述。

变量视图对问卷编号、数字代表的实际含义等进行表述。名称主要为自定义问卷或变量的名称，便于理解和识别。

软件最上方为功能区域，其中“分析”菜单涵盖了所有的分析方法，使用频率也是最高的。另外，“转换”和“数据”菜单下会涉及 SPSS 基本功能区域。SPSS 功能丰富，如“图形”菜单中包括各类图形操作，“实用程序”菜单中包括“脚本”设置等。

二、计算变量

计算变量是指对问卷中的某个题项或者多个题项进行处理的一种数学变换。计算变量功能仅适用于定量数据，分类数据不需要进行加减或者取平均值等处理。使用计算变量功能的操作步骤如下。

选择“转换”，点击“计算变量”。

在弹出的对话框中输入目标变量名称和数字表达式，单击“确定”。

目标变量名称指新生成的变量名称（此名称不能有特殊符号，如“&”或者空格等）。在“数字表达式”文本框中输入对应的数字关系式。完成计算变量后，变量视图最后一行会显示新生成的变量相关信息。

三、编码处理

计算变量功能适用于定量数据，而编码处理功能则适用于分类数据，同时也适用于定量数据（反向题处理）。通常情况下，在问卷研究中使用编码处理功能场景共有三种，第一种场景是选项组合，第二种场景是虚拟变量设置，第三种场景是反向题处理。处于第一种、第二种场景时，通常会重新编码并且重新生成变量，而处于第三种场景时通常不需要重新生成变量，而是让 SPSS 直接改变原始数据。

编码处理步骤：

第一步，选择“转换”，点击“重新编码为相同变量”或者“重新编码为不同变量”。如果进行选项组合或者虚拟变量设置，那么选择“重新编码为不同变量”；如果是反向题处理，那么选择“重新编码为相同变量”。

第二步，设置重新生成变量的名称和标签。

第三步，设置旧值和新值，选择“设置编码”，单击“继续”，再单击“确定”。

四、筛选功能

在问卷研究中经常用到筛选功能。如果在研究时仅需要分析女性，但是数据中有男性样本，那么此时就需要进行筛选处理。筛选处理需要在数据分析前进行。

第一步，选择“数据”中的“个案”，在弹出对话框中勾选“如果条件满足”，单击“如果”进行第二步。

第二步，输入筛选表达式，单击“继续”，再单击“确定”。

五、合并数据

（一）合并样本

合并样本指 SPSS 数据行数的合并。

（二）合并变量

合并变量指 SPSS 数据列数的合并。

具体操作步骤：选择“数据”中的“合并文件”，再选择功能项并且进行后续操作。

六、数据导入和导出

（一）读取 Excel 文件

（1）首先将需要导入的 Excel 文件放到计算机中易于找到的位置。

（2）打开 SPSS，点击“文件”，选择“打开”中的“数据”，弹出“打开数据”对话框。

（3）在“文件类型”处的下拉菜单中选择“Excel（＊.xls，＊.xlsx，＊.xlsm）”，在“文件名”处选择“查找范围”，找到需要导入的 Excel 文件，点击“打开”，弹出“打开 Excel 数据源”对话框。

(4) 在“打开 Excel 数据源”对话框里，可以根据自己的需要设置相关参数，设置完毕后，点击“确定”。

(二) 数据保存与导出

点击“文件”→“保存”或“另存为”，弹出“将数据另存为”对话框，在“查找位置”处可设置文件保存位置，自己命名文件名，保存类型默认为“SPSS Statistics (*.sav)”，即 SPSS 数据文件格式，如需存为其他格式，则可在下拉菜单中进行选择，点击“确定”即可。

第七章
科研工作中的综合素质和沟通能力

随着我国科研发展战略的深入实施，科研工作发展势头迅猛，社会和人民群众对科研成果转化的需求日益增加。党的十八大以来，面对新的国际形势和我国国情，习近平总书记对科技研究和科技创新提出了新思想、新论断、新要求。我国要建成世界科技强国，关键是要有一支规模宏大、结构合理、素质优良的创新人才队伍，激发各类人才创新活力和潜力。

科技兴则民族兴，科技强则国家强。科研是一项复杂、艰巨的群体劳动，在科研活动中人与人之间的相互作用直接影响着科研协作和科研计划的完成情况。在科研技术与成果转化发展迅猛的当下，科研团队的合作已成为科研的关键条件。在各大高校知识密集、学科交叉融合、产学研一体化的环境下，科研团队合作蕴藏着无限的创造力和潜能。而团队合作过程中，综合素质和沟通能力等非专业因素往往起到重要的作用，甚至很大程度上决定了科研目的、过程、成果实现情况和效能。但当下还存在一些科研工作与高校基础教育脱节的现象，特别是重课题研究、轻沟通能力与个人综合素质的培养，主要体现在一些人员基础知识与实际科研运用脱节、动手能力不足、好高骛远、综合素质偏低等方面。闭门造车和单打独斗会导致成果转化大打折扣或科研工作中重要环节脱钩的情况。对于一个科研项目，稳定的科研资金支持、完善的科研管理制度、优良的科研专业能力、有效的团队沟通与协作、良好的综合素质均为必要条件。

第一节　科研工作中的综合素质

科研工作是人们追求真理、认识自然规律、改造自然、造福人类、推动社会发展进步的实践活动，具有复杂性、艰巨性和风险性，需要科研工作者具有良好的综合素质。素质与知识、能力三者具有内在、密不可分的联系：素质是知识、能力的内化和升华。在高校科研过程中，调动学生的积极性与主动性，培养学生的探索与创新精神，提高学生的综合素质，能提高科研工作的质量。提高综合素质的目的是提高科研和创新能力，科研和创新能力的提高必须以综合素质为有力保障。只有坚持规范管理和积极引导相结合，坚持整体推进与重点突出相结合，尊重规律，创新观念，深化内涵，才能整合资源，从而建立科学合理的大学生科技创新的服务体系和实践体系，才能把培养具有创新精神和创新能力的复合型人才推向一个新的高度。科研工作者的综合素质包括思想道德及文化素养、科学方法与基础知识储备、科研创新能力和思维能力、信息素质、身体和心理素质、职业素养等方面内容。

一、思想道德及文化素养

（一）思想道德

科研工作者的思想道德至关重要，决定着科研工作的发展方向。科研工作者需具备国家意识、法治意识和社会意识，拥护党和国家的领导，具有严谨的科学精神。科研工作者应具备爱国敬业的思想品质，视国家利益为最高利益，顾全大局，具有奉献、牺牲精神，把自己的事业融入中华民族伟大复兴的大事业中。

学术道德和学术规范是科研工作者应遵循的基本伦理和规范，是保证学术正常交流、提高学术水平、实现学术积累和创新的根本保障。

科研工作者应坚持严肃认真、严谨细致、一丝不苟的科学态度，不虚报教学和科研成果，反对投机取巧、粗制滥造、盲目追求数量不顾质量的浮躁作风和行为，倡导求真务实的学术作风，传播科学方法，以德修身，有良好的学术道德，帮助其他科研工作者养成恪守学术规范的习惯，成为热爱祖国、具有强烈使命感、学术作风严谨、理论功底扎实、富有创新精神的高素质科研人才。

（二）文化素养

文化素养是指人们在文化方面具有的较为稳定的、内在的基本品质。一名合格的科研工作者，必须拥有扎实的写作功底，能够用简练、准确的语言概括实验内容，以论文等形式呈现、传播科研成果。科研工作者还需具有对文献资料及信息的检索能力，充分利用媒介资源，掌握研究的进展和成果，在此基础上进行有意义的研究。此外，科研工作者还需具有良好的外语沟通能力，能够与国内外科研团队顺畅交流与沟通，获得有价值的前沿信息，从而提高自身科研水平。

总之，科研工作者作为具备核心竞争力的人才资源，应该认清自己在国家发展中的历史使命，勇于承担时代赋予的责任，必须具备良好的思想道德和文化素养，努力强化理论学习，积极配合学校教育，切实提高综合素质，成为国家需要的高素质科研人才。

二、科学方法与基础知识储备

（一）科学方法

掌握正确的科学方法是科研工作者的一项重要素质。正确的科学方法是科研工作的根本，科学方法必须遵守三个基本原则：在逻辑上要严密，达到归纳和演绎的统一；在方法上要有辩证的分析和综合的思维；在体系上实现逻辑与历史的一致，达到理论与实践的具体统一。科学性贯穿整个科研项目，科研工作者必须掌握正确的科学方法，才能保证科研项目的成功。

科学方法具有以下特点：

（1）具有高度的自觉性和组织性。它是围绕研究课题开展有组织、有计划、有目的的认识活动的方法。

（2）具有继承性与创造性。科学方法以认识世界为目的，是在继承和否定中发展的，因此具有继承性与创造性。

（3）具有极强的探索性。科学方法用于认识未知世界，认识人类尚未认识的客观规律，因而具有探索性。掌握正确的科学方法，可以使科研工作者更好地进行科学技术的研究与创新，也能够掌握更加科学全面的研究方法和研究方向。

（二）基础知识储备

基础知识储备是所有素质的根基，科研工作者需具有与本专业相关的较为扎实的理论功底和实践技能。

首先，做好科研的前提是储备系统性的相关专业理论知识，这是科研实践的基础与保障。高校学生在学习阶段已积累了一定的理论知识，但仍有所不足，科研工作中需要有选择性地阅读、学习所研究领域的各家理念，进一步完善自己的专业系统知识，提升自身的综合科研能力。其中，在文献阅读中不仅要了解国内的最新研究前沿，还要熟悉国外研究的最新信息，更要关注学术界存在争论的有价值理论，结合自己的研究方向与专业情况来选择课题的方向，准备相应的实验设备与资料。科研工作者还要有较强的文献综述和文字表达能力，课题完成后要形成相应的文字报告或总结。该过程也可培养总结归纳能力。其次，需提高实践操作技能，特别是医学生，不仅要掌握专业领域常见病的诊断、治疗方法，还需要有及时准确判断病情的决断力和执行力，这需要在实践操作中不断训练。对于临床研究，科研思维很难被量化评估，导致临床科研思维的培训难上加难。在科研活动中可有意识地加强实践操作训练，根据专业不同，制订个性化的实践计划，培养在科研工作中发现问题、解决问题的能力，从而提高基础专业知识水平、创新研究意识等综合素质。

三、科研创新能力和思维能力

创新精神是科研革命的内核，实现突破是核心竞争力，在国家科研发展中起决定性作用，关系到整个国家和民族的兴衰。创新精神主要体现在创新思维、创新心智、创新人格和创新成果等方面。科研工作者想要提高创新精神，在研究过程中就应坚持独立思考、敢于与众不同，能灵活运用已有的知识解决遇到的问题，具有科研创新能力和思维能力。

首先，科研工作者应具备科研创新能力，在学习实践中善于发现问题，敢于质疑，勇于尝试新想法，培养创新意识和创新精神。可通过培养检索和阅读文献的能力来强化创新能力培养；借助学术交流平台、创新学习模式，选择有新颖价值的选题，有针对性地确定相关的科研方向，选定科研目标，激发创新思维；组建科研团队，选定研究方向进行深入讨论，确定正确的研究方向及方法，通过相互沟通激发创新思维；积极参加社会实践，培养好奇心、兴趣、直觉和洞察力、创新能力，激发创新潜能。

思维能力是在思考过程中发展和提高的，在科研活动中必须强调科研工作者的主动性和主体作用，科研工作者需主动地思考获取知识，自觉地训练思维技能，从而达到培养思维能力的目的。

培养科研思维能力可从以下几个方面着手：第一，精心设计问题，激发思考。第二，采用多种形式训练思维能力。掌握辩证的思维方法，并实际运用于认识和实践，能使我们的主体思维能力发生质的提升。第三，训练分析、比较思维。在科研过程中新知识不断涌现，新概念不断被引入，科研工作者要注意抓住某些模糊或有错误的认识，分析原因，掌握概念的精髓，从而提高分析比较的能力。第四，训练抽象、概括思维。从科研实际出发，在很短的时间内完成对若干对象的认识过程，形成概括、抽象的思维。第五，训练推理能力。推理能力在科研工作中是常见的思维能力，是根据一个或几个已知的判断，推导出一个新的判断的思维能力。推理可分为归纳推理和演绎推理。

四、信息素质

科研的过程是对科研信息的收集和加工处理的过程，是对科研信息不断积累和消化、吸收的过程。信息素质很大程度上决定了科研创新的水平。因此，科研工作者还需具备基本的信息素质。信息素质即判断何时需要信息，有效地搜索、评估、使用所需信息的能力，是一种稳定的、基本的、内在个性的心理品质。科研工作者应培养自己的信息素质。

科研工作者需具备较高的信息素质，具备获取和利用信息的能力，能对信息资源进行组织加工，通过检索对知识结构进行重建更新，确定所需信息的种类范围和价值，制定和完善科学的信息策略，提高分析评价信息资源的能力。另外，科研工作者还需要有良好的信息觉悟、信息意识和信息道德，用信息伦理和道德准则来规范自身行为。

培养信息素质时需增强信息意识，可积极参加学术讲座或交流会，在与同行的交流中进一步认识到信息的重要性。树立信息意识是解决科研问题的关键点。还要培养对信息的敏感度，注重对信息的定向、选择性接收，有效利用信息资源。另外，还需培养信息获取能力和分析利用能力。可通过科研项目，有针对性地查阅文献并进行归纳，学会利用评价指标分析学术文献，掌握信息分析的方法，从而改善自身的知识结构，提高信息获取能力和分析利用能力。

五、身体和心理素质

身体和心理素质是科研工作者应具备的基本素质，是思想道德和文化素养、科学方法和基础知识储备、职业素养等的基础，良好的身体和心理素质对于提高科研工作者的整体素质具有重要的意义。在进行科研的过程中，需要不断地重复操作和演算，这期间往往会经历很多次失败，加上科研工作中的体力消耗，无疑对科研工作者身体和心理素质形成了考验。科研工作者应具有乐观向上的生活态度，时时关注自己的心理健康，遭遇挫折时主动找人交谈，培养健全的人格。不断培养自身的兴趣爱好，参与丰富多彩的文体活动，增添生活情趣，缓解科研工作中的压力；坚持锻炼，保持作息规律。

六、职业素养

科研工作者不仅要有相应的科研实践能力，更要注重自身综合素质的提升，形成较高的职业素养。在科研工作中应以实践为中心，理论和实践相结合，培养自主创新能力，锻炼专业技能和团体责任感，明确自身的职业发展方向，提高职业素养，加强科研团队力量，从而更好地实现科研目标。

第二节　科研工作中的沟通能力

一、沟通能力在科研工作中的作用

在社会分工越来越细的当下，专业的人做专业的事成为趋势，单打独斗、闭门造车式的科研，容易南辕北辙，且产出不高。在科研过程中，因团队成员的专业不同、侧重点不同，随时会出现方法策略、科研计划、人力资源分配等需调整的情况，有效的沟通，可避免冲突的发生，并且可以提高科研的效率，加快科研项目进度，实现科研目标。科研工作中，沟通能力是必备的基本能力，良好的沟通有助于信息的有效传递，使团队氛围更融洽，进一步提高工作效率。在科研教育过程中，培养、提高沟通能力，是振兴科研教育学科、促进科研教育改革、提高科研教育质量、融洽师生关系的有效方式。从科研过程到科研成果产出，再到成果应用，都需要良好的沟通。良好的沟通还有助于促进新思维的产生，传播新的发现和观点，校正前进的方向。

（一）学生与导师之间的沟通

科研工作中，一般采取以导师负责培养为主的学习实践形式，学生与导师之间的沟通贯穿整个科研学习阶段，因此学生与导师之间的良好沟通，直接影响着科研项目的效率、效果及人才培养目标的实现。导师在科研工作中的作用尤为重要，导师应专业经验丰富、拥有坚定的信念、懂得培养科研人才的方法，引导学生进行良好的沟通。在沟通中，导师不仅要把科研方法、科研目标及时传递给学生，也要清楚学生在科研工作中出现的问题，及时给予指导和纠正，减少偏差。导师要平衡好育人与科研工作的关系，在与学生的沟通中，树立威信，做好榜样。师生关系首先是人与人之间的关系，需要双方感情的投入，过度依赖制度的量化只能增加师生的疏离感。导师要尊重和包容学生间的差异，与学生的沟通不是简单地发布命令，而是平等交流，与学生树立团队共同目标，使学生感受到自己是科研团队的一分子，敢于把科研工作中的问题、自己的观点及想法与导师探讨，共同捕捉科学研究中的新发现，而导师的鼓励也会激发学生继续深入研究的热情。学生也要主动与导师沟通，从而更好地成长。

（二）科研团队成员之间的沟通

纵观世界重大科学产出，大部分都是强强联手、通力合作的结果，只有加强团队协作，才能突破科学和知识的界限，到达科学的顶峰。进行科研活动时，时间成本管理、质量风险管理、沟通管理、采购管理、综合管理等众多管理模式中，沟通管理是科研工作的枢纽。要优化科研沟通管理，以沟通协调为桥梁和纽带，以问题为导向，去激发科研工作者，将被动沟通变为主动沟通，以适应现代科研发展的需要。团队建立系统完善的沟通体系，才能更好地完成整个项目的管理。科研项目的参与者，必须熟练掌握沟通的方法和原则。研究成果的发表交流和运用的沟通，也是直接影响研究成果是否能达到预期效果的关键因素。

二、提升沟通能力的方法

提升科研沟通能力，首先需重视学术交流能力，主动强化意识。要积极参与学术交流，在交流中注意沟通的方式方法，不仅要获取相关的科研信息，还需有意识地提高自身沟通能力。客观上要有积极沟通的行动，真实参与到日常交谈、电子邮件交流、约谈、小组讨论、学术报告等科研活动中。沟通时不要缄默不语、强词夺理等，需掌握一定的沟通技巧和方法。

（一）换位思考

换位思考是处理人与人关系的一种方法，其是设身处地为别人着想，从而达到真正理解对方的一种处理人际关系的思考方式。这里主要是指在科研工作中换个角度和位置来思考团队其他成员的想法。首先换位并不是无原则的妥协，而是在双方有共同目标和应有的原则下进行。针对问题，站在他人的角度客观论证结果是否存在问题或不足，这是科研工作者必须具备的科学精神。科研工作者应发扬实事求是的严谨作风，通过换位思考，明确科研过程中确立的方向目标是否发生了偏离。科研工作没有最后的标准答案，换位思考实际是一种必备的学习和工作方法，也是学术交流常态。换位思考能形成合力，确保科研过程的顺利进行、科研成果及时得到运用。

（二）主动反馈

有研究表明，主动反馈可增强团队的沟通满意度，对科研创新工作有积极的作用，能够改善管理方式，提高科研创新能力，促进项目有效完成。沟通是一个双向互动的过程，如导师将掌握的科研信息传递给学生，学生将科研工作中的问题与发现及时反馈给导师，学生与导师之间通过沟通完成了互动式的知识传递和积累。通过与导师的主动沟通，学生可获得更多科研课题的相关信息，得到导师及时准确的指导，提高科研效率，提升自己的科研能力，顺利完成科研任务。有研究显示，仅有少部分学生能够经常主动与导师交流和沟通，大部分学生一味被动等待导师的引导，这无疑会导致师生沟通不畅。要主动维持良好的人际关系、学会沟通的技巧、选择合适的沟通机会、清楚地表达自己的想法，不断提升科研综合素质。

（三）依据大数据平台

随着互联网技术的发展，大数据应运而生。在科研领域，大数据有望改变或重构传统的科学探索和创新模式。大数据一方面给人类的科研数据信息储存和管理带来了巨大的挑战，另一方面也给人类创造了数据挖掘和利用的巨大价值和机遇。当今互联网大数据为科研工作者带来了更加快捷的沟通途径和手段。科研工作者需要具有更强的决策力、洞察力和流程优化能力来适应海量、高增长率和多样化的信息资源。依据大数据平台，科研工作者可以更加科学有效地分析团队成员各自擅长的领域，采用专人专项的导向，使专长相近的成员负责共同项目，从而有利于成员之间的顺利沟通和理解。基于大数据的综合素质研究，一是可通过聚集分类和相关性分析，确定对相关对象发展至关重要的高度影响力活动的数据，如学术志趣及偏好、各类运动或活动的开展、生活或学习交流、所遇到的困难和问题等；二是结合相关理论，构建一个提高沟通能力的评价模块；三是依据模块分析的内容，利用互联网云计算与大数据分析手段，建立对研究对象沟通能力及个人素质的评价系统；四是依据相关政策指示和实践，不断完善评价系统。应确保评价系统的真实性、可信性、客观性、科学性。此外，还可通过评价体系运行的效果，针对性地寻找到相应方法和建议，及时纠错，有效提高科研工作者科研沟通能力和综合素质。

综合素质与沟通能力已成为21世纪人才竞争的重要因素。科研工作中，综合素质与沟通能力是密不可分的，良好的综合素质和沟通能力可帮助科研工作者巩固理论知识、高效地了解学科前沿。科研工作者需要向世界前沿科技看齐，需要有敢于假设、勇于探索的创新精神及严谨求证、坚持原则的科学态度，具备宽广的科学视野、严谨的科学精神、较高的科研能力和较强的沟通能力，从而在科研道路上越走越远，不断攀上新高峰。

第八章
分子生物学实验技术

第一节　核酸分离提取与分析技术

一、组织样本、血液样本 DNA 分离提取

（一）组织样本 DNA 分离提取

1. 实验目的

掌握组织样本 DNA 分离提取和质量控制的基本方法。

2. 实验原理

核小体由 DNA 与组蛋白构成，核小体进一步缠绕成中空的螺旋管状染色丝，染色丝和非组蛋白构成染色体。染色体存在于细胞核中，从细胞或组织中提取 DNA 时，需要破碎细胞膜及核膜，同时去除组蛋白和非组蛋白，通过研磨和十二烷基硫酸钠（SDS）作用破碎细胞。DNA 的分离提取可以简单分为裂解和纯化两大步骤，裂解是破坏样品细胞结构，继而使样品中的 DNA 从裂解体系中游离出来；纯化是指获取完整的 DNA 时，彻底去除样品中的其他物质如蛋白质、脂质、盐离子及杂质。

3. 实验材料

（1）原料及仪器。

冻存组织、SDS、三羟甲基氨基甲烷（Tris）、乙二胺四乙酸（EDTA）、饱和酚、氯仿、异戊醇、无水乙醇、75%乙醇、蛋白酶 K、核糖核酸酶（RNase）、液氮（或干冰）、加样枪、离心管架、研钵（或低温组织研磨仪）、低温台式离心机、枪头（RNase-free）、凝胶成像仪。

（2）试剂配制。

①TES 缓冲液：将 0.5844g 的 NaCl 溶解于 80mL 双蒸水（ddH_2O）中，再分别加

入 1mL 0.5mol/L EDTA、0.2mL 1mol/L Tris－HCl（pH 8.0），加 ddH_2O 定容至 100mL，高压灭菌后，4℃保存备用。

②TE 缓冲液：加入 0.2mL 0.5mol/L EDTA（pH 8.0）和 0.1mL 1mol/L Tris－HCl（pH 8.0），加 ddH_2O 定容至 100mL，高压灭菌后，4℃保存备用。

4. 实验方法

（1）取出冻存组织，室温解冻，用 PBS 缓冲液或生理盐水漂洗去掉血污，用眼科剪剪取组织约 0.5g，剪碎并放入 1.5mL 离心管中。

（2）向离心管中加入 0.45mL TES 缓冲液混匀，再加入 50μL SDS（10%），5.0μL 蛋白酶 K（20mg/mL），充分混匀后，50℃孵育 12～18h。

（3）裂解完成后，取出裂解体系，待其温度降至室温，加入等体积的饱和酚溶液，颠倒混匀后 12000g 离心 10min，达到分离水相和有机相的目的，小心转移上层含核酸的水相层至新的 1.5mL 离心管。

（4）加入与水相层等体积的饱和酚－氯仿－异戊醇（25∶24∶1）混合液，颠倒混匀，12000g 离心 10min，将上层液体转移到新的 1.5mL 离心管中。

（5）加入 2.5 倍体积的－20℃预冷的无水乙醇沉淀 DNA。

（6）12000g 离心 10min，弃液体。

（7）使用－20℃预冷的 75%乙醇洗涤沉淀，12000g 离心 5min，弃液体，55℃条件下干燥 DNA。

（8）加入适量 TE 缓冲液（具体根据 DNA 量确定）溶解 DNA，－20℃保存备用，长期储存需置于－80℃。

（二）血液样本 DNA 分离提取

1. 实验目的

掌握血液样本 DNA 分离提取和质量控制的基本方法。

2. 实验原理

同组织样本 DNA 分离提取。

3. 实验材料

（1）主要实验材料。

全血或骨髓、EDTA、Tris－HCl、NH_4Cl、$KHCO_3$、SDS、异丙醇、无水乙醇、70%乙醇、乙酸铵、离心管、加样枪、离心管架、低温台式离心机、枪头（RNase－free）、吸收纸。

（2）试剂配制。

红细胞裂解液（ELS）：155mmol/L NH_4Cl，10mmol/L $KHCO_3$，0.25mmol/L EDTA。

白细胞裂解液（WCL）：50mmol/L Tris－HCl（pH 8.0），10mmol/L EDTA，1% SDS。

蛋白质沉淀液：7.5mol/L 乙酸铵。

4. 实验方法

（1）向 15mL 离心管中加入 10mL ELS，再加入 5mL 全血或骨髓，颠倒混匀 10 次。

（2）在室温下孵育 10min，期间至少颠倒混匀 1 次。

（3）于 4℃ 2000g 离心 5min，沉淀白细胞（离心 2 次），小心丢弃上清液，保留约 200μL 的残留液体和白细胞沉淀。

（4）剧烈涡旋并确保离心管中沉淀重新悬浮在保留的 200μL 液体中，向离心管中加入 5mL WCL，剧烈涡旋裂解细胞（如果有可见的细胞团块，可置于 37℃直至充分裂解）。

（5）向需要去除 RNA 的 DNA 样品中加入 25μL RNase A 溶液，颠倒 20 次，在 37℃下孵育 15min，然后在冰上孵育 3min。

（6）加入 2.5mL 蛋白质沉淀液，并剧烈涡旋 20s，5000g 离心 15min。

（7）小心吸取 5mL 异丙醇加入干净的 15mL 离心管中，再小心倒入第（6）步的上清液。

（8）轻轻颠倒直至可见 DNA 为线状或团块，5000g 离心 15min，沉淀 DNA，小心丢弃上清液，并将离心管倒置在未被污染的吸收纸上，沥干。

（9）加入 5mL 70%乙醇，颠倒数次洗掉 DNA 沉淀，5000g 离心 1min，小心丢弃上清液，风干沉淀 1min，加入 0.5mL TE 缓冲液溶解 DNA。

（三）组织样本、血液样本 DNA 分离提取实验结果

线性的单一 DNA 样品一般是单条带，如果条带变宽、变暗或者变成弥散状，表示 DNA 有非特异性降解。如果有蛋白污染，上样孔可能会发亮。如果有 RNA 污染，可见小分子量条带，并部分弥散。

$A_{260/280}\approx 1.8$ 时，提示 DNA 质量良好；$A_{260/280}>2.0$ 时，提示有 RNA 污染；$A_{260/280}<1.6$ 时，提示有蛋白质、酚等的污染。

（四）组织样本、血液样本 DNA 分离提取小结

1. 重点知识及操作要点

（1）提取 DNA 时每一步操作均需要轻柔，以防止机械剪切应力破坏 DNA 片段。

（2）吸取上清液时，不要吸到中间的蛋白质层。

（3）离心后，斜面朝外，不要随意晃动离心管。

2. 思考题

（1）有机相与水相不能均匀分开，可能是因为 DNA 浓度过高或残留大量细胞碎片，此时应如何优化实验？

（2）如果最后没有 DNA 出现，应该怎么解决？

（3）如何提取石蜡包埋组织样本的 DNA？

二、组织、细胞样本与血液样本RNA分离提取

（一）组织、细胞样本RNA分离提取

1. 实验目的

掌握组织、细胞样本RNA分离提取和质量控制的基本方法。

2. 实验原理

细胞中的RNA主要包括信使RNA（mRNA）、转运RNA（tRNA）和核糖体RNA（rRNA）等。分离提取不同来源组织、细胞样本RNA的基本流程是将细胞裂解释放出RNA，并去除蛋白质和DNA等杂质，从而获得高质量RNA。TRIzol是一种实验室常用的和经典的总RNA提取试剂，主要成分包括苯酚、异硫氰酸胍、β-巯基乙醇、8-羟基喹啉等，其中苯酚是主要物质，用以裂解细胞；异硫氰酸胍是一种解耦剂，可溶解蛋白质并破坏蛋白质的二级结构；β-巯基乙醇可对RNase的二硫键产生破坏作用；8-羟基喹啉主要可以抑制RNase活性。因此，TRIzol试剂可以迅速破碎细胞，并保持RNA的完整性。随后加入氯仿，抽提水相中的苯酚，使RNA溶解于水相中。再加入异丙醇，通过羟基的疏水作用保护RNA链中的亲水基团，将RNA沉淀下来。最后，75%乙醇可溶解部分有机杂质，也可洗掉异丙醇、氯仿等试剂，用于RNA的洗涤。提取RNA过程中最主要的问题在于RNA易被RNase降解，用焦碳酸二乙酯（DEPC）处理所用试剂耗材，可减少RNase的污染。

3. 实验材料

样本、TRIzol、氯仿、异丙醇、无水乙醇、75%乙醇（DEPC水配制）、PBS缓冲液、水（RNase-free）、液氮（或干冰）、1.5mL离心管（RNase-free）、枪尖（RNase-free）。

4. 实验方法

（1）实验前准备。

①试剂耗材准备：使用RNase-free耗材，保证试剂为RNA专用，无污染。

②通风橱准备：台面使用RNase去除剂擦拭，检查通风是否正常，同时准备专门的废液、废固暂存垃圾桶等。

（2）组织样本的处理。

为保证TRIzol的裂解效果，组织样本需提前进行破碎处理（可采用匀浆、液氮研磨等方式），使用液氮研磨时，首先在研钵中倒入液氮，将金属药勺放入液氮中预冷，同时预冷4℃离心机。将组织样本从低温储存装置中取出后立即放入装有液氮的研钵中，在液氮中研磨，待液氮快干时加快研磨速度使样本成为粉末，加入2～3次液氮，保证研磨过程中液氮不完全挥发。组织样本研磨至粉末状后，用预冷的金属药勺取适量样本粉末，装入预装有TRIzol的离心管中，充分混匀，冰上裂解5min。使用低温组织研磨仪时，需提前准备干冰，将组织样本放置在装有TRIzol的带磁珠离心管中，设置

程序为 20s×3，4℃，设置好程序后，在仪器里装好干冰，启动程序开始研磨。每 50～100mg 组织样本中加入 1mL TRIzol 试剂。

（3）细胞样本的处理。

①贴壁细胞：吸弃培养基；沿培养皿壁缓慢加入 PBS 缓冲液洗涤细胞，弃 PBS 缓冲液；每 10cm^2 培养皿中加入 1mL TRIzol 试剂；反复吹打培养皿中的裂解细胞，收集裂解液转至离心管中。

②悬浮细胞：离心收集细胞，去除培养基，用 PBS 缓冲液洗涤沉淀 1 次，每 0.25mL 细胞沉淀（约 5×10^6～10×10^6 个细胞）样品中加入 1mL TRIzol 试剂。

（4）总 RNA 提取流程（TRIzol 法）。

①将已加入 1mL TRIzol 的组织、细胞样本在室温中放置，裂解 5min，使核酸蛋白复合物分离。

②按 1mL TRIzol、0.2mL 氯仿的比例，加入 0.2mL 氯仿，剧烈振荡 15s，室温放置 3min。

③于 2～8℃ 10000g 离心 15min。样品分为三层：下层为有机相（呈红色），上层为水相（透明），中间层为蛋白质相（呈白色）。RNA 主要在上层，小心取上清液至新的离心管中，要避免吸到中间层和下层液体。

④加入等体积异丙醇沉淀水相中的 RNA，混匀后室温放置 10min（可选择－20℃沉淀过夜）。

⑤于 2～8℃ 10000g 离心 10min，离心后在管底可见白色沉淀，移去上清液（注意不要将沉淀弃掉）。

⑥用 75%乙醇洗涤 RNA 沉淀。每使用 1mL TRIzol 至少加入 1mL 75%乙醇。于 2～8℃ 7500g 离心 5min，弃上清液。

⑦室温放置干燥或真空抽干 RNA 沉淀，去除残余的乙醇（判断标准为沉淀由乳白色变为透明，静置 5～10min，但过于干燥将导致溶解性降低）。

⑧加入 30～50μL RNase-free 水，室温放置 3～10min，使 RNA 溶解。

⑨RNA 溶液需尽量分装于－80℃储存，根据需求可逆转为互补 DNA（cDNA）后冻存于－80℃。

（二）血液样本 RNA 分离提取

1. 实验目的

掌握血液样本 RNA 分离提取和质量控制的基本方法。

2. 实验原理

同组织、细胞样本 RNA 分离提取。

3. 实验材料

样本、TRIzol、氯仿、异丙醇、无水乙醇、75%乙醇、加样枪、1.5mL 离心管（RNase-free）、枪尖（RNase-free）、水（RNase-free）。

4. 实验方法

(1) 匀浆处理：取新鲜血液，加入3倍体积ELS，混匀后室温放置10min，10000rpm离心1min。弃上清液，收集沉淀，每100～200μL血液沉淀加入1mL TRIzol。

(2) 分层：将(1)所得样品室温放置5min，使其充分裂解。

注意：如果不进行下一步操作，样品放入−80℃的环境中可以长期保存。

(3) 每1mL TRIzol加入200μL氯仿，剧烈振荡混匀后，室温放置3～5min，于4℃ 12000rpm离心10min，分层。

(4) 将上层水相层（约550μL）转移到新离心管中，加等体积的异丙醇，室温放置10～20min，于4℃ 12000rpm离心10min，弃上清液，RNA沉淀在管底。

(5) 向沉淀物中加1mL 75%乙醇，悬浮沉淀。每1mL TRIzol加1mL 75%乙醇。

(6) 于4℃ 5000～8000rpm离心1～2min，弃上清液，室温放置1～2min，晾干沉淀。

(7) 向沉淀物中加入50～100μL RNase-free水，充分溶解RNA，−80℃保存。

TRIzol法提取RNA流程见图8−1。

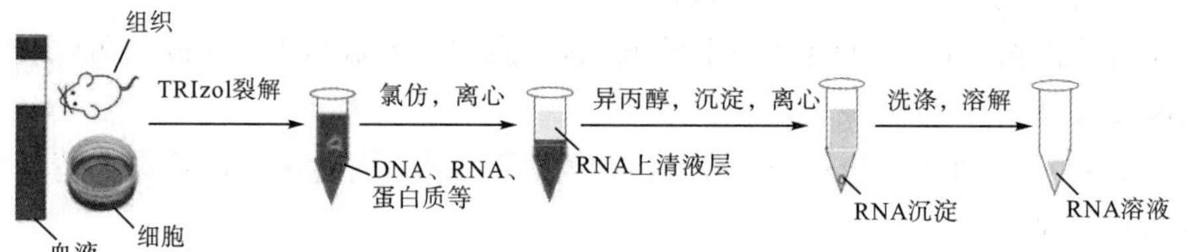

图8−1 TRIzol法提取RNA流程

(三) 组织、细胞样本和血液样本RNA分离提取实验结果

1. RNA凝胶电泳成像

完整的总RNA可见三条条带，实验质量较好的RNA，其28S亮度约是18S的2倍，5S亮度较暗。

2. RNA浓度及纯度

当$A_{260/280}\approx 2.0$时，提示RNA质量良好；当$A_{260/280}>2.0$时，提示有异硫氰酸胍残留；当$A_{260/280}<1.6$时，提示有蛋白质和（或）苯酚污染。

(四) 组织、细胞样本和血液样本RNA分离提取小结

1. 重点知识及操作要点

(1) 对组织、细胞样本，应迅速取材、储存及转移，需储存在超低温环境（液氮）中，避免反复冻融；用TRIzol裂解时加入适量组织、细胞样本。

(2) 尽量缩短提取时间，减少单批次处理的样本量。

(3) 在提取 RNA 的实验中，所用实验耗材均需为 RNase-free，实验过程中操作人员必须戴口罩、手套，在通风橱内操作，避免污染。

(4) 取上层水相时，注意不要吸到中间层及下层。

2. 思考题

(1) 简述造成 RNA 降解的可能原因。

(2) 如何提取石蜡包埋组织样本的 RNA?

三、实时定量 PCR

(一) 实验目的

掌握实时定量 PCR 技术原理及基本实验操作，了解实时定量 PCR 参考基因的选择。

(二) 实验原理

1. 基本概念

实时定量 PCR 又称实时荧光定量 PCR，在 PCR 反应体系中引入荧光基团（染料或探针），随着 PCR 反应的进行，PCR 产物不断累积，荧光强度逐渐增加，每扩增一个循环，记录相应荧光强度，可通过荧光强度变化监测 PCR 产物量的变化，从而获得一条荧光扩增曲线，最后对未知模板进行定量分析。实时定量 PCR 技术可实现对 PCR 扩增反应中每一个循环产物荧光信号的实时检测，从而实现对起始模板定量和定性分析。

2. 重要概念

(1) 荧光阈值：一般荧光阈值设置为前 3 个至 15 个循环的荧光信号的标准偏差的 10 倍，荧光阈值通常由仪器所带的软件自动计算得出。

(2) *Ct* 值（cycle threshold，*Ct*）：*Ct* 值为每个反应管内的荧光信号到达设定阈值时所经历的循环数。*Ct* 值与起始 DNA 模板的对数存在线性关系。起始拷贝数越多，*Ct* 值越小。

(3) 熔解曲线（melting curve）：DNA 双螺旋结构解链一半时的温度称为熔解温度（*Tm*）。DNA 的序列不同，其熔解温度不同。熔解曲线可验证 PCR 扩增产物的特异性，若熔解曲线为尖锐特异单峰，说明产物只有一条，结果较好；若存在双峰或杂峰，说明产物不特异，可能存在引物二聚体或非特异性扩增，存在引物设计的问题。

3. 检测方法（SYBR Green Ⅰ法）

游离的 SYBR 荧光染料几乎不会发射任何荧光信号，随着 PCR 的进行，产物逐渐累积，SYBR Green Ⅰ 荧光染料特异性掺入 DNA 双链后，发射荧光信号，检测到的荧光强度与 PCR 产物量成正比。

（三）实验材料

2×SYBR Green qPCR Master Mix（含 dNTP、DNA 聚合酶、Mg^{2+} 等）、引物与探针、离心管（RNase-free）、枪尖（RNase-free）、水（RNase-free）、八连管及管盖等。

（四）实验方法

1. 引物稀释

使用 ddH_2O 或 TE 缓冲液进行待测引物的稀释，一般储存浓度为 100μmol/L，工作浓度为 10μmol/L。

2. 样本稀释

根据试剂说明进行 cDNA 稀释，一般为 3～100 倍不等，可根据实际情况调整。

3. 构建 PCR 体系

以 20μL、荧光染料法为例，参考相应试剂说明书，终浓度稍有差异（表 8－1）。

表 8－1　实时定量 PCR 体系

成分	加样量（1×）	终浓度
2×SYBR Green qPCR Master Mix	10μL	1×
DNA 模板	xμL	1～100ng
上游引物（10μmol/L）	0.6～1μL	300～500nmol/mL
下游引物（10μmol/L）	0.6～1μL	300～500nmol/mL
ddH_2O	补至 20μL	—

4. 上机程序

一般根据 2×SYBR Green qPCR Master Mix 试剂说明书及引物退火温度进行综合选择，表 8－2 为常规两步法实时定量 PCR 的运行程序。

表 8－2　实时定量 PCR 运行程序

循环（40 个）				熔解曲线
步骤	1	2	3	从 60℃到 95℃，每 5s 上升 0.5℃，并检测荧光强度
温度	95℃	95℃	60℃	
时间	5min	15s	20s	
实时定量 PCR 体系	10μL			

（五）实验结果

实时定量 PCR 的定量方法如下。

1. 绝对定量

绝对定量是根据已知标准曲线对未知样本进行定量的方法，该方法可获得生物样本中靶标分子的准确拷贝数，用于疾病进展检测、病毒等病原体拷贝数的定量及核酸类药物的研发等。

2. 相对定量

该方法主要是检测基因在不同样本中的相对表达差异，将内参基因（或引入外参基因）作为参照，其中内参基因主要是肌动蛋白基因、甘油醛-3-磷酸脱氢酶（GAPDH）基因、18S rRNA 等，这些基因在不同组织中均具有较恒定的表达水平。相对定量也分为 $2^{-\Delta\Delta Ct}$ 法和相对标准曲线法。

（1）$2^{-\Delta\Delta Ct}$ 法：Ratio（相对表达量）$=2^{-\Delta\Delta Ct}$，$\Delta\Delta Ct=(Ct_{\text{目的基因}}-Ct_{\text{内参基因}})_{\text{实验组}}-(Ct_{\text{目的基因}}-Ct_{\text{内参基因}})_{\text{对照组}}$。该方法中内参基因的选择需考虑目的基因与内参基因的扩增效率，两者扩增效率需相近，且在 95%～105%。

（2）相对标准曲线法，每次试验需建立目的基因及内参基因的相对标准曲线，通过标准曲线对样本进行定量。该法不需要考虑内参基因与目的基因的扩增效率是否相近，但是试剂耗费量更大，操作更为繁复。

（六）小结

1. 操作要点

（1）深刻理解 PCR 的原理、流程，能对体系及反应条件进行优化。

（2）保证加样可重复性及稳定性：设置预混体系，微量加量控制。

2. 思考题

（1）荧光染料法熔解曲线有双峰，可能是因为什么?

（2）实时定量 PCR 如何选择内参基因?

四、核酸-蛋白质相互作用（CHIP 实验）

（一）实验原理

在转录、重组、DNA 复制、DNA 修复、mRNA 剪切或翻译过程中，介导这些事件的蛋白质必须识别核酸结构或者序列，才能确保生命活动在细胞的特定时空发生。对于特定的 DNA 结合蛋白质，在整个基因组中会有许多潜在的结合位点。尽管如此，在很多情况下只有少数位点能与蛋白质结合。有时是因为一个位点已与其他蛋白质结合，抑制了特定的 DNA 结合蛋白质与潜在 DNA 结合位点的关联，有时稳定的结合还需要相邻蛋白质的帮助。不管在什么情况下，知道细胞中一个蛋白质是否与一个特定的

DNA结合位点（如转录调控因子与基因启动子区域）发生结合，都会为这个位点发生的调控事件（如转录激活）提供有力证据。基于核酸—蛋白质相互作用的重要性，研究人员开发了多种有效的用于体内和体外检测核酸—蛋白质相互作用的方法，主要有以下几种：电泳迁移率变动与分析（electrophoretic mobility shift assay，EMSA）、染色质免疫共沉淀技术（chromatin immunoprecipitation，CHIP）和DNA足迹法（DNA footprinting）。下面以CHIP实验为例进行介绍。

（二）实验材料

Millipore kit（＃17-371）、八连管及盖子、1.5mL离心管、移液枪、枪尖等。

（三）实验方法

前期准备：室温解冻裂解液（Lysis buffer），消化缓冲液（Digestion buffer），蛋白酶抑制剂（Protease inhibitor）cocktail Ⅱ，酶液enzymatic cocktail，预冷1×PBS。

1. 甲醛交联

（1）细胞长至80％～90％融合度，含确定体积的完全培养基。

（2）加入适量37％甲醛，至终浓度为1％，轻柔混匀，室温放置10min（加入甲醛后可见培养基颜色变化，可调整交联时间）。

（3）加入甘氨酸至终浓度0.125mol/L，终止甲醛作用，室温放置5min，预冷1×PBS，洗2次。

（4）加入含蛋白酶抑制剂cocktail Ⅱ的1×PBS（2.5mL 1×PBS＋12.5μL cocktail Ⅱ，冰上预冷待用），刮下细胞至离心管中，于4℃ 720g离心10min，弃上清液。

（5）细胞沉淀可经液氮速冻后存入－80℃环境中。

2. 细胞裂解

（1）向细胞沉淀（以4×10^6个细胞为例）加入80μL裂解液（含新鲜加入的0.8μL蛋白酶抑制剂cocktail Ⅱ）。

（2）重悬细胞后，冰上孵育15～30min。

（3）液氮中（或干冰）速冻，细胞裂解液完全冻住。

（4）取出放入37℃水浴至刚好解冻。

（5）重复（3）和（4）步骤两次以上。

（6）冰上孵育至少5min。

（7）于4℃ 2500g离心10min，弃上清液。

3. 染色质酶解

（1）向细胞裂解后的沉淀加入60μL预冷的消化缓冲液、0.6μL蛋白酶抑制剂cocktail Ⅱ和一定量酶液enzymatic cocktail。

注：酶液enzymatic cocktail可根据细胞量、细胞种类在体系中选择加入（0μL、0.4μL、1μL、2μL、4μL等）。

（2）37℃预热 5min 上述酶解混合体系。

（3）加入 60μL 混合液至上述步骤的沉淀中，轻柔混匀，重悬。

（4）37℃孵育 10min（其间混匀 3～4 次）。

（5）离心管放在冰上，加入 60μL 酶解终止缓冲液。

（6）冰上孵育 10min。

（7）于 4℃ 12000～15000g 离心 5min。

（8）收集约 100μL 的上清液，存于－80℃。

（9）酶解效率检测：

①分别取 12μL 断裂前和断裂后染色质至 2 个新离心管。

②各加 35μL ddH_2O 和 2μL 5mol/L NaCl。

③于 65℃最少 4～5h，可选择过夜。

④加 1μL RNase A，37℃，30min。

⑤加 1μL 0.5mol/L EDTA，2μL Tris－HCl，1μL 蛋白酶 K。

⑥45℃ 孵育 1～2h。

⑦用 2%～4%琼脂糖凝胶，上样 10μL 或 20μL，使用 100bp DNA ladder marker。

⑧断裂后的 DNA 条带应在 180～360bp。

4. 免疫沉淀

（1）准备：每份样本准备 450μL 稀释缓冲液、2.25μL 蛋白酶抑制剂 cocktailⅡ。

（2）冰上解冻断裂的染色质溶液 50μL。

（3）向第（2）步的溶液中加入第（1）步准备的混合液，混匀，总体积约为 500μL。

（4）取 5μL（1%）上清液，存于－80℃作为“Input ”。

（5）加免疫沉淀的抗体和 20μL 充分悬浮均匀的 protein G 磁珠。

①阳性对照，加 1μg 反转录酶。

②阴性对照，抗体种属来源 IgG，1μg。

③自提供抗体 1～10μg（抗体量需摸索）。

④4℃，1h 或过夜（孵育时间应根据抗体、目的基因、细胞类型进行摸索）。

⑤将磁珠吸附在磁力架上，并移走液体。

⑥清洗，分别依次使用低盐、高盐、LiCl、TE 缓冲液 500μL 清洗磁珠，每次涡旋 3～5min，吸走液体。

5. 反交联

（1）冰上解冻蛋白酶 K，室温解冻 chip 洗脱缓冲液，将 100μL chip 洗脱缓冲液和 1μL 蛋白酶 K 混合，每管加样 100μL，根据实际情况配制混合液。

（2）62℃，涡旋 2h。

（3）95℃，10min。

（4）待样品冷至室温。

（5）吸附磁珠，将上清液转至 1 个新离心管。

6. DNA 纯化

(1) 加 500μL 结合试剂 A 至 100μL 样品管（5 倍体积）可见沉淀。

(2) 将上述混合液加入离心柱。

(3) 10000～15000g 离心 30s，弃滤液，离心柱放回收集管。

(4) 加 500μL 洗脱试剂 B。

(5) 10000～15000g 离心 30s。

(6) 弃液后，离心柱继续 10000～15000g 离心 30s。

(7) 将离心柱放入收集管中，加入 30～50μL 洗脱缓冲液至膜中央。

(8) 10000～15000g 离心 30s。

(9) 纯化完成，产物可直接用于分析或−20℃保存。

(10) DNA 分析（可选择实时定量 PCR 或者普通 PCR），按照表 8−3 中体系（20μL）加样，按照表 8−4 中程序进行 PCR 扩增。

表 8−3　CHIP 实验实时定量 PCR 体系

成　分	加样量
2×SYBR Green qPCR Master Mix	10μL
DNA 模板	2μL
上游引物（10μmol/L）	0.5μL
下游引物（10μmol/L）	0.5μL
ddH_2O	补至 20μL

表 8−4　CHIP 实验实时定量 PCR 运行程序

循环（40 个）				熔解曲线
步骤	1	2	3	从 60℃到 95℃，每 5s 上升 0.5℃，并检测荧光强度
温度	95℃	95℃	60℃	
时间	5min	15s	30s	
实时定量 PCR 体系	20μL			

（四）实验结果

1. 实验数据

以检测转录因子缺氧诱导因子 1α（HIF-1α）与血管内皮生长因子（VEGF）的相互作用为例，实验数据见表 8−5。

表 8−5　转录因子 HIF-1α 与 VEGF 的相互作用实验数据

样本 D	*Ct* 值
Input	30.48
IgG	34.14
HIF-1α	27.66
阳性对照	28.55

2. 结果分析计算

adjusted input：30.48−6.644=23.836。

percent input：

HIF-1α：$100\times2^{[\text{adjusted input}-Ct_{\text{HIF}-1\alpha}]}=100\times2^{(23.836-27.66)}=7.06\%$。

IgG：$100\times2^{[\text{adjusted input}-Ct_{\text{IgG}}]}=100\times2^{(23.836-34.14)}=0.08\%$。

3. 作图

转录因子 HIF-1α 与 VEGF 相互作用柱状分析示意图如图 8−2 所示。

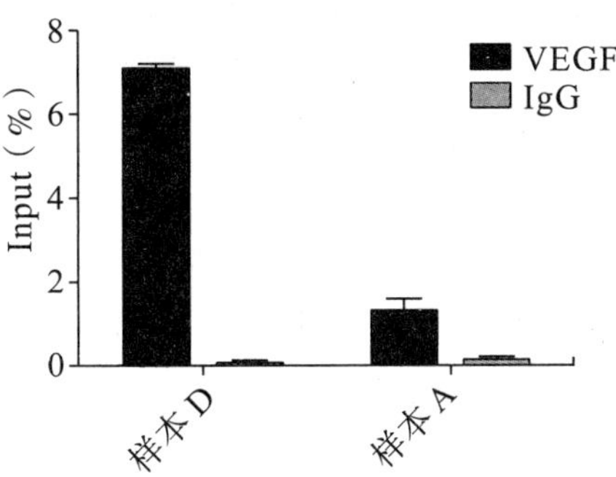

图 8−2　转录因子 HIF−1α 与 VEGF 相互作用柱状分析示意图

（五）注意事项

（1）在整个实验操作过程中需防止蛋白质降解，需全程加入适量蛋白酶抑制剂。

（2）DNA 产物分析前先纯化，需注意小片段 DNA 的回收率。

（3）务必设立对照组，包括阳性对照、阴性对照、空白对照和 input 组。

（4）细胞裂解液、抗体与磁珠的加入顺序可以根据实际情况进行调整，尽量减少非特异性背景。

第二节　蛋白质分析技术

一、蛋白质印迹（Western Blot）样本制备

（一）实验目的

掌握组织、细胞总蛋白质提取的基本方法。

（二）实验原理

蛋白质分析首先需要提取目的蛋白质。无论是利用机械破碎处理，还是利用去污剂化学提取方法，都会或多或少导致蛋白质降解或不稳定。提取过程中蛋白质的完整性直接决定了下游蛋白质样本分析所得数据的质量。不同样本的最适蛋白质制备方法略有不同。破碎的方法有机械法（如液氮研磨法、机械匀浆法和玻璃珠破碎法）、化学法（如渗透法、去污剂法、酶裂解法）和物理法（如循环冻融法、超声波法、高压法）。这些破碎方法的基本原则都是尽量降低蛋白质水解和降解。

（三）实验材料

SDS、Tris、EDTA、蛋白酶抑制剂 cocktail、液氮（或干冰）、加样枪、离心管架、研钵（或低温组织研磨仪）、低温台式离心机等。

（四）实验流程

1. 培养细胞的蛋白质制备

（1）将细胞培养皿放于冰上，去掉培养基，用冷 PBS 缓冲液洗涤。

（2）在冰上预先配制裂解液，根据细胞数量加入裂解液（每 10^7 个细胞加入 1mL，每 5×10^6 个细胞加入 0.5mL，参考表 8－6 选择裂解液）。

表 8－6　蛋白质来源及其裂解液的选择

蛋白质来源	裂解液（建议）
总细胞	NP40
可溶性细胞质	Tris－HCl
难溶性细胞质（骨架结合）	Tris－Triton
细胞膜	NP40 或 RIPA

续表8－6

蛋白质来源	裂解液（建议）
细胞核	RIPA 或直接提取
线粒体	RIPA 或直接提取

注：提取蛋白质过程中，样本需要始终放置在冰上，并提前在裂解液中加入合适的蛋白酶抑制剂。

（3）提前预冷细胞刮棒或枪头，吹下细胞至离心管或用胰酶消化，吹下细胞后用 PBS 缓冲液洗 1～2 次，离心后再用裂解液重悬细胞沉淀。

（4）在冰上裂解 30min，每 10min 混匀 1 次。

（5）于 4℃ 12000rpm 离心 20min。

（6）将上清液转移至新的离心管，弃沉淀。

2. 组织裂解物的蛋白质制备

（1）取材时，用灭菌后的剪刀剪取目标组织（一般黄豆大小即可），在冰上进行，并且应尽快完成，以防止组织样本被蛋白酶降解。

（2）将组织置于离心管或 EP 管中，并浸入液氮中进行速冻。将组织保存于－80℃，或继续进行以下操作。

（3）5mg 的组织中可加入约 300μL 预冷的裂解液（裂解液选择参考表 8－6），然后用低温组织研磨仪进行研磨，或用液氮研磨（蛋白质提取物不应过度稀释，推荐的最佳浓度为 1～5mg/mL，在冰上裂解 30min，每 10min 涡旋振荡 1 次）。

（4）于 4℃ 12000rpm 离心 20min，离心结束后吸出上清液并将其注入置于冰上的新 EP 管中，并置于－20℃ 保存，弃沉淀。

（五）注意事项

（1）对于核酸、多糖和脂类等干扰蛋白质纯度的分子，应尽量除去。

（2）根据样本的用途选择合适的蛋白酶抑制剂，加入新鲜和足量的蛋白酶抑制剂。

（3）将最终的蛋白质上清液分装或冻干保存于－80℃，切忌反复冻融。

二、蛋白质浓度测定

（一）实验目的

了解蛋白质浓度测定的基本方法。

（二）实验原理

测定蛋白质浓度时，通常使用牛血清白蛋白（Bovine serum albumin，BSA）作为蛋白质标准品。二喹啉甲酸（Bicinchoninic acid，BCA）定量的反应原理：碱性条件下二价铜离子可以被蛋白质的肽键还原成一价铜离子，后者和BCA溶液相互作用形成紫色螯合物，在562nm处该水溶性复合物有特异吸光性，且吸光度和蛋白质浓度在一定范围内呈线性关系，从而可计算出样本的蛋白质浓度。

（三）实验材料

BCA检测试剂盒、EP管、枪尖、96孔板、酶标仪、恒温孵育箱。

（四）实验流程

（1）配制蛋白质标准液。

（2）现用现配：按照试剂A和试剂B 50∶1（V∶V）配制BCA工作液。

（3）96孔板每孔加入100～200μL BCA工作液。

（4）用PBS将提取的蛋白质样本稀释，总体积为20μL，加入96孔板的BCA工作液中，混匀，37℃放置30min，用酶标仪在562nm处测定吸光度，以0号管作为对照，绘制标准曲线，计算蛋白质浓度。

（5）将蛋白质样本分装后放于−80℃保存，或加入变性缓冲液后100℃ 5min，进行免疫沉淀分析或以备凝胶上样。

第三节　外泌体的提取与检测技术

外泌体是具有脂质双分子结构的微小囊泡（大小为30～150nm），主要由细胞膜与胞内的多囊泡体融合而成。外泌体存在于生物体液，如血液、眼泪、尿液、唾液、乳汁、腹水等。在实验室环境下，也可从细胞上清液中提取到外泌体。外泌体从本源细胞中装载蛋白质、代谢物和核酸（mRNA、miRNA）等物质，通过多囊泡体外膜与细胞膜融合后释放到细胞外间隙，以直接或间接的方式影响细胞的生理状态，并参与多种疾病的发生发展。

外泌体在很多生理或病理过程中发挥重要作用，如细胞间通讯、代谢、肿瘤转移、血管生成和宿主免疫反应等。来源不同细胞的外泌体成分各异，由于其特殊的结构与功能，可作为潜在的生物标志物或药物装载平台。

一、常用样本制备

（一）细胞上清液

（1）在细胞融合度达60%～70%时，将含外泌体的血清培养基吸出丢弃。

（2）用PBS缓冲液清洗细胞2～3次，确保彻底去除残留血清。

（3）每个10cm培养皿（约含10^7个细胞）加入10mL不含血清培养基或不含外泌体的血清培养基，继续培养24～48h（细胞融合度达到80%以上）。

（4）培养结束后，收集细胞上清液，3000g 离心 15min，去除死细胞和细胞碎片。如此时不进行下游实验，可于－80℃保存。

（二）血液

提取血液样本的外泌体时，可从血清或者血浆中进行提取，用全血无法完成提取。

采集的全血在下述条件下会发生溶血现象：长时间放置、冰冻或高速离心，此时无法提取外泌体。所以，在采血后应尽快分离血清或血浆，避免以上情况，随后以 800～1000rpm 离心 2～5min，离心后取上清液，实现血清与血浆的分离。

（三）尿液

（1）收集尿液时，需获取受试者的新鲜尿液，并避免细菌污染，同时收集前要注意控制受试者饮食。

（2）尿液样本 3000g 离心 15min。如此时不进行下游实验，可于－80℃保存。

二、外泌体提取与纯化方法

根据样本性质、研究条件等因素可选择不同外泌体提取与纯化方法。不同的提取、纯化方法在流程、外泌体纯度及效率等方面各有所长。按实验所需选择快速而高效的提取方法，对获得高纯度的外泌体及后续的研究至关重要。接下来介绍几种提取、纯化外泌体的方法：超高速离心法（差速离心）、蔗糖密度梯度离心法、超滤离心法、PEG-base 沉淀法、试剂盒法和免疫磁珠法。

（一）超高速离心法

超高速离心法是根据外泌体的沉降系数分离大小接近的囊泡颗粒，是目前提取外泌体的经典方法。首先去除沉降系数大的物质，如细胞及细胞碎片，使用低温离心设备于4℃条件下依次以 300g、2000g、10000g 离心，再以 100000g 超高速离心分离、富集样本中的外泌体，最后用 PBS 缓冲液清洗去除残存蛋白质。超高速离心具有操作简单、不受分离试剂污染、获得的囊泡数量较多的优点。但此方法耗费时间、回收率不稳定、纯度较差（可能含有杂质蛋白质、凋亡小体等）；多次离心可能破坏囊泡，从而降低外泌体的质量；此外，需要昂贵的超高速离心设备。

研究表明，分离的外泌体纯度与样本性质紧密相关。具有高黏度的生物样本（如血浆样本和血清样本）需要更长的超高速离心时间和更高的离心速度，或者适当稀释样本后再进行离心。

（二）蔗糖密度梯度离心法

外泌体富集在浓度为 1.13～1.19g/mL 的蔗糖溶液中，加入样本与蔗糖梯度溶液一起离心，可得到相对高纯度的外泌体。实验中要预先配制不同浓度的蔗糖梯度溶液，从离心管底部依次加入蔗糖梯度溶液（浓度从低到高），样本加在蔗糖溶液上层。在 4℃

条件下，样本以100000g超高速离心。整个操作过程过于复杂（有条件者可采用全自动密度梯度制备仪来制备蔗糖梯度溶液）。有研究表明，对于一些含有高密度化学物的临床生物样本，用此法提取，纯度亦不高。

（三）超滤离心法

根据外泌体与普通蛋白质类大分子的大小区别，利用超滤膜（MWCO）对不同相对分子质量的样本进行选择性分离，可获取外泌体。超滤离心法具有高效、易操作、不影响外泌体生物活性的优点，是一种提取细胞外泌体的新方法。

（四）PEG－base沉淀法

PEG－base沉淀法提取外泌体的原理：通过聚乙二醇（PEG）结合疏水性蛋白质和脂质分子发生共沉淀的特点获得外泌体。该方法有以下缺点：杂质蛋白较多，纯度、回收率低，大小不均一，存在难以去除的聚合物，机械力或者吐温20会破坏外泌体结构等，因此实验结果容易受到质疑。

（五）试剂盒法

目前市面上有多种商业化的外泌体提取试剂盒，有的采用空间排阻色谱法（SEC）进行提取纯化，有的通过特殊设计的过滤器过滤掉杂质成分，有的利用化合物沉淀法来沉淀外泌体。这些试剂盒可在短时间内获得大量形态完整的外泌体，提取效率、提取纯度比传统方法好，不需要使用特殊设备，因此逐渐成为常用的外泌体提取方法。

1. 化合物沉淀法

化合物沉淀法原理：沉淀剂与水分子结合能力强，使疏水性蛋白质与脂质分子结合增多，达到沉淀外泌体的目的。目前常用的有System Biosciences（SBI）研发的Exo Quick试剂盒，聚合物沉淀剂Exo Quick预混液与样本4℃共孵育过夜，然后离心5min（1500g），用PBS缓冲液重悬沉淀（外泌体）。此法仅需简单混匀及常规离心即可，对设备要求低。但是由于沉淀中含有其他大分子物质，有研究指出该方法不利于下游实验的开展。

2. 空间排阻色谱法

由新西兰IZON开发的系列外泌体排阻柱，主要是利用分子筛柱的原理针对多种体液提取纯化外泌体。空间排阻色谱法的优势在于方便快捷，使用范围广泛。

（六）免疫磁珠法

因为外泌体表面富含特异性蛋白质，用包被抗标记物抗体的磁珠与外泌体囊泡共孵育，吸附磁珠时，就可以将外泌体吸附并分离出来。免疫磁珠法操作简便、特异性高，且不损伤外泌体形态结构。但是该方法效率低，无法确保外泌体的生物活性，难以广泛应用。

三、外泌体鉴定方法

根据国际细胞外囊泡学会（ISEV）的提议，对于分离获得的外泌体需要从三个层面进行鉴定：①粒径及浓度检测；②外泌体表面标志物检测；③外泌体形态鉴定。

（一）外泌体粒径及浓度检测

在外泌体研究领域，纳米颗粒示踪分析（Nanoparticle tracking analysis，NTA）技术是外泌体的表征手段之一，与其他表征手段相比，NTA 技术样本前处理简单、检测快速、检测时外泌体形态完整。使用 NTA 仪检测时，要用 PBS 缓冲液将外泌体进行梯度稀释，探索最佳稀释比例，待颗粒数达到要求，即可进行检测。目前常用 Malvern Nanosight NS 300、PMX Zetaview 等商品化的设备进行外泌体粒径及浓度检测。

不同品牌设备的检测原理不同，其中 PMX Zetaview 作为一种经典的 NTA 设备，追踪纳米颗粒在溶液中的布朗运动，根据 Stokes－Einstein 方程计算纳米颗粒的粒径，根据追踪到的颗粒数目，计算溶液中的颗粒浓度，为外泌体粒径和浓度的研究提供数据；根据电泳法计算纳米颗粒的 Zeta 电位，为纳米颗粒的稳定性研究提供科学依据。

（二）外泌体表面标志物检测

1. Western Blot 法

在内吞体转运复合体（ESCRT）及相关蛋白质的调控下，早期胞内体发生内出芽形成多个腔内小囊泡，构成多囊泡体（MVB）。MVB 在 GTPase 家族中的 RAB 酶调节下与细胞膜融合向外界释放外泌体，因此外泌体富含多种蛋白质、脂类、DNA 和 RNA 等物质，而外泌体上特有蛋白质成为鉴定外泌体的指标。

外泌体膜上富含跨膜蛋白家族（CD63、CD81 及 CD9）、热休克蛋白家族（HSP60、HSP70、HSPA5、CCT2 和 HSP90）及本源细胞特异性蛋白，如 A33（结肠上皮细胞来源）、CD86（抗原提呈细胞来源）及乳凝集素（不成熟的树突状细胞来源）等。这些标志物蛋白产生于细胞，主要涉及囊泡的形成和分泌过程，是最常用到的外泌体标志物。如四旋蛋白（CD9、CD63 和 CD81），直接参与了外泌体内容物的选择；ALIX 涉及囊泡形成独立膜结构的过程；TSG101 是 ESCRT 相关的蛋白，而 ESCRT 促使膜形成和断裂。

取外泌体悬液与上样缓冲液混合，变性 10min（100℃）。制备 10％SDS-PAGE 凝胶，每个上样孔添加 40μg 样品（80V，30min；100V，60min）分离蛋白质，利用湿法（250mA，90min）转印至 PVDF 膜，用含 5％脱脂奶粉的 TBST 液室温封闭 1h；一抗按一定比例稀释后与 PVDF 膜共孵育，过夜（4℃）；用 TBST 液洗膜 3 次，每次 10min，二抗室温下共孵育 1h；用 TBST 液洗膜 3 次，每次 10min，用 ECL 发光试剂盒显影，用 Bio-Rad 凝胶成像系统获取图像。

2. 流式细胞仪检测法

流式细胞仪每秒可扫描数千个细胞或粒子，并检测其大小和形态。通过流式细胞术检测外泌体膜上特有的蛋白分子，可准确鉴定外泌体。例如，将染色后的外泌体溶液中加入分支聚乙烯亚胺（PEI），孵育15min（37℃）；超速离心弃PEI；加入金纳米颗粒，轻柔重悬后孵育60min（37℃），加入DNA染料——别藻蓝蛋白（Allophycocyanin，APC），室温孵育15min；使用流式细胞仪进行检测。检测结果中APC阳性颗粒即为所需的外泌体。

（三）外泌体形态鉴定

1. 电镜成像

扫描电镜（Scanning electron microscopy，SEM）或透射电镜（Transmission electron microscopy，TEM）等电子显微镜可鉴定外泌体的形态。SEM工作原理是利用高能电子束扫描样本表面，入射电子和样本表面物质相互作用并产生物理信息。通过对物理信息的接收、放大和显示成像，从而获得样本表面微观形貌特征。TEM工作原理与SEM相似，把经加速和聚集的电子束投射到非常薄的样本（厚度50nm左右）上，电子与样本中的原子碰撞而改变方向，从而产生立体角散射，形成明暗不同的图像，收集图像数据，在成像器件上显示出来。

2. 操作步骤

（1）用PBS缓冲液重悬提取的外泌体，取适量滴在载样铜网上，静置2min，尽量用滤纸从滤网侧边吸干多余液体。

（2）使用3%磷钨酸溶液负染5min，室温晾干后，拍摄电镜图片。

在电镜下外泌体呈30～100nm大小不一的茶托或杯状结构（存在其他较难鉴别的外泌体），具有非常明显的膜边界。电镜对样本的前处理要求较高，前期提取、纯化步骤将影响电镜分析结果；样本的准备步骤烦琐，无法进行大通量检测；样本经过了预处理和制备过程，无法准确测量外泌体的实际形态。

四、注意事项

研究表明，外泌体的组成不仅依赖于细胞类型，甚至来源于相同细胞的外泌体也有所不同。目前大多数提取外泌体的方法都无法区分单个外泌体的性质。在提取过程中，特定亚群的分子组成差异会造成提取效率降低。考虑这些异质性，外泌体的提取技术和后续鉴定方法仍有待不断改进与完善。

（一）细胞上清液外泌体

正常情况下，细胞培养基中的血清一般含有内源性外泌体，可以采用以下几种方法避免血清外泌体污染。

（1）将普通血清超速离心（100000g）16h，回收上清液，−20℃存储待用。

（2）细胞培养时使用上述无外泌体血清。

（3）细胞培养时使用商品化的去外泌体血清，这种血清价格比较昂贵。

(4) 在正常血清含量的培养基中扩大培养细胞，提取上清液前，需去除原有培养基，换成无外泌体血清培养基（或者无血清培养基）。继续培养 24～48h，细胞融合度达到 80%～95%时，收取上清液待提取。

(5) 注意收取上清液前在显微镜下观察细胞状态，死亡细胞占比不得超过 5%。因为细胞凋亡/死亡过程中会释放大量大小不一的囊泡，影响外泌体的提取纯度。

（二）固定角度离心时离心管的摆放

一般样本中外泌体含量较少，离心后可能肉眼观察不到沉淀，标记离心管摆放方向后，在重悬时用 1×PBS 缓冲液朝离心管靠外侧的内壁反复吹打洗脱即可。

（三）外泌体保存时间

外泌体如需保存，在−70℃可以保存 1 个月，建议提取完成后立即进行后续实验。

第九章
细胞生物学实验技术

第一节　细胞系（株）的选择及获取

细胞系（株）具有成分均一、可人为控制干预条件、费用相对经济等优势，目前在疾病、遗传及药物研究中使用率较高，是常见的科学实验模型。但同时，因现存细胞系（株）数量多、质量参差不齐、研究者对其生物学特性了解不足等，导致科学研究中可能出现细胞系（株）的使用不规范，影响实验结果的准确性或得出错误结论。本节以肿瘤研究为例，就如何根据研究目的选择符合要求的细胞系（株）、如何查询细胞系（株）相关生物学特征及如何进行细胞系（株）的质量控制及鉴定等常见问题做简要介绍。

一、细胞系（株）的选择

如何根据研究目的有针对性地在众多细胞系（株）中进行选择，成为困扰基础及临床研究人员的难题。可从以下几项原则考虑，对种类繁多的细胞系（株）进行合理的归类，以便研究人员更准确、便捷地进行选择。

（一）组织来源

除考虑研究所涉及的基本器官（肺、胃、肠、皮肤等）外，这里主要强调进行组织细分。例如，在美国模式培养物集存库（ATCC）中，以结直肠肿瘤（Colorectal carcinoma）为关键词搜索，可搜索到几十株细胞系（株）。但这些细胞系（株）会有进一步的组织细分说明，如有的细胞系（株）来源于结肠，有的来源于直肠，还有的来源于盲肠。这些肿瘤因其具体的组织来源不同，在发病机制、转移、预后、复发甚至治疗手段上存在诸多差异。因此，不同组织来源的细胞系（株）之间不可混用，应详细区分，否则会导致实验结果不严谨、不准确。

（二）是否转移

根据肿瘤是否转移，选择原发灶或转移灶来源的细胞系（株）。对于肿瘤转移相关的机制阐述及药物治疗体外研究，根据其实验设计，应同时对比选取多株原发灶、转移灶来源的细胞系（株）。以结直肠癌细胞系（株）为例，Caco－2、HT29 等细胞株为结肠癌原发灶来源的细胞株，而 T84、LOVO 等则来自结肠癌转移灶（分别为肺及锁骨），而 SW480 与 SW620 则来源于同一患者的原发灶组织（结肠）及第二年该患者的转移灶组织（淋巴结），是做结直肠癌转移相关研究的良好配对选择。

（三）病理分期

肿瘤细胞因其来源组织的病理分期不同，所表现出的生物学特征亦有所不同，包括癌基因的表达水平、分泌物种类及水平、细胞成瘤性等。因此，研究人员应根据研究目的和实验设计选择恰当病理分期的细胞系（株），或选择多株不同病理分期的细胞系（株）。迄今已建立的细胞系（株）中，以 TNM 分期较晚的细胞系（株）较多（T3、T4 期），而分期较早及腺瘤来源的细胞系（株）少见。

（四）人种来源

东西方人群在遗传特点、生活及饮食习惯等方面存在较大差异，故不同人种的肿瘤发生发展特点亦有较大差别。以结直肠肿瘤为例，白种人结直肠肿瘤发病率较黄种人高，但近年来，黄种人结直肠肿瘤发病率及死亡率的增长速度却高于白种人。另外，白种人更易发结肠癌，而黄种人中直肠癌发病率更高。因此，若课题涉及不同人种在肿瘤发病机制及治疗策略中的差异研究，应尽量选取对应人种来源的细胞模型。迄今已建立的人细胞系（株）中，主要以白种人来源为主，黄种人来源的细胞系（株）报道较少。

二、细胞系（株）相关生物学特征查询

选择细胞系（株）时应具体考虑其相关生物学特征，那么如何查询这些细胞系（株）的详细信息，以及如何获取这些细胞系（株）呢？在此，我们简要介绍几个国内外常用的细胞保藏中心及平台的查询、购买方式。

（一）ATCC

ATCC 是最大的生物资源保藏中心，可向我国提供其所保藏的细胞系（株）及培养体，若需购买 ATCC 保藏的细胞系（株），建议通过官方代理公司购买。

（二）国家实验细胞资源共享服务平台

从国外购买引进细胞系（株），等待时间较长，花费较大。若实验所需细胞系（株）在国内可靠的细胞库有保藏，可从国内细胞库直接购买，省时省力，花费小。国内细胞系（株）资源可通过国家实验细胞资源共享服务平台进行查询。该平台保藏有常用实验

细胞系（株）、基因修饰细胞系（株）及耐药细胞系（株）等。

三、细胞系（株）的质量控制及鉴定

尽管目前已建立的众多细胞系（株）为研究疾病癌变、浸润转移机制，探寻更为合理的治疗药物及策略提供了良好的实验基础，但不可否认的是，科学研究中仍存在不少细胞系（株）使用不规范的问题，值得研究人员重视。

据统计，在过去几十年中，由于实验室间互赠细胞、细胞来源不清、操作人员同时培养多种细胞造成交叉污染等原因，PubMed 数据库所发表的论文中错误使用细胞系（株）的比例增加了很多。鉴于目前细胞系（株）误用的严峻形势，包括 *Nature*、*Science* 等顶级学术期刊及 AACR 出版的众多期刊呼吁研究人员必须进行研究用细胞系（株）的身份鉴定，以排除交叉污染，并要求作者在投稿时必须提供细胞系（株）的鉴定证明。细胞系（株）鉴定的主要方法有以下几种。

（一）人源性细胞系（株）的鉴定方法

短串联重复序列（Short tandem repeat，STR）是人源性细胞系（株）身份认证的“金标准”，包括 ATCC 在内的各大保藏中心都建立了细胞系（株）的 STR 标准库用于参考、比对。鉴定机构通常分析多个 STR 基因座（16～20 个）图谱，将结果与数据库比对，即可准确地判断细胞种类及该细胞系（株）是否存在交叉污染。

1. STR 鉴定的原理

STR 广泛存在于人类的基因组中，约占人类基因组的 3%，一般由 2～6 个碱基对构成 1 个核心序列，核心序列串联重复排列，由于重复单位和重复数目的不同产生高度多态性。对于同一个体，重复序列的次数是固定的；对于不同的个体，重复序列的次数有差别，故 STR 分型技术可以用来做亲缘关系鉴定。STR 分型技术的原理是从 STR 位点侧翼设计高特异性的引物，用不同颜色的荧光基团标记每对引物的末端，在一单管中同时 PCR 扩增多个多态性 DNA 片段。通过毛细管电泳分离带有荧光信号的 PCR 产物片段，当带有荧光的 PCR 产物片段通过激光探测器时，激光探测器会记录下电泳时间、荧光种类与强度，对采集到的荧光信号用相应的软件分析比对，转换为相应的基因型数据。STR 具体鉴定流程图如图 9－1 所示。

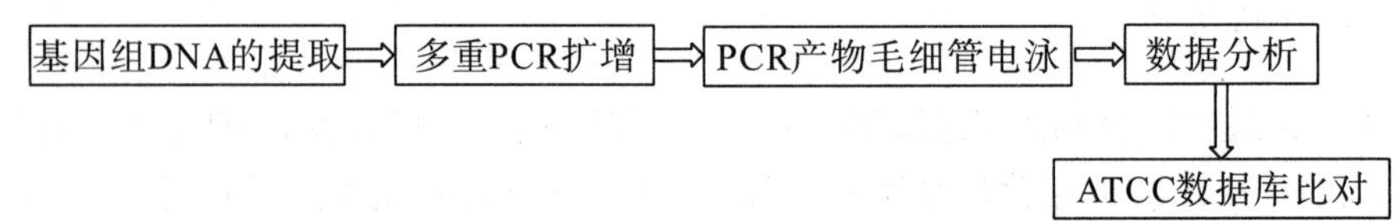

图 9－1　STR 鉴定流程图

2. STR 鉴定的方法

课题组不满足鉴定条件时，建议送可靠鉴定机构进行 STR 鉴定。

样本的制备：细胞离心沉淀，用 PBS 缓冲液清洗去除培养基，以大于 10^6/管的数量单独收集于1.5mL离心管中，冰冻保存并寄送鉴定机构进行STR鉴定。

若课题组满足鉴定条件，亦可自行鉴定，大致流程：收集细胞，常规提取DNA，PCR扩增STR位点，用遗传分析仪对STR位点进行检测，使用软件读取结果后与权威细胞保藏中心对应STR位点进行比对。

3. STR鉴定的结果判断

获取细胞系（株）鉴定结果（外送）或STR信息（自检）后，即可与权威细胞保藏中心的标准STR位点进行比对。通常我们得到的比对结果会出现以下几种情况：比对结果完全一致、部分一致，或目的位点出现多峰现象。

（二）非人源性细胞系（株）的鉴定方法

STR分型技术主要用于人源性细胞系（株）交叉污染的鉴定，因现在还没有其他物种（鼠、兔、猪等）的细胞数据库，故其他物种种内细胞系（株）交叉污染还没办法鉴定。现有技术主要用于辨别不同种属细胞系（株）间的交叉污染。早期应用较多的种间检测技术包括核型分析技术、G显带技术及同工酶检测，近几年提出使用PCR、细胞色素相关检测技术。

1. 同工酶检测

用测定葡萄糖-6-磷酸脱氢酶、乳酸脱氢酶、中性蛋白酶同工酶的移动度可证实一个细胞系的种属来源，也可检测细胞系种内是否存在交叉污染。来源于同一种属不同个体的细胞系，对一特定的酶常由不同的共显性等位基因控制，其产物具多型性，用电泳技术可将其分辨出。大多数情况下，这种等位同工酶的表型是稳定的，因此，这种同种异体同工酶的表型可作为该细胞系同种异体同工酶的遗传特性。多型性同工酶可用于鼠细胞系和杂合细胞系的鉴定。

2. PCR检测

PCR检测技术主要原理：以提取的细胞系（株）基因组DNA为模板，体系中加入不同种属的特异性引物，经PCR扩增、电泳后对结果进行判断。若结果显示各细胞只在相应种属处有特异性的目的条带，则证明被检细胞系（株）不存在种属间交叉污染。若两个或多个种属处均出现与目的条带大小匹配的条带，则怀疑被检细胞系（株）存在种属间交叉污染。

第二节　体外细胞培养基本技术

一、体外细胞培养器材的准备

在体外细胞培养中，除一次性无菌耗材外，还需要用到玻璃器皿、手术器械（解剖器械、眼科器械等）及重复使用的塑料制品等。在体外细胞培养中，细胞对任何有害物质都非常敏感，要求严格的无菌和无害，因此对新的或者用过的培养器皿都要严格清洗，去除微生物产品附带杂物、细胞残留物、非营养成分的化学物质等，使器皿内无影响细胞生长的有害成分残留。所以，清洗和消毒灭菌是体外细胞培养的最基础也是最重要的环节。

清洗和消毒灭菌：

不同器皿的材料、结构、新旧程度和使用方法不同，清洗方法也不同，但总原则是要做到无有害成分残留。一般玻璃器皿按浸泡→刷洗→浸酸→冲洗四步进行清洗；橡胶制品的常规清洗步骤为浸泡→洗涤剂或 2% NaOH 煮 10～20min→流水冲洗 5～6 次→1%稀盐酸浸泡 30min→流水冲洗 5～6 次→蒸馏水冲洗 3 次→晾干或烤箱烘干→高压蒸汽灭菌；器械的清洗步骤为纱布拭去表面污物→自来水冲洗、刷洗→75%乙醇棉球擦拭→器械盒包装后高压蒸汽灭菌→烘干后备用。

造成体外细胞培养失败的最主要原因就是污染，特别是微生物（细菌、真菌、支原体、病毒等）的污染。体外细胞培养中使用的各种培养器皿、培养基若灭菌不合格或不彻底，都会为微生物提供生长的机会。若有微生物污染，微生物比细胞增殖更快，并能产生毒素而影响细胞的生长，甚至导致细胞死亡。

根据材料的不同可采用不同的消毒灭菌方法，总的说来有物理法及化学法两大类。物理法包括用高温湿热、干热、电离辐射、紫外线、过滤等方法消灭微生物；化学法是指用化学消毒剂（75%乙醇、甲醛等）、抗生素（青霉素、链霉素等）等杀灭微生物。体外细胞培养中的消毒灭菌方法有多种（见表 9－1），应根据具体情况选择适当的方法。

表 9－1　消毒灭菌常用方法

待消毒灭菌物品	化学法			物理法				
	抗生素	化学消毒剂	气体喷雾	干热	过滤	高温湿热	电离辐射	紫外线
细胞培养用液	√				√	√		
空气/工作台		√	√					√
玻璃器皿				√		√	√	
橡胶制品		√	√			√	√	
塑料制品		√	√				√	
金属器械		√	√	√		√	√	

二、细胞培养用液的准备

细胞培养用液是体外细胞培养时维持细胞存活、生长及各种操作中所需的基本溶液。细胞培养用液主要含有培养基（基础培养基、血清等）、盐溶液（各种缓冲液、染色液）、消化液（胰蛋白酶、胶原酶、DNA 酶等）和抗生素等。细胞培养用液的质量直接影响细胞培养的效果，故细胞培养用液成分的选择及配制必须讲究科学性，无杂物混入，容器彻底清洗和消毒。

（一）培养基

培养基是维持体外细胞生存和生长的最基本溶液，是体外细胞培养时最重要的条件，满足细胞培养时所必需的基本营养成分、激素、生长因子、渗透压、pH、无毒、无污染等多方面的要求。根据来源，培养基可分为天然培养基和合成培养基两大类。

1. 天然培养基

天然培养基是细胞培养最初使用的培养基，主要来源于动物体液或从动物的组织中分离提取，包括生物性体液（常见的有血清）、组织浸出液（如胚胎浸出液）、凝固剂（如血浆）等。其优点是营养成分非常丰富，渗透压和pH与体内生理环境相似，细胞培养效果较好；缺点是成分比较复杂，制备烦琐，个体差异较大，易受支原体等污染，且来源受限。所以实际工作中常将天然培养基和合成培养基结合使用。

血清是血液凝固时析出的浅黄色透明液体，含有多种维持细胞存活、促进细胞黏附、增殖及中和某些毒性物质的成分，如血浆蛋白（球蛋白、白蛋白、铁蛋白等）、氨基酸、脂类、碳水化合物、无机盐、生长因子和激素等，是体外细胞培养中最重要和最常用的天然培养基。一般优质的血清从外观上看应为透明、无溶血、无沉淀物、淡黄色，灭活后颜色略深。

（1）血清的来源：体外细胞培养中所用的血清主要有胎牛血清（Foetal bovine serum，FBS）、新生牛血清（Newbom calf serum，NBCS）、小牛血清（Calf serum，CS）、马血清及人血清等，其中使用最广泛的是胎牛血清、新生牛血清和小牛血清。牛血清来源充足，容易获取，具有成熟的制备技术，因而应用最广。

（2）牛血清的分类：牛血清分为胎牛血清、新生牛血清和小牛血清三类，胎牛血清是通过无菌手术剖腹后取牛胎，穿刺心脏采血制得；新生牛血清取自出生24h内尚未哺乳的新生牛；小牛血清来自半岁小牛。其中胎牛血清中对培养细胞有害的成分（抗体等）含量最少，故质量最高。

（3）血清的保存：血清应在−20℃或−80℃保存，6～12个月内使用，切忌反复冻融。在4℃条件下存放时，不超过1个月。根据用量可将血清分装入无菌离心管，然后冰冻保存。分装时，由于血清冻结时体积会增加，所以需预留一定的膨胀空间（如50mL离心管装40mL左右），以防容器冻裂。

（4）血清的解冻：血清从−20℃或−80℃冰箱取出后，在2～8℃冰箱中放置解冻（一般24h左右），解冻过程中需轻轻摇晃，使温度和成分均匀，以减少沉淀产生，摇晃时不要产生气泡。切勿直接由水冻状态直接转至37℃解冻，以防因温度剧烈变化而造成蛋白质凝结。

（5）血清使用浓度：血清一般不单独使用，而是作为一种添加成分与基础培养基混合使用，使用浓度一般为5%～20%，常用浓度为10%。

2. 合成培养基

来源有限、成分不明确、质量不稳定等因素限制了天然培养基在细胞培养中的应用。因此，研究人员研究制成了性质更稳定、化学成分更明确的培养基，即合成培养基，主要包括基础培养基、无血清培养基和无蛋白培养基。基础培养基是使用最广泛的合成培养基，只能维持体外细胞短时间内的存活，只有加入一定量的天然培养基（如血清）配成完全培养基后，细胞才能持续稳定地生长和增殖。

3. 培养基的选择

选择合适培养基是体外细胞培养的关键。

(1) 参考该细胞系（株）所涉及的相关文献；

(2) 从细胞保藏中心（如 ATCC）查阅该细胞系（株）所用培养基的相关信息，或者从细胞来源处获取该细胞系（株）相关信息；

(3) 根据经验试用所在实验室中常用的培养基，通过克隆形成率和生长曲线等对几种培养基进行比较，选出适宜的培养基。

（二）盐溶液

在体外细胞培养过程中，除培养基外，还会用到盐溶液（如 PBS 缓冲液）、抗生素、消化液等，其中平衡盐溶液（Balanced salt solution，BSS）可作为细胞清洗液，以及消化酶、生长因子等细胞培养用液的溶剂。

平衡盐溶液为常用的细胞清洗液，主要是由葡萄糖和无机盐组成，用来维持细胞的渗透压、调节 pH 以及供给细胞生存所需的能量和无机离子成分，也是配制其他培养用液的溶剂，还常用于洗涤组织、细胞等。实验常用平衡盐溶液配方见表 9-2。

表 9-2 实验常用平衡盐溶液配方

成分（g/L）	生理盐水	PBS	HBSS	无 Ca^{2+}、Mg^{2+} HBSS	Earle's BSS	Dulbecco's PBS	Tyrode's BSS
NaCl	9	8	8	8	6.8	8	8
KCl	0.42	0.2	0.4	0.4	0.4	0.2	0.2
无水 $CaCl_2$	0.25	—	0.14	—	0.2	0.1	0.2
$MgCl_2 \cdot 6H_2O$	—	—	0.1	—	—	0.1	0.1
$MgSO_4 \cdot 7H_2O$	—	—	0.1	—	0.2	—	—
$Na_2HPO_4 \cdot H_2O$	—	1.56	0.06	0.06	—	—	—
$NaH_2PO_4 \cdot 2H_2O$	—	—	—	—	0.14	1.42	0.05
KH_2PO_4	—	0.2	0.06	0.06	—	0.2	—
$NaHCO_3$	—	—	0.35	0.35	2.2	—	1
葡萄糖	—	—	1	1	1	—	1
0.1%酚红	—	—	1	2	1	—	—

（三）消化液

在原代细胞及传代细胞培养过程中，分散组织细胞或使贴壁细胞脱离附着的基底时常用消化液。常用的组织细胞消化液包括 EDTA 溶液、胰蛋白酶、胶原蛋白酶及木瓜蛋白酶等，可单独使用或混合使用。其中胰蛋白酶的主要作用是水解细胞间的蛋白质，使贴壁细胞从培养皿上脱落并分散成单个细胞，常用浓度为 0.25%，pH 为 7.2～7.4。胶原蛋白酶主要消化、水解结缔组织中胶原蛋白成分。由于胶原蛋白酶只是对细胞间质有消化作用，对上皮细胞无影响，常适用于消化分离含有胶原蛋白成分的组织、上皮及癌组织，可以让上皮细胞与胶原蛋白成分分离而不受损害。胶原蛋白酶又分为Ⅰ型、Ⅱ型、Ⅲ型、Ⅳ型、Ⅴ型及肝细胞专用型。不同组织中，细胞外基质中的胶原蛋白类型不同，需根据所要分离消化的组织种类来选择胶原蛋白酶类型。

（四）抗生素

抗生素是指细菌、真菌等微生物或高等动植物在生活过程中所产生的具有抗病原体或其他活性的一类次级代谢产物，是对其他活细胞发育功能有干预作用的化学物质。抗生素在体外细胞培养过程中，主要是用于预防培养用液及培养细胞的微生物污染。抗生素种类较多，不同抗生素的杀灭对象不同，应根据情况选择，具体见表 9－3。

表 9－3　常用抗生素使用参考

抗生素	作用对象	参考浓度	效应
青霉素	G^-、G^+	100U/mL	+++
链霉素	G^-、G^+	100μg/mL	++
两性霉素 B	真菌	3μg/mL	++
制霉菌素	真菌	50U/mL	++
卡那霉素	G^-、G^+、支原体	100μg/mL	++
多黏菌素	G^-	50μg/mL	++
利福平	G^-	50μg/mL	++
红霉素	G^+、支原体	50μg/mL	++
四环素	G^+、G^-、支原体	10μg/mL	++

注：G^+，革兰阳性菌；G^-，革兰阴性菌；+，表示效应程度。

目前，实验室常用抗生素为青链霉素合剂，浓度为青霉素 100U/mL、链霉素 100μg/mL，通常可购买商用应用液，也可自行配制。

（五）细胞培养用液的除菌/灭菌与保存

细胞培养所用的各类培养基、盐溶液、抗生素等在体外细胞生长中是必不可少的，若被微生物或其他有害物质污染则可能直接导致体外细胞培养失败。因此，应对体外细胞培养中用到的所有液体进行除菌/灭菌处理，并按性质分类保存。不同细胞培养用液的成分不同，除菌/灭菌与保存方法也不尽相同，具体见表 9-4。

表 9-4　细胞培养用液的除菌/灭菌方式与保存条件

液体名称	除菌/灭菌方式	保存温度
基础培养基	0.22μm 滤器过滤除菌	4℃或-20℃
血清	0.22μm 滤器过滤除菌	-20℃
缓冲盐溶液（不含葡萄糖）	高压蒸汽灭菌	室温或 4℃
氨基酸	0.22μm 滤器过滤除菌	-20℃
抗生素	0.22μm 滤器过滤除菌	-20℃
维生素	0.22μm 滤器过滤除菌	-20℃
胰蛋白酶	0.22μm 滤器过滤除菌	-20℃
胶原蛋白酶	0.22μm 滤器过滤除菌	-20℃
谷氨酰胺	0.22μm 滤器过滤除菌	-20℃
EDTA	高压蒸汽灭菌	室温或 4℃
HEPES	高压蒸汽灭菌	室温或 4℃
酚红	高压蒸汽灭菌	室温或 4℃
$NaHCO_3$	高压蒸汽灭菌	室温或 4℃
牛血清白蛋白	0.22μm 滤器过滤除菌	4℃或-20℃
葡萄糖	0.22μm 滤器过滤除菌	4℃或-20℃

三、细胞的传代、计数和形态学、活力检测

（一）实验原理

传代培养：体外培养细胞不断分裂增殖后，细胞与细胞之间会发生相互接触而产生接触性抑制，导致细胞生长速度减慢乃至生长停止。同时，由于营养物不足及细胞代谢产物增加不利于细胞生长或导致中毒，因此需将细胞重新接种到新的培养皿或瓶内，重新添加新鲜培养基再进行培养，此过程就称为细胞传代，对单层培养而言，细胞融合度达到 80%～90%是较理想的传代阶段。

（二）实验材料

（1）仪器：生物安全柜、倒置相差显微镜、移液枪、CO_2 培养箱、细胞计数器、离心机。

（2）细胞：293T 细胞、Jurkat 细胞。

（3）耗材：细胞 T25 培养瓶或 10cm 培养皿、15mL 离心管、移液管、移液枪、枪头、冻存盒。

（4）试剂：高糖 DMEM 培养基、PBS 缓冲液、0.25％胰蛋白酶溶液、胎牛血清、台盼蓝染液等。

（三）实验方法

1. 细胞生长状态观察

在倒置相差显微镜下观察：细胞状态良好时，低倍镜下观察，可看到细胞透明度大、折光性强、轮廓不清；高倍镜下观察，能看清部分细胞细微结构，细胞处于对数生长期时也可见到很多正处于分裂期的细胞。细胞状态差时，可看到细胞折光性变弱，轮廓增强，胞质中会出现空泡、脂滴、颗粒样物质，细胞之间空隙加大，细胞形态变得不规则，失去了细胞正常生长的特点。

2. 贴壁细胞的传代培养（以 293T 细胞为例）

（1）弃旧培养液：培养瓶可以直接倾倒，培养皿必须用移液管吸出。

（2）洗涤：加 PBS 缓冲液，轻轻振荡后弃去，以清除培养基中的血清成分（背景较脏的可以多洗几遍）。

（3）消化：加入适量 0.25％胰蛋白酶溶液（一般 10cm 培养皿可加入 1mL，$25cm^2$ 培养瓶可加入 500～800μL），晃动培养皿/瓶，使整个表面细胞层接触到胰蛋白酶，常温或 37℃下消化约 1min（显微镜下见细胞皱缩变圆即可终止消化）。若见大量细胞片状脱落，表明已消化过度。

（4）终止消化：加入适量完全培养液终止消化，用移液枪或者吸管吸取培养液反复冲培养皿/瓶底的细胞层，直至全部冲下，轻轻吹打（注意减少气泡的产生），混匀成细胞悬液。

（5）离心：将细胞悬液收集到 15mL 无菌离心管中，1000rpm 离心 3min。

（6）重悬：弃上清液，加入完全培养基重悬，将细胞接种于新的培养皿/瓶（常 1 传 3～4 皿/瓶），放于 37℃ 5％CO_2 培养箱中培养。

（7）传代后，应每天对细胞进行观察，注意是否污染及细胞贴壁和生长情况，要及时换液。

3. 悬浮细胞的传代培养（以 Jurkat 细胞为例）

当细胞生长到 1×10^6～5×10^6/mL 时即可进行传代。

方法一：摇动或者用枪尖吹打以重悬细胞。将细胞悬液移入新培养瓶中（视细胞密度而定，一般按 1 传 3～4 瓶），每瓶再补加适量培养液，然后放入 37℃ 5％CO_2 培养箱中培养。

方法二：将培养皿/瓶里细胞吹散，然后转移到无菌离心管中，室温 1000rpm 离心 3min，弃上清液，加入完全培养基重悬，按细胞量分瓶（视细胞密度而定，一般按 1 传 3～4 瓶），每瓶加培养基至 5mL，然后放入培养箱培养。

4. 细胞计数及密度换算

细胞计数板上的方形网格主要由 9 个方格构成，角上的四个方格，每个被进一步分成 16 个较小的方格（图 9－2）。

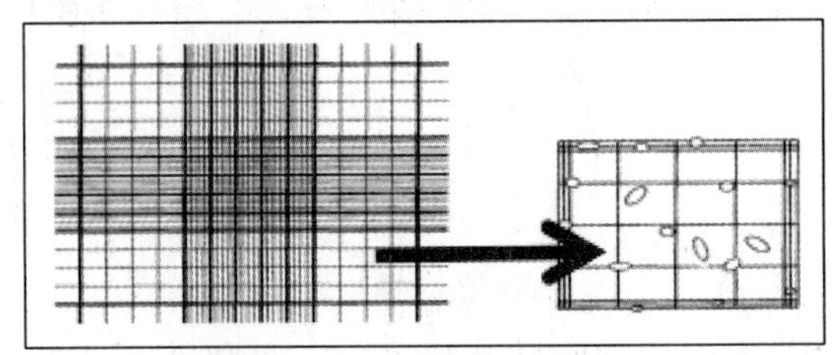

图 9－2　细胞计数板示意图

（1）细胞计数板的清洁准备：使用前先用自来水冲洗、95％乙醇洗净，并使其干燥，轻轻擦洗细胞计数板的计数室，直至计数室无污物。

（2）混匀细胞悬液，稀释到一定比例。吸取 10μL 细胞悬液，加到细胞计数板里（枪尖抵着盖玻片的边缘，使细胞悬液沿着盖玻片和计数板间的缝隙渗入计数室，直到充满计数室为止），注意不要有气泡。

（3）显微镜下计数，具体步骤操作如下。

①寻找计数室：先在低倍镜（4×）下寻找细胞计数板上的大方格位置，使计数室位于视野的正中央。

②转高倍镜：转至高倍镜（10×）后，聚焦，保证细胞和计数室线条均清晰。然后将计数室一角的中格移到视野中。

③计数：数 4 个大方格的细胞总数（若有压边缘线的，依照“数上不数下，数左不数右”的原则进行计数），最好每个样品计数 3 次，取其平均值，按公式“细胞浓度（/mL）＝4 个大方格内细胞数之和÷4×10^4×稀释倍数”计算，得出细胞悬液中的细胞浓度。

5. 台盼蓝染色

（1）配制 4％台盼蓝染液：4g 台盼蓝，用少量蒸馏水研磨，加 ddH_2O 至 100mL，用滤纸过滤（滤掉沉淀，避免影响计数），在 4℃下保存。使用时，用 PBS 缓冲液稀释至 0.4％。也可直接买商用成品。

（2）染色：细胞悬液与 0.4％台盼蓝溶液以 9∶1 混合混匀，立即计数（染色时间不宜过长，3min 以内，否则部分活细胞也会着色，计数准确度会受到影响），分别计数活细胞量和死细胞量（死细胞被染成明显的蓝色，而活细胞拒染，呈无色透明状）。

（3）计算：活细胞率（％）＝活细胞总数÷（活细胞总数＋死细胞总数）×100％。

四、细胞的冻存、复苏及运输

（一）实验原理

细胞冻存的目的是对细胞进行保种。将细胞置于－196℃液氮中超低温保存，能使细胞暂时脱离生长状态，保持细胞特性，这样在需要的时候可再复苏细胞用于实验。细胞冻存时向培养基中加入保护剂如 DMSO、甘油，可使溶液冰点降低，并且在缓慢冻结条件下，保护剂可以快速进入细胞，细胞内水分透出，减少冰晶形成，从而避免细胞损伤。采用“慢冻快融”的方法能较好地保证细胞的存活。

（二）实验材料

（1）仪器：生物安全柜、倒置相差显微镜、移液器、CO_2 培养箱、细胞计数器、离心机。

（2）细胞：293T 细胞、Jurkat 细胞。

（3）耗材：T25 细胞培养瓶或 10cm 培养皿、离心管（15mL）、移液管、枪头、冻存盒。

（4）试剂：高糖 DMEM 培养基、PBS 缓冲液、0.25%胰蛋白酶溶液、胎牛血清、台盼蓝染液、DMSO。

（三）实验方法

1. 细胞冻存

（1）配制冻存液（DMSO：血清：培养基=1：2：7 或 DMSO：血清=1：9），放于4℃冰箱。

（2）选用对数生长期细胞，用常规方法将细胞消化，制成单细胞悬液，收集并离心（1000rpm，3min）；弃上清液，用残留的培养液重悬细胞，再慢速滴加 4℃预冷的冻存液混悬细胞，冻存后细胞终浓度不低于 1×10^6/mL。

（3）将细胞悬液分装到冻存管（1～1.5mL/管），拧紧管盖，封口，注明细胞名称、冻存时间和操作人员姓名。

（4）梯度降温（主要有两种方法）。

①传统方法：冻存管置于−20℃ 0.5～2h→ −80℃过夜（>12h）→转移至液氮罐或者−150℃冰箱长期储存。

②程序降温盒法：将冻存管放入程序降温盒里，然后将其移入−80℃超低温冰箱，过夜（>12h）后移入液氮中或−150℃冰箱保存。

2. 细胞复苏

（1）生物安全柜用紫外线灭菌，水浴锅 37℃预热。

（2）从超低温冰箱或液氮中取出细胞，在 37℃水浴锅中快速融化（注意不要将盖子闭合处浸入水中，以免污染）。

（3）待完全融化后，立即从 37℃水浴锅中取出冻存管，用 75%乙醇进行外表面消毒，转入生物安全柜。

（4）在生物安全柜内打开盖子，用移液管吸出细胞悬液，加入含 10 倍体积培养基的离心管中，混匀。

（5）1000rpm 离心 3min，弃上清液（此步骤可选，若不离心，24h 后必须进行细胞换液）。

（6）重悬细胞，将细胞按一定比例接种于培养皿/瓶，加入新鲜完全培养基（高糖DMEM培养基+10%血清）混匀后，置于37℃ 5%CO_2培养箱中培养。

（7）细胞复苏后，应每天对细胞进行观察，注意是否污染及细胞贴壁和生长情况，待细胞融合度至80%以上时可进行细胞传代。

3. 细胞运输

（1）培养中细胞运输。

①当单层贴壁细胞生长接近汇合状态、悬浮细胞生长到所需浓度时，用培养瓶（瓶盖不带透气孔）进行运输。

②对于贴壁细胞，倒掉培养瓶中培养液，装满新鲜培养液；对于悬浮细胞，则直接加满新鲜培养液，拧紧瓶盖并用封口膜完全密封。

③将培养瓶密封在一个防漏的塑料袋或其他防漏容器内，防止瓶子损坏后液体渗漏。

④放在一运送盒内，用海绵等做防震防压处理即可运输。

⑤到达目的地实验室后，吸走大部分培养液（回收，后期换液用），留正常量的培养液继续培养（不要立刻更换新培养液，以免细胞不适应），待细胞生长至可以传代时进行传代（若运到时已经长满，需至少放置半天才可进行传代）。

⑥若是实验室间短距离运输细胞，可不加满培养基，旋紧瓶盖封口后，置于无菌盒内即可转移。

（2）冻存细胞运输。

①准备5～10kg干冰（根据运输距离、时间确定干冰量），放入大小适宜的泡沫盒中。

②将细胞冻存管严密包裹，放置在干冰里。泡沫盒进行完全密封即可运输。

③到达目的地实验室后，进行复苏。如果不立即复苏，需将细胞存储在液氮中，尽量不要将细胞存放在−80℃冰箱，以免细胞存活率迅速下降。

五、细胞污染的检测及排除

细胞污染源多种多样，除了微生物，还包括细胞培养环境中可能对细胞造成危害的外来成分或者会影响细胞纯度的其他异物。一般来说，细胞污染源主要包括以下三类：①微生物（包括细菌、真菌、病毒、支原体及衣原体等）；②化学物质（主要是指非细胞生长所必需且会影响细胞生长的化学成分）；③细胞（主要是指所培养的细胞以外的其他类型细胞）。其中以微生物污染最为常见。

（一）细菌污染

细菌污染是实验室体外细胞培养中最常见的污染类型，较为常见的有大肠埃希菌、假单胞菌、白葡萄球菌等。细菌污染后肉眼可见细胞培养液变混浊，颜色呈黄色，在倒置相差显微镜下观察可见黑色细沙状物质，有时在细胞表面和周围有大量细菌存在。根据感染细菌的不同，细胞可有不同的外形。

处理措施：细菌污染多发生在传代、换液、加样等开放性操作过程中，而且由于细菌生长速度快，一般在污染暴发前48h就有明显表现，因此要求操作人员每天观察细胞生长状态及是否发生污染，便于及时采取措施进行补救或排除污染。如果仍在污染初期，建议操作人员在细胞培养液中添加双抗进行冲击疗法，具体操作方法是添加5～10倍常规用量的抗生素，24～48h后更换为常规培养液。

（二）真菌污染

真菌污染的类型很多，主要包括烟曲霉、黑曲霉、毛霉菌、孢子霉、白念珠菌、毛霉菌、酵母菌等污染。真菌污染后肉眼观察可见细胞培养液清亮、不变色，显微镜下可见丝状物质，有些类型的真菌污染，最开始观察时，形态与细胞碎片类似，随培养时间延长，逐渐会长出很细的黑色丝状。霉菌污染后多数情况下肉眼可见白色或浅黄色漂浮物，比较容易被发现，但短时间内培养液未变色且不混浊，倒置相差显微镜下观察可以发现许多丝状、管状及树枝状菌丝纵横交错在细胞之间或培养基中。

处理措施：添加制霉菌素和两性霉素B，但是对细胞的毒性也较大；环境彻底消毒，苯扎溴铵（新洁尔灭）擦洗→清水擦洗→75%乙醇擦洗→紫外线照射，水盘加上饱和量的硫酸铜。若细胞不是特别珍贵，建议丢弃。

（三）支原体污染

支原体是大小处于细菌与病毒之间，可以独立生存的一类微生物，最小直径约0.2μm，一般情况下采用过滤除菌的方法无法去除，并且显微镜下也难以观察清楚其形态结构。支原体污染在初期难以被发现，支原体可以在偏碱的培养条件（pH 7.6～8.0）下生存，且对青霉素具有抗性，大多时候会吸附在细胞的表面或散在细胞之间。若细胞出现支原体污染，部分敏感的细胞会表现为生长变缓、部分细胞变圆进而脱落等特点，但大多数细胞发生支原体污染后并无显著变化，但支原体污染后若不及时处理，还会产生交叉污染。

支原体检查：检查支原体的方法一般包括普通染色观察、培养法、免疫荧光法、特异性酶比色法、电镜检查法、放射自显影检查法、DNA或RNA结合的荧光显微镜检查法等，最后一种方法最为快速。可以检查阳性后，再采取电镜扫描的方式复查核实，这是建立细胞系必需的检查。

处理措施：定期用支原体试剂盒检测；换液可以减缓污染情况，但无法根除；支原体清除试剂盒可以达到较好效果。

（四）细胞交叉污染

一些操作人员在操作不同类型细胞时对所使用的耗材及培养用液并未严格区分，一旦操作不当便会造成细胞之间的交叉污染。据报道，目前世界上已有几十种细胞被HeLa细胞污染，从而致使研究人员研究失败或研究结果客观性大打折扣。有效避免细胞交叉污染非常重要。

第三节 细胞检测分析技术

一、细胞转染

（一）细胞转染原理

细胞转染是人为地借助一定的手段将特定的核酸（DNA 或 RNA）导入细胞的过程，其目的是产生重组蛋白，从而特异性地增强或抑制转染细胞中目的基因的表达。细胞转染技术大致分为以下三类：①化学法，利用载体包被核酸，从而使核酸带有正电荷或中性电荷，进而进入细胞；②生物法，将非病毒基因通过工程病毒转染到细胞中；③物理法，利用高电压作用于细胞膜表面，使细胞膜产生瞬时的孔，进而导入 DNA。针对不同的细胞类型、实验需求应选用不同的转染方法，可根据实验目的选择高转染效率、低细胞毒性和对细胞生理学影响最小的方法。

（二）脂质体转染法

1. 材料和仪器

细胞株、转染试剂（lipofectamine 2000，Life science）、细胞培养基（Gibco）、血清（Gibco）、Opti－MEM（Gibco）、胰蛋白酶、PBS 缓冲液、离心机、细胞操作台、CO_2 培养箱（Thermo）、倒置相差显微镜、细胞计数仪（血球计数板）、移液器（10μL、200μL、1000μL）、细胞操作耗材等。

2. 转染步骤（以 24 孔板和 lipofectamine 2000 转染试剂为例）

（1）取对数生长期的细胞，制备单细胞悬液。

（2）细胞计数，并按一定稀释倍数调整细胞悬液浓度。

（3）以 24 孔板为例，取稀释后的细胞悬液 500μL 加入 24 孔板，细胞密度控制在 30%～50%。

（4）24h 后细胞密度达到 70%～80%，每个孔按如下步骤转染：分别将 0.8μg DNA 1μL lipofectamine 2000 稀释到装有 50μL Opti－MEM 无血清培养基的 EP 管中，分别混匀，室温静置 5min，然后将两管试剂按照 1∶1 的比例轻柔混匀，室温静置 20min。

（5）等待脂质体融合期间，将 24 孔板里原有的培养基更换成对应的无血清培养基，每孔 400μL，将上述步骤的混合液加入对应的孔中，每孔 100μL，孵育 4～6h 后更换新鲜的含血清培养基。

3. 注意事项

（1）不同底面积培养材料的细胞接种量和转染量不同。细胞系不同，细胞状态不同或生长速度不同，质粒 DNA 或小干扰 RNA（siRNA）不同，转染量需要根据实验结果进行调整，无特殊情况或初次实验可按照转染试剂说明书上的参考数据进行。

（2）每一步混匀过程均应注意轻柔，不建议用小枪头吹打，EP 管颠倒混匀即可；细胞孔中加入混合液后，轻轻摇动细胞板使混合液与孔中的培养液混匀，不可用力吹打。

（3）细胞铺板密度可根据转染后细胞培养的时间来优化，避免细胞过度生长而造成细胞存活率降低。

（4）为提高转染效率，在培养基中不要加抗生素。

（5）预备脂质体与 DNA 混合物之前，脂质体应放在冰上低温保存。

二、细胞增殖检测

（一）细胞增殖检测的原理和方法

在一系列细胞周期因子的调控下，细胞通过 DNA 复制完成细胞分裂的一系列过程称为细胞增殖。细胞增殖检测通过分析细胞数量的变化，直接或间接地反映细胞的生长状态及活性，广泛用于药物开发、药效评估及基因功能研究等方面。

目前研究领域的细胞增殖检测方法主要有：间接法，如 MTT 法、CCK8 法及 SRB 法等，适合高通量分析实验；直接法，如 BrdU、EdU 等，可以直接观测细胞 DNA 修复、分化及细胞标志物追踪等；ATP 含量检测法，如 Luciferase 荧光素酶检测；抗原法，如 Ki67 法、PCNA 法，通常用于细胞增殖的标志物的免疫组化等。具体根据实验目的、样本类型来选择方法。

（二）CCK8 法检测细胞增殖

1. 材料与仪器

细胞株、CO_2 培养箱、CCK8 溶液、细胞培养基、血清、胰蛋白酶、PBS 缓冲液、细胞操作台、显微镜、酶标仪（450nm 波长）、细胞计数仪（血球计数板）、移液器等。

2. 实验方法

（1）用胰蛋白酶消化对数生长期细胞，轻柔吹散制成单细胞悬液。

（2）细胞计数，按一定稀释倍数调整细胞悬液浓度。

（3）取稀释后的细胞悬液 200μL 加入 96 孔板（增殖检测时，一般情况下均使用 96 孔板），每个药物浓度设置 3～6 个复孔，并设置对照孔和调零孔。

（4）放入 37℃细胞培养箱 24h 后，加入药物。

（5）加入药物刺激 24～96h 后，每孔加入原配培养基 1/10 体积的 CCK8 溶液。

（6）37℃孵育 1～4h 后，在酶标仪上选择 450nm 波长测定吸光度。

（7）利用作图软件（如 Excel、GraphPad 等），以药物浓度为横轴、吸光度为纵轴绘制生长曲线。

3. 注意事项

（1）接种细胞时，要选择合适的细胞密度，根据细胞生长快慢、药物作用时间等因素决定，预实验可设定不同细胞密度进行条件摸索。

（2）细胞接种时间不应过长，保证每个孔细胞活力相同，同时应间隔性重悬稀释后的细胞悬液，否则会因重力沉降导致细胞接种量不同。

（3）细胞悬液应缓慢加入孔中，并且全部接种完后避免振荡、拍打孔板，保证细胞均匀分布。

（4）先用培养基稀释CCK8溶液，将孔中原有培养基吸弃，再加入稀释好的CCK8溶液，这样可以避免微量加样CCK8原液带来的误差。

（5）CCK8法孵育时间通常在0.5～4h，需多次摸索，光密度（*OD*）在1.0左右较为理想，不要超过1.8。

（6）细胞增殖率计算：细胞增殖率［（$OD_{加药组}-OD_{调零孔}$）－（$OD_{对照孔}-OD_{调零孔}$）］÷（$OD_{对照孔}-OD_{调零孔}$）×100%。

三、细胞侵袭与迁移检测

（一）细胞侵袭与迁移检测原理

肿瘤细胞所具有的典型无限扩张行为，在体外培养的肿瘤细胞中仍可维持，体外实验中我们通常称之为细胞的侵袭与迁移能力。研究人员发现，肿瘤细胞在与正常组织细胞混合培养时，能浸润侵入正常组织细胞中，同时具有穿透人工隔膜（Transwell）生长的能力。因此，科研工作者设计开发了一种模拟胞外基质的材料（即人工隔膜），对肿瘤细胞的侵袭与迁移能力进行检测。

Transwell是一种底部由聚碳酸酯膜封闭的活置式培养小室，聚碳酸酯膜可以将细胞在孔板内的培养空间分隔为上下两层，两层间的培养成分可以相互影响（图9－3）。现已开发出多种不同孔径的聚碳酸酯膜小室，除了进行细胞侵袭与迁移实验外，还可以进行共培养、细胞趋化等多种研究。

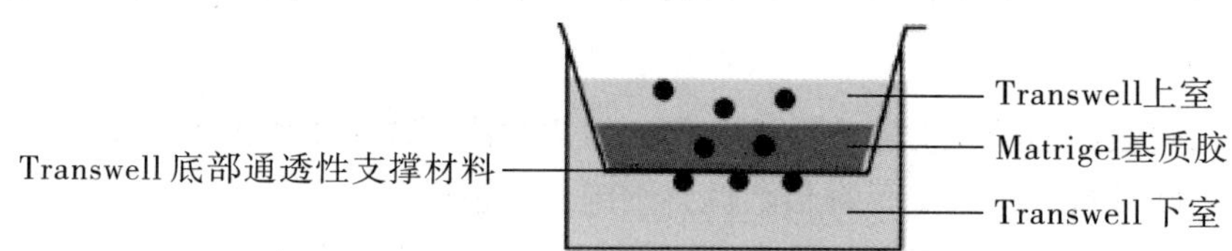

图9－3　Transwell细胞侵袭实验示意图

（二）Transwell法检测细胞侵袭与迁移

1. 材料与仪器

细胞、Matrigel基质胶（Corning）、Transwell小室、24孔板、培养基（Gibco）、血清（Gibco）、胰蛋白酶、PBS缓冲液、4%多聚甲醛固定液、结晶紫染液、棉签、眼科镊、倒置相差显微镜。

2. 实验方法

(1) 细胞侵袭检测。

①铺胶：提前在冰上融解 Matrigel 基质胶，按照一定比例与无血清培养基混合，均匀铺至 Transwell 小室底部（上室面），置于 37℃培养箱进行凝固，2～4h。

②接种细胞：将生长至对数期的细胞消化、计数，按照一定比例与无血清培养基混合，均匀接种至 Transwell 小室底部（Matrigel 基质胶上面）。

③将 Transwell 小室放入含 10%胎牛血清培养基的孔板中培养 48～72h，可镜下观察穿膜细胞决定培养终止时间。

④细胞染色：24～48h 后，取出 Transwell 小室，PBS 缓冲液清洗室内 3 次，用棉签均匀轻柔擦拭小室内部未穿过的细胞及残余的 Matrigel 基质胶，PBS 缓冲液清洗 3 次，4%多聚甲醛固定液对小室背面的细胞进行固定，结晶紫染色，镜检计数，拍照，分析作图。

(2) 细胞迁移检测：小室中不使用 Matrigel 基质胶，其余步骤与侵袭检测相同。

3. 注意事项

(1) 收到 Matrigel 基质胶后应立即进行分装并于－20℃保存，分装过程在冰上进行，并尽量按照单次用量进行分装，不建议反复冻融；使用时，提前一晚置于 4℃冰箱使其逐渐融解（建议将 Matrigel 基质胶置于有冰的泡沫箱内，将泡沫箱置于 4℃冰箱），融解过程中不得用手温管壁。

(2) 实验中所使用的相关材料比如移液枪、枪头最好能在－20℃或 4℃冰箱提前预冷，整个操作过程尽量在冰上进行。

(3) 铺胶注意轻柔、匀速加入，尽量保证胶面平齐，将小室底部全部铺满，胶面不可用枪头搅动，避免胶面不平或产生气泡，以免造成假阳性结果或细胞结团。

(4) 几乎所有的在线实验方案中，均提到 Matrigel 基质胶的稀释比例应该为 1∶（1～8）（主要指 Corning Matrigel Basement Membrane Matrix®），但我们建议进行梯度浓度预实验，摸索最适浓度（可以从 1∶3 或 1∶4 开始摸索，有的实验甚至需要稀释到 1∶30 才能得到理想结果）。根据实验条件，如细胞的侵袭能力、细胞生长状态、接种细胞数量等条件进行优化，以获得较为适量的穿膜细胞为宜。

(5) 对侵袭/迁移能力弱的细胞可提前撤去血清饥饿 12～24h，细胞计数时尽量严格，以保证各孔细胞密度均匀。

(6) Transwell 小室在放入孔板时，有时会因为液体表面张力在小室底部形成气泡，从而影响细胞侵袭与迁移能力。因此放置小室时应轻柔匀速，若发现底部产生气泡，千万不要拍打板子（这样做会使刚铺好的细胞重新聚团），而应将小室轻轻提起，重新放置，直至底部无气泡产生。

(7) 若穿膜细胞太少，应从以下几方面分析：检测细胞的侵袭能力，即基质金属蛋白酶（MMPs）的表达情况；穿膜细胞贴壁能力不强，落到下室孔板培养液中，解决方法是在膜下表面涂纤维粘连蛋白（Fibronectin，FN），增加细胞贴壁性能；小室放入孔板中时，底部带有气泡。若细胞完全无法穿膜，或许需要重新确认 Transwell 小室孔径的选择，可根据实验具体要求选择不同的 Transwell 小室，具体选择标准可登录官网在线查询。

四、细胞免疫荧光染色实验

（一）细胞免疫荧光染色原理

依据抗原、抗体之间具有特异性结合的特征，先将蛋白一抗结合，然后用带有荧光基团的二抗识别结合一抗，在荧光显微镜下即可观察到荧光，以此来显示目的蛋白，主要用于观察活细胞或组织内目的抗原的定位、目的蛋白表达量及信号分子蛋白的出/入核定位。

（二）细胞免疫荧光染色方法与步骤

1. 材料与仪器

细胞株、细胞爬片（根据孔板大小选择不同直径爬片）、L－多聚赖氨酸、细胞培养基、血清、胰蛋白酶、PBS 缓冲液、4%多聚甲醛固定液、Triton－X 100、1%牛血清白蛋白、DAPI（染核）、抗淬灭封片剂、指甲油（选用）、湿盒、离心机、细胞操作台、CO_2 培养箱、正置荧光显微镜（滤光片波长匹配所用荧光二抗）、细胞计数仪（血球计数板）、移液器（10μL、200μL、1000μL）、细胞操作耗材等。

2. 实验方法

（1）用胰蛋白酶消化对数生长期细胞，轻柔吹散制成单细胞悬液。

（2）细胞计数，调整细胞悬液浓度。

（3）以 24 孔板为例，将细胞爬片放入孔内（提前使用 L－多聚赖氨酸包被），用 PBS 缓冲液浸洗 2～3 次，取稀释后的细胞悬液 500μL 加入 24 孔板，细胞密度在 30%～50%为宜。

（4）24h 后，进行加药处理/转染，达到处理时间即可进行染色。

（5）吸弃原有培养基，用预热的 1×PBS 缓冲液洗 3 次，每次 3min。

（6）加入适量 4%多聚甲醛固定液固定爬片 15min，固定结束后，用 1×PBS 缓冲液洗 3 次，每次 3min。

（7）以 0.5% Triton－X 100 于室温通透破膜 3min，用 1×PBS 缓冲液浸洗 3 次，每次 3min。

（8）加入 1%牛血清白蛋白，室温封闭 30min。

（9）吸走封闭液，滴加稀释后的一抗溶液，4℃孵育过夜。

（10）吸走一抗溶液，用 1×PBS 缓冲液浸洗 3 次，每次 3min。

（11）滴加稀释后的二抗溶液，37℃避光孵育 1h。

（12）吸走二抗溶液，用 1×PBS 缓冲液浸洗 3 次，每次 3min。

(13) 滴加稀释后的DAPI溶液，室温染核5min。

(14) 吸走DAPI溶液，用1×PBS缓冲液浸洗3次，每次3min。

(15) 用尖头镊小心取出爬片，用吸水纸或棉签轻柔沿边缘吸干爬片上的PBS缓冲液，用抗淬灭封片剂封片，在正置荧光显微镜下观察并采集图像。

3. 注意事项

(1) 细胞一定要均匀分布，做免疫荧光染色时细胞密度不宜过高，应保证细胞形态分明，没有重叠生长。

(2) 对于贴壁不牢的细胞，应使用提前经L-多聚赖氨酸包被的爬片进行实验，清洗过程要轻柔，液体沿孔壁加入，防止细胞被冲掉或挤到一起。

(3) 滴加荧光标记的二抗时要注意避光操作，防止荧光淬灭；封片剂不宜加多，以免造成爬片漂移，如有必要，可以用指甲油封片，完成后应尽快观察，暂时不拍照的可4℃避光保存，保存时间不宜过长。

(4) 在正置荧光显微镜下观察时注意保护眼部，避免肉眼直视光源。

第四节　原代细胞分离培养和纯化

原代细胞培养又称初代细胞培养，是从供体取得组织或细胞后，在体外培养系统进行的首次细胞培养。原代细胞通常从供体分离获得，其生物学特性未发生大的变化，更接近于体内状态（具二倍体遗传特性），在体外能够反映体内的生长特性，适用于药物测试、细胞分化等实验研究。原代细胞分离培养的方法可根据细胞的组织来源分为两种：一是悬浮细胞的分离培养，二是实体组织材料细胞的分离培养。

一、悬浮细胞的分离培养

取材样本若为体液样本（如尿液、胸水、血液、腹水、羊水等），细胞通常悬浮于体液中。对于此类样本，可采用离心分离的方式沉淀后获取单细胞用于培养，操作时一般以室温300～500g离心5～10min获取细胞沉淀，视情况以无Ca^{2+}、无Mg^{2+}的PBS缓冲液洗涤1～2次，细胞沉淀用适量培养基调整密度后接种，并在37℃、5% CO_2及饱和湿度的细胞培养箱中培养。如需分离培养悬浮细胞中的某一类细胞，常采用密度梯度液进行离心分离，经密度梯度液离心后，各种细胞由于比重不同而分布在密度梯度液的不同层，可根据需要获取目的细胞。下面以人外周血淋巴细胞的分离培养为例进行介绍。

（一）实验原理

淋巴细胞和单核细胞均是人外周血中的单个核细胞，其细胞形态、体积和密度通常与其他细胞不同，其中红细胞和粒细胞密度较大，一般为1.090g/mL左右，淋巴细胞和单核细胞密度一般为1.075～1.090g/mL，血小板密度一般为1.030～1.035g/mL。

据此特性，利用密度梯度液（通常将葡聚糖和泛影酸葡甲胺以一定比例混合，调整其比重、pH 和渗透压，并过滤除菌后，制成密度为 1.077g/mL 且近于等渗的分层溶液）可将不同密度的各类细胞进行离心分层，收集不同层面的细胞悬液获取目的细胞后进行培养。

（二）材料与仪器

人淋巴细胞分离液、15mL 无菌离心管、新鲜抗凝全血（EDTA、枸橼酸钠或肝素抗凝剂均可）、生理盐水或 PBS 缓冲液、1000μL 枪头、1mL 移液器、冷冻离心机等。

（三）实验方法

（1）无菌获取新鲜抗凝全血，并用等体积的生理盐水或 PBS 缓冲液稀释。

（2）按一定比例（若血液体积小于 3mL，则加入 3mL 分离液；若血液体积大于或等于 3mL，则加入等量的分离液，且保证总体积不超过 2/3 离心管体积，避免分离效果变差）在 15mL 无菌离心管中先加入分离液于试管下层，之后将稀释后的血液用巴氏吸管缓慢加到分离液上方，操作正常时可清晰看到两层液体的分层界面。

（3）离心：室温，800g，水平转头离心 20min。

（4）离心后离心管内整个液体将出现明显的分层：从上到下依次为血浆层、淋巴细胞层（白膜层）、透明的分离液层、红细胞与粒细胞沉淀层（离心管底部），如图 9－4 所示。

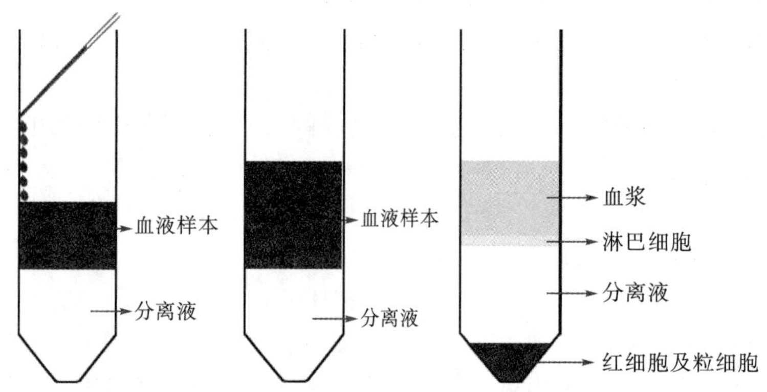

图 9－4　人外周血淋巴细胞分离示意图

（5）小心吸取白膜层淋巴细胞悬液至 15mL 无菌离心管中，用 PBS 缓冲液稀释细胞悬液，室温 250g 离心 5min，弃上清液。

（6）用 5mL PBS 缓冲液重悬并洗涤细胞沉淀，250g 离心 3min，弃上清液。

（7）用一定量完全培养基重悬细胞沉淀至适合密度，接种于培养器皿，37℃、5% CO_2、饱和湿度下培养。

二、实体组织材料细胞的分离培养

实体组织材料的原代细胞分离培养方法有组织块培养法、机械分散培养法和消化分离法。

（一）组织块培养法（植块法）

组织块培养法是将组织块无菌剪成 1～3mm^3 的小块，贴附于适宜的培养瓶/皿底部，细胞可自组织块向外迁移生长。

（二）机械分散培养法

样本为结缔组织极少的实体组织，进行培养时，可直接采用研磨、挤压、吹打等机械方式获取组织单细胞。该方法的优点是操作简便、快速，缺点是对组织细胞损伤大，且细胞分散效果差，一般适用于不含结缔组织、纤维成分少的软组织，如脾、胚胎、脑组织等，可采用研磨、反复吹打的方式获取单细胞。操作步骤如下。

（1）将组织用预冷的 Hank 液或基础培养基漂洗去除血液、细胞等，之后用锋利的剪刀（钝性剪刀会造成挤压伤）将其剪成小块（通常 5～10mm^3 大小），洗涤去除血液、细胞等，放至 70μm 尼龙细胞滤器或 200 目的不锈钢筛网中。

（2）把滤器或筛网放至培养皿或 50mL 离心管上，用注射器推杆前端轻轻压挤、研磨组织，使之穿过滤器或筛网。

（3）用预冷的基础培养基冲洗滤器或筛网，收集穿过滤器或筛网的细胞，获取细胞悬液。

（4）镜检计数滤过的细胞悬液。

（5）室温 300g 离心 3min，用完全培养基重悬细胞沉淀至合适密度，接种至培养器皿，37℃、5%CO_2、饱和湿度下培养。

（三）消化分离法

消化分离法是用酶的生化作用或非酶的化学作用将剪切成较小团块/糊状的实体组织进行消化，使组织细胞间的桥连结构松动，组织团块膨松，细胞从组织脱落或再采用机械法，用吸管吹打分散或搅拌振荡，使细胞团块充分分散成单细胞，离心收集细胞进行接种培养。此方法获取的细胞状态好，成活率较高，易于贴壁生长；缺点是操作步骤较烦琐，容易造成细胞污染，且消化酶通常价格较昂贵，实验成本高。

常用于实体组织消化的酶有胰蛋白酶、胶原蛋白酶（Ⅰ型、Ⅱ型、Ⅲ型、Ⅳ型）、中性蛋白酶、木瓜蛋白酶、透明质酸酶、DNA 酶及弹性蛋白酶等。这些酶既可单独使用，也可联用。例如，Ⅱ型胶原蛋白酶与胰蛋白酶混合用于心肌原代细胞的分离培养，使用弹性蛋白酶与 DNA 酶分离Ⅱ型肺泡细胞。链霉素蛋白酶、胰蛋白酶解离效果较强，容易造成细胞损伤；胶原蛋白酶、裂解酶解离效果相对较弱，但分离效率较低；透明质酸酶与胶原蛋白酶可消化细胞外基质；DNA 酶可用于分解破碎细胞释放的 DNA，避免组织解离时黏度增加。

消化分离法的一般步骤：剪切→加液漂洗→消化→弃消化液→漂洗→机械分散。特别需要注意以下几点。

（1）为避免组织中 Ca^{2+}、Mg^{2+} 及血清对胰蛋白酶和 EDTA 的抑制作用，建议用 PBS 缓冲液洗涤组织块 2～3 次。

（2）为避免胰蛋白酶毒性作用，在保证消化作用的同时，胰蛋白酶浓度不宜过高、作用时间不宜过长。

（3）消化后应尽量洗涤组织去除消化液，避免培养液中消化液或 EDTA 持续存在，影响细胞生长状态。

三、特殊原代细胞分离培养

（一）SD 大鼠心肌细胞分离培养

心肌细胞主要分布在心脏的心肌膜内，也位于心脏的大血管根部。心肌细胞是心壁的主要构成成分，是心脏泵血功能的结构基础。心肌细胞分为一般心肌细胞（又称工作心肌细胞）和心传导系统细胞。心肌细胞培养主要用于检测心肌电生理学变化和心肌基因表达，以及进行药学研究和心肌功能评价等。

1. 材料与仪器

（1）材料来源：出生后 1 周 SD 大鼠乳鼠的心脏。

（2）无菌材料。

①手术器械：眼科剪和眼科镊。

②清洗液：不含 Ca^{2+} 和 Mg^{2+} 的 PBS 缓冲液。

③消化液：0.05%胰蛋白酶、0.05%Ⅱ型胶原蛋白酶混合消化液，用不含 Ca^{2+} 和 Mg^{2+} 的 PBS 缓冲液配制。

④培养液：高糖 DMEM 或 DMEM/F12（1∶1）中添加 10%胎牛血清、10 万 IU/L 青霉素和 100mg/L 链霉素（1%双抗），pH 7.2。

⑤有丝分裂抑制剂：0.1mmol/L 5-BrdU。

⑥其他用品：25mL 培养瓶、直径为 35mm 或 60mm 培养皿、6 孔板、盖玻片、孔径为 70μm 的滤器等。

（3）非灭菌材料：细胞计数板和计数器。

2. 实验方法

（1）取出生后 1 周的 SD 大鼠乳鼠，用 75%乙醇浸泡消毒，然后经颈总动脉放血处死。每次可用 5～10 只乳鼠。

（2）剪开第二肋，压迫挤出心脏，取心尖 1/3 放入预冷的 PBS 缓冲液中，用 PBS 缓冲液冲洗 3 次，除去心腔内的血液。

（3）将心肌组织剪成约 $1mm^3$ 大小组织块，用 DPBS 洗涤 2 次。将组织块移入含有胰蛋白酶及Ⅱ型胶原蛋白酶的小瓶或 50mL 离心管中，37℃水浴振荡消化 5～10min。

（4）用巴氏吸管轻轻吹打组织块，待组织块自然沉降后，弃上清液。

（5）剩余组织块中加入新鲜消化液，振荡消化 5min，吹打，静置后吸取上清液至完全培养基中终止消化。

（6）剩余组织块再按步骤（5）的方法振荡消化，反复 5～8 次，至组织块完全消化。

（7）将各次消化后的细胞悬液收集后用 70μm 无菌滤器过滤，滤液离心（室温，300g，5min），收集细胞沉淀。

（8）细胞沉淀中加入含 10%胎牛血清、1%双抗的高糖 DMEM，重悬。按 10^6/mL 将细胞接种于培养皿或培养瓶中，于 37℃ 5%CO_2、饱和湿度条件下静置培养 30min。

（9）将培养液轻轻吸出（含心肌细胞），接种于新培养皿中，继续培养 30min。

（10）重复步骤（9），得到未贴壁的细胞悬液，即为纯化的心肌细胞，接种继续培养。

（11）为避免杂细胞污染，在培养过程中，可在细胞培养液中加入 0.1mmol/L 5-BrdU，抑制成纤维细胞增殖。24h 后更换培养液，以后每隔 2～3 天换液 1 次。

3. 注意事项

（1）对刚分离的心肌细胞，可用台盼蓝拒染法检测其细胞活性。

（2）刚分离的心肌细胞大小不等，呈圆形或椭圆形，少数细胞为杆状，培养后常聚团生长。培养 4h 后，大部分心肌细胞已贴壁生长。24h 后，细胞体积明显增大，呈短柱状或杆状，少数细胞为不规则形，可见部分细胞跳动。48h 后，可见细胞伸出突起，相互连接，跳动的细胞增多，但节律不一致。72h 后，细胞相互连接，成片生长，形成细胞簇，跳动节律趋于一致。

（3）常用化学染色法、免疫细胞化学染色法和原位透射电镜观察法鉴定心肌细胞。

①过碘酸希夫（PAS）染色法：心肌细胞的肌质内含有大量糖原颗粒，用 PAS 染色可有效地显示心肌细胞内的糖原颗粒，以此鉴别心肌细胞与间质细胞。

②α－横纹肌肌动蛋白（α－SA）免疫细胞化学染色法：α－SA 是心肌细胞细肌丝的主要成分，是心肌细胞收缩的结构基础，利用 α－SA 单克隆抗体标记 α－SA 时，心肌细胞呈阳性反应，以此可评价心肌细胞的纯度。

③α－辅肌动蛋白免疫细胞化学染色法：用抗 α－辅肌动蛋白抗体进行免疫细胞化学染色时，心肌细胞呈阳性反应，且横纹明显。

④心肌特异性肌钙蛋白 T/I（cTnT 或 cTnI）免疫细胞化学染色法：cTnT 是构成心肌细胞细肌丝上原肌球蛋白的大亚单位，利用 cTnT 单克隆抗体标记 cTnT 时，心肌细胞为阳性，并呈现横纹样结构，借此可判断心肌细胞的成熟程度和评价心肌细胞的纯度。

（二）SD 大鼠骨髓间充质干细胞分离培养

1. 材料及仪器

（1）5～7 日龄 SD 大鼠乳鼠。

（2）无菌材料。

①手术器械：眼科剪、眼科镊。

②抗凝剂：50 万 IU/L 肝素储存液。

③清洗液：PBS 缓冲液、不含 Ca^{2+} 和 Mg^{2+} 的 HBSS。

④培养液：低糖 DMEM，加入 10%胎牛血清、1%双抗。

⑤其他用品：培养皿、培养瓶、注射器。

（3）非灭菌材料：细胞计数板和细胞计数器。

2. 实验方法

（1）将乳鼠颈部脊柱脱臼处死，75%乙醇浸泡 3min，无菌取出双侧股骨、胫骨，放入盛有含 2%双抗的 PBS 缓冲液的培养皿中。

（2）用眼科剪和眼科镊除去骨周围的肌肉及结缔组织，之后用 PBS 缓冲液清洗 3 次。

（3）用眼科剪剪除骨两端的干骺端，暴露骨髓腔。用 1mL 注射器吸取含有 2×10^4 IU/L 肝素的 PBS 缓冲液，插入骨髓腔，冲洗骨髓，收集冲洗液于离心管内，室温 300g 离心 5min，收集细胞沉淀。

（4）用完全培养液重悬细胞，按 5×10^5/mL 接种于培养瓶，置于 37℃、5% CO_2 培养箱中培养。

（5）1 天后，更换培养液，继续培养，之后每 3 天换液 1 次。当细胞达到 70%～80%融合时，进行传代培养。

3. 注意事项

（1）培养 1～2 天后，大部分骨髓间充质干细胞已贴壁生长，此时更换培养液可去除未贴壁的造血干细胞和其他细胞。

（2）原代培养的骨髓间充质干细胞的形态不完全相同，多数细胞较大，形态为成纤维细胞样或呈扁平多角形样。培养 3～5 天后，细胞生长达到 70%～80%融合。

四、原代细胞的纯化

原代细胞培养的目的是获取细胞培养物，但用于原代细胞培养的实体组织通常由多种类型细胞组成，原代细胞培养时获取纯净的单一细胞较为困难，因此通常需要采用不同的方法将获取的原代细胞进一步分离纯化。目前实验室常用的原代细胞纯化方法有密度梯度离心法、培养净化法（差速贴壁法、细胞单克隆筛选法等）、免疫细胞分选法（磁珠分选法、流式分选法等）、特殊培养基筛选法等。

（一）密度梯度离心法

密度梯度离心法是利用密度梯度介质（人外周血淋巴细胞分离液等），在离心力的作用下进行的依赖密度完成细胞分离的方法。根据不同类型细胞密度，在离心力及密度梯度介质的作用下，将其分在与其自身密度相同的液层中，从而将不同细胞分离培养。目前最为常用的密度梯度介质是蔗糖和甘油。可根据具体实验购买不同类型密度梯度介质。

（二）培养净化法（差速贴壁法、细胞单克隆筛选法等）

差速贴壁法：利用不同类型细胞贴附于培养基底的时间差别进行细胞纯化的方法。

例如，在心肌原代细胞分离培养过程中，除目的心肌原代细胞外，通常还有非心肌细胞如成纤维细胞、内皮细胞等的污染。由于成纤维细胞及内皮细胞相对心肌细胞，贴壁速度较快，可利用不同细胞贴壁的时间差，有效地去除成纤维细胞、内皮细胞等的污染，且可防止心肌细胞的丢失，提高心肌细胞纯度。

细胞单克隆筛选法：将原代细胞进行有限稀释至 10/mL，细胞悬液以 100μL/孔接种于 96 孔板。正常培养后，选择单克隆生长孔，消化单克隆细胞并转移至 24 孔板再做克隆或扩大培养，获取单克隆生长纯细胞。

（三）免疫细胞分选法（磁珠分选法、流式分选法）

免疫细胞分选法是利用细胞膜表面特异性蛋白标志物，采用抗体磁珠分选或流式分选的方式获取所需的细胞类型。获得的细胞具有高纯度，但因操作步骤多及抗原、抗体反应等，细胞活力及获得率受到一定影响。

（四）特殊培养基筛选法

使用一类专用培养基或抗性基因抗生素筛选等，可以筛选获取较为纯净的目的细胞，如神经元细胞专用培养基、平滑肌细胞专用培养基等。

第五节　线粒体检测及功能研究

线粒体是一种具有双层膜结构的细胞器，是细胞有氧呼吸的主要场所，被称为细胞的能量工厂。线粒体除了合成 ATP 为细胞提供能量等主要功能外，还承担了许多其他生理功能，如调节膜电位并控制细胞程序性死亡、调控细胞增殖与代谢，以及合成胆固醇及某些血红素。越来越多的研究表明，许多疾病的发生、发展都与线粒体有关，如心力衰竭、糖尿病和孤独症等。

一、线粒体形态结构检测

线粒体大多呈棒状或圆球状，其大小、形状和数量因生物种类、生理状态和细胞代谢水平而异。

电子显微镜法是观察和分析线粒体形态和结构的最直接准确的方法。当线粒体发生损伤时，它的形态、结构将发生改变，在电子显微镜下能明显看到线粒体肿胀、破裂等。

有许多特异性标记线粒体的荧光染料，能轻易透过细胞膜，快速且稳定标记线粒体，如标记线粒体的 Mito-Tracker、标记线粒体外膜的 Tommo 20 及标记线粒体内膜的 HADHA。近年开发的超分辨显微镜，能高速、高清晰成像，且丝毫不影响细胞形态或活力，因此可用于线粒体直径测量、形态观察、分裂融合研究等。

用于线粒体形态结构检测的方法有很多，可根据具体要解决的问题及实验室可用的设备进行选择。

（一）方法一

1. 材料及仪器

Mito－Tracker™ Red（Invitrogen，M22425，Ex/Em：581/644）、荧光显微镜等。

注：活细胞线粒体被 Mito－Tracker™ Red（Invitrogen，M22425）标记后，若细胞再进行固定，则线粒体荧光将消失。

2. 实验方法

（1）Mito－Tracker™ Red 储存液的配制：取一管 50μg Mito－Tracker™ Red 粉末加入 690μL DMSO，充分溶解后，得到浓度为 100μmol/L 的 Mito－Tracker™ Red 储存液，分装后避光于－20℃保存。

（2）Mito－Tracker™ Red 工作液的配制：用细胞培养液或 HBSS 缓冲液将储存液按照 1：（500～5000）稀释，使终浓度为 20～200nmol/L，使用前于 37℃预温育。

注：为降低非特异性荧光染色和线粒体毒性，建议使用较低浓度的荧光染料。

（3）贴壁细胞的线粒体染色。

①弃培养液，加入适宜浓度的 Mito－Tracker™ Red 工作液，37℃避光孵育 15min。最佳孵育时间需根据细胞类型进行适当的优化。

②去除染液，用 PBS 缓冲液洗 3 次，加入新鲜培养液。

③用荧光显微镜观察。

注：若荧光较弱，可适当提高工作液浓度或延长染色时间；标记的 Mito－Tracker™ Red 易淬灭，注意尽快进行拍照等荧光检测，也可以通过降低荧光显微镜的激发光（即汞灯或 LED 光源）强度延缓淬灭。

（二）方法二

1. 材料及仪器

戊二醛、透射电镜等。

2. 实验方法

（1）收集细胞：将细胞收集于离心管后，1500rpm 离心 10min，弃上清液。

（2）固定细胞：沿管壁缓慢加入 2.5%戊二醛固定液，冰上静置 10min。

（3）透射电镜检测。

注：如做免疫电镜，固定液戊二醛的浓度需降低到 0.2%或 0.5%。

二、线粒体功能检测

（一）线粒体膜电位检测

线粒体膜电位（Mitochondrial membrane potential，MMP）是指三羧酸循环产生

的能量传递给电子，电子在经呼吸链传递的同时，将质子从线粒体内膜的基质侧泵到内膜外形成的线粒体跨膜电位差。MMP 的变化，即使是微量的，也会极大地影响线粒体功能，导致线粒体相关疾病。

MMP 主要是通过特异性荧光染料探针标记线粒体后，结合显微镜和流式细胞仪来检测。常用于检测 MMP 的染料有很多，如四甲基罗丹明甲酯（TMRM）和四氯四乙基苯并咪唑羰花菁碘化物（JC－1）等。

TMRM 是一种膜通透性的荧光染料，在功能正常的线粒体中，TMRM 可积累，荧光信号很强，当线粒体受到损伤后，TMRM 停止积累，荧光强度会减弱甚至消失。与其他染料相比，TMRM 具有毒性小、特异性强等优点。

1. 材料及仪器

TMRM（Invitrogen，I34361，Ex/Em：548－574）（Absorbance peak：548nm，Emission peak：574nm）、荧光显微镜/流式细胞仪等。

2. 实验方法

（1）TMRM 工作液的配制：Image－iT™ TMRM 试剂是浓度为 100μmol/L 的浓缩液，使用时取适量 TMRM 原液按照 1：（400～5000）的比例加入细胞培养液中，使终浓度为 20～250nmol/L，使用前于 37℃预温育。

注：为降低非特异性荧光染色和线粒体毒性，尽量选择低浓度染液。

（2）贴壁细胞的线粒体染色。

①弃培养液，加入适宜浓度的 TMRM 工作液，37℃避光孵育 15min。最佳孵育时间需根据细胞类型进行适当的优化。

②去除染液，用 PBS 缓冲液洗 3 次，加入新鲜培养液。

③用荧光显微镜观察。

（二）线粒体活性氧检测

氧作为生物体必需的物质，除了维持生物体正常的能量代谢，也会生成对机体有害的活性氧（ROS），造成细胞损伤和凋亡。正常情况下，ROS 的产生和清除处于动态平衡状态。当机体处于病理状态时，细胞内 ROS 增多，机体出现氧化应激，线粒体合成 ATP 减少、膜电位受损、结构肿胀等。因此，我们可以通过检测细胞 ROS 水平来反映线粒体功能是否异常。

由于细胞内 ROS 含量极低，因此检测 ROS 的方法必须具备高灵敏度。基于 ROS 能与许多化合物发生反应，产生各种不同产物，可通过检测反应物变化和产物生成来定量和定性分析线粒体 ROS。目前用于线粒体 ROS 检测的方法主要是荧光探针法，其中 MitoSOX 是最常用的检测线粒体 ROS 水平的荧光探针，该探针具有简便、灵敏、线性范围宽、用时短、检测效率高等优点。

1. 材料及仪器

Mito－Tracker™ Red CMXRos（Invitrogen，M7512，Ex/Em：579/599）、荧光显微镜等。

注：活细胞线粒体被 Mito－Tracker™ Red CMXRos（Invitrogen，M7512）标记后，即使细胞再进行固定或打孔等后续处理，线粒体荧光也将稳定存在。

2. 实验方法

（1）Mito－Tracker™ Red CMXRos 储存液的配制：取一管 50μg Mito－Tracker™ Red CMXRos 粉末加入 940μL 的 DMSO，充分溶解后，得到浓度为 100μmol/L 的 Mito－Tracker™ Red CMXRos 储存液，分装后避光于－20℃保存。

（2）Mito－Tracker™ Red CMXRos 工作液的配制：用细胞培养基或 HBSS 缓冲液按照 1∶（200～1000）的比例将 Mito－Tracker™ Red CMXRos 储存液稀释，使终浓度为 100～500nmol/L，使用前于 37℃预温育。

注：为降低非特异性荧光染色和线粒体毒性，尽量使用低浓度染液。

（3）贴壁细胞的线粒体染色。

①弃培养液，加入适宜浓度的 Mito－Tracker™ Red CMXRos 工作液，37℃避光孵育 15min。最佳孵育时间需根据细胞类型进行适当的优化。

②去除染液，用 PBS 缓冲液洗 3 次，加入新鲜培养液。

③用荧光显微镜观察。

注：若荧光较弱，可适当提高工作液浓度或延长染色时间；标记的 Mito－Tracker™ Red 易淬灭，注意尽快进行拍照等荧光检测，也可以通过降低荧光显微镜的激发光（即汞灯或 LED 光源）强度延缓淬灭。

（4）染色后的细胞固定或细胞通透（选做）：线粒体染色后，可进行固定和通透，并用其他探针再进行其他染色。

①细胞固定：染色后，用 37℃温育的新鲜细胞培养液或 HBSS 缓冲液洗涤细胞，小心吸除洗涤液，用 4%多聚甲醛溶液室温固定 15min，然后用 HBSS 缓冲液洗涤 3 次。

②细胞通透：加入 0.2% Triton X－100，室温孵育 5min，然后用 PBS 缓冲液洗涤。

注：染色后再固定和通透，荧光强度会有一定的下降，而且对不同细胞固定和通透的影响会有所差异，建议对固定和通透试剂的浓度等进行一定的探索。

三、线粒体能量代谢分析

线粒体是细胞整个新陈代谢活动的主要场所，它可以通过氧化磷酸化来进行能量的转换，产生 ATP，从而给细胞的各项生命活动提供源源不断的动力。另外，线粒体还可以参与 RDS 形成、信号转导及直接介导细胞的凋亡等，是细胞生物学研究的热点。

Seahorse 细胞能量代谢分析仪是检测线粒体功能和细胞代谢的有力手段，已广泛应用于新陈代谢的一系列研究。Seahorse 检测实验需先将细胞接种在专用的细胞培养微孔板上，实时跟踪检测在加入不同氧化磷酸化和电子传递抑制剂后细胞的耗氧率（O_2 consumption rate，*OCR*）和细胞外酸化率（Extracellular acidification rate，*ECAR*），通过 *OCR* 和 *ECAR* 的变化来反映细胞的能量代谢情况。其中 *OCR* 受线粒体的电子传递转移而影响，而 *ECAR* 受乳酸发酵（糖酵解酸化）和线粒体产生的 CO_2（线粒体酸化）影响。

OCR 主要用来表征线粒体的氧化磷酸化作用。实验时，一般系统会先检测细胞处于正常状态下的情况，即基础呼吸（Basal respiration），然后按照编辑的实验流程，先泵入寡霉素（Oligomycin），寡霉素的作用主要是抑制 ATP 合成酶活性，这个时候 *OCR* 水平显著性降低，未降低的 *OCR* 便是质子渗漏（Proton leak）导致的耗氧率，而降低的 *OCR* 便是氧化磷酸化的耗氧率。紧接着泵入 FCCP（解偶联剂）后，由于没有了质子梯度的约束，电子传递的速率达到最大，此时 *OCR* 急剧升高，达到了最大呼吸（Maximal respiration）。最大呼吸与基础呼吸的差值即为呼吸潜能（Spare respiratory capacity）。最后再泵入抗霉素 A（Antimycin A），其可完全抑制电子传递速率，细胞的耗氧量下降到最低水平。

接下来以安捷伦公司 Seahorse XF（24 通道）能量分析仪、细胞线粒体压力测试试剂盒（货号：103015－100）为例介绍实验方法及注意事项。

（一）实验方法

1. 实验前一天准备

（1）仪器预热：打开仪器，过夜预热（最少 5h）。

（2）细胞接种：将细胞接种至 Seahorse XF 细胞培养微孔板（接种密度需提前优化，建议检测时密度为 80%～90%为宜），每孔接种体积为 250μL（建议分两次添加，先添加 100μL 细胞悬液后室温静置约 1h，再补加 150μL 细胞培养液）。

（3）水化探针板：向探针板每孔中加入 1mL Seahorse XF 校准液，放入 37℃、无 CO_2 培养箱中水化过夜（注意 2～3h 后需排除气泡）。

2. 实验当天

（1）配制检测培养基。

①按照推荐量添加不同试剂到 Seahorse XF DMEM 或 RPMI 培养基。一般推荐 1mmol/L 丙酮酸钠、2mmol/L 谷氨酰胺和 10mmol/L 葡萄糖。

②于 37℃调节（NaOH）检测培养基 pH 至 7.4，并过滤（如不立即使用，可 4℃保存）。

③在水浴中加热检测液到 37℃，准备使用。

（2）准备药物储备液和工作液。

①从试剂盒中取出箔袋和开盖器，每管化合物瞬时离心后，分别打开盖子用于重悬配制储备液：寡霉素（蓝盖）、FCCP（黄盖）和抗霉素 A（红盖，Rot/AA）。

②按照表 9－5，用配制好的储备液重悬每管化合物，并充分混匀，得到下列储备液。

表 9－5 不同药物重悬的体积及储备液浓度

化合物	检测液重悬体积（μL）	储备液浓度（μmol/L）
寡霉素	630	100
FCCP	720	100
抗霉素 A	540	50

③按照表 9－6，配制实验所需工作液［Seahorse XF（24 通道），建议配制 2～3mL 工作液］。

表 9－6 不同药物工作液配制方法

化合物	工作液配方（10×）		10×工作液浓度（μmol/L）	药物终浓度（μmol/L）
	储备液体积（μL）	检测培养基体积（μL）		
寡霉素	150	2850	5	0.5
	450	2550	15	1.5
	630	1890	25	2.5
FCCP	37.5	2962.5	1.25	0.125
	75	2925	2.5	0.25
	150	2850	5	0.5
	300	2700	10	1.0
	600	2400	20	2.0
抗霉素 A	300	2700	5	0.5

（3）加药：将稀释好的工作液按照表 9－7，分别加入探针板的不同加药孔内。

表 9－7 不同加药孔药物添加体积

加药孔	标准实验	诱导实验*	药物添加体积（μL）
A	寡霉素	测试化合物	56
B	FCCP	寡霉素	62
C	抗霉素 A	FCCP	69
D	—	抗霉素 A	75

注：*，如需进行急性药物诱导实验，A 孔加入刺激药物后，再依次加药。

（4）准备细胞培养微孔板。

①从培养箱中取出前一天铺板的细胞，在倒置相差显微镜下观察细胞生长状态及细胞融合度。

②将微孔板中的细胞生长培养基置换成预热的检测液（采取半量、多次置换的方式），最终在每孔中加入 500μL 预热的检测液，放入 37℃、无 CO_2 培养箱中孵育 45min 至 1h。

（5）上机检测：按照仪器操作流程进行操作。

（6）数据分析：Seahorse XF 线粒体压力测试报告生成器会将 OCR 曲线导出到 Excel 的数据自动计算出 Seahorse XF 线粒体压力测试的参数。

（二）注意事项

（1）建议使用当天配制的药物工作液，不要反复冻融。

（2）如果是新的细胞或者检测液，一般建议进行化合物滴定实验，特别是 FCCP 更应通过预实验来摸索作用的最适浓度，因为解偶联剂 FCCP 的滴定曲线非常锐利，而且 FCCP 浓度过高还会抑制 OCR 的反应。对于大多数细胞来讲，一般建议寡霉素的浓度为 1.5μmol/L、抗霉素 A 的浓度为 0.5μmol/L。

（3）运行程序前，应确保已经移除了探针板盖子及中间粉色隔板，且板子放置方向正确无误。

第十章
流式细胞术

第一节　流式细胞术简介

流式细胞术（Flow cytometry，FCM）是使单个颗粒（细胞）依次高速通过高能量激光光束，采集颗粒被激光照射时产生的各种荧光信号，将这些荧光信号转化成电信号，以可视化的形式展现出来，并对这些信号进行定量或定性分析及分选的技术。流式细胞仪不仅可以检测细胞，还可以检测细菌、病毒、染色体、生物材料、藻类植物等，应用范围扩展到细菌、植物、环境等领域。本章主要介绍流式细胞仪在细胞生物学中的应用。

流式细胞术是将光学、电子、计算机及流体力学等各项技术综合起来，在极短的时间内高速分析成千上万个细胞，同时从一个细胞中测得多个参数，包括荧光参数和颗粒固有参数。

一、流式细胞仪构造及工作原理

普通分析型流式细胞仪主要分为三部分，即液流系统、光学系统和电子处理系统，而分选型流式细胞仪除了以上三部分，还配置有分选系统。

（一）液流系统

液流系统主要包括流动室和液流驱动系统，主要功能是将颗粒带至检测点。液流系统工作原理见附图 1，其中附图 1 的右图为流式细胞仪 Canto Ⅱ的流动室。

鞘液一般是含有抑菌剂的等渗盐溶液或者无菌的不含颗粒物质的等渗盐溶液，可以选用 0.22μm 滤膜过滤的 PBS、生理盐水或者相关公司提供的专用鞘液。鞘液的作用主要是将样本流固定于喷嘴的中心，与激光正相交，提高样本测量精确度和准确性，并保持细胞活性等。流动室可由石英玻璃组成，供鞘液包裹着样本流通过。鞘液在一定系统压力条件下，从鞘液桶进入流动室，待测样本则在大于鞘液压力的作用下，由样本管进入流动室的鞘液流中。因为两种液流压力差形成不同层流形式，样本流在中间，鞘液流在外围，样本流被聚集在鞘液流的中心形成单个细胞束。液流驱动系统的作用是使颗粒或细胞在鞘流液的约束下呈单行排列通过激光检测区，待测样本中流动的颗粒在通过流动室时正好与激光正相交。在样本流压力和鞘液流压力恒定的条件下，样本流经流动室速度恒定。如果要提高采样速度，可以增加样本的上样速率，但并不改变样本流的流速，而是增加样本流的宽度，减少鞘液流的宽度，使细胞间距缩短，同一时间内流经流动室的细胞数量增加。这样可使得处在样本流不同位置的细胞接收的激光能量不同，造成信号的测量误差，荧光信号变异系数增大，即 *CV* 值变大。因此在测量一些含量差异较小的样本、对分辨率要求较高的实验（如 DNA 含量分析）中应该低速上样（见附图 2）。

（二）光学系统

光学系统主要包括激发系统、滤光片和信号探测器。

1. 光学信号

流式细胞仪检测细胞是通过分析细胞被激光照射后发出的光学信号来实现的，光学信号包括散射光信号和荧光信号。当细胞被激光照射时会发生折射、反射，部分光在细胞或颗粒的周围，部分光透过细胞或颗粒，这种光称为散射光信号，是颗粒的固有参数。散射光信号可以在两个角度被收集，即前向和侧向。前向散射光（Forward scatter，FSC）检测器安装在激光的正前方，检测的是激光同轴方向（前向）的大部分衍射光，与细胞的面积或大小成正相关。侧向散射光（Side scatter，SSC）检测器安装在激光垂直的方向，检测的是折射光和反射光，与细胞的颗粒性及内部的复杂程度成正相关。外周血中的白细胞可以根据细胞的大小和细胞内的颗粒度实现细胞分群。附图 3 所示为人外周血裂解红细胞后得到的流式图，前向散射光值和侧向散射光值最大的为粒细胞，其次为单核细胞、淋巴细胞和细胞碎片。

荧光信号指荧光物质吸收特定波长的光能（激光照射）后，分子内发生电子跃迁，从低能级跃迁到较高能级，受激发的电子很快又返回基态，并释放出能量，其中一部分能量以光的形式释放形成的荧光。流式细胞仪检测的荧光信号可以是自发荧光，如转染了表达 GFP 荧光蛋白质粒的细胞，也可以是经过抗原抗体反应后标记的荧光，以及染料共价结合等方式产生的荧光。对标记的不同荧光信号进行定量或定性分析可以明确细胞的表型或者功能。

2. 激发系统

激发系统由激发光源和透镜组成。激发光源一般是氩离子激光器，能提供单波长、高强度、稳定性好的光源，常用的有 488nm 蓝激光器、635nm 红激光器、561nm 绿激光器、405nm 紫激光器、355nm 紫外激光器。

3. 滤光片

激光照射细胞后，细胞产生的光学信号通过收集孔被接收。此刻收集的光学信号往往是不同波长的混合光学信号，需要通过滤光片分段检测。滤光片分为短通滤光片

(Short-pass filter，SP)、长通滤光片（Long-pass filter，LP）和带通滤光片（Band-pass filter，BP)。短通滤光片只允许小于设定波长的光通过，长通滤光片只允许大于设定波长的光通过，带通滤光片只允许某一段波长的光通过。图 10−1 所示为流式细胞仪的滤光片组成。

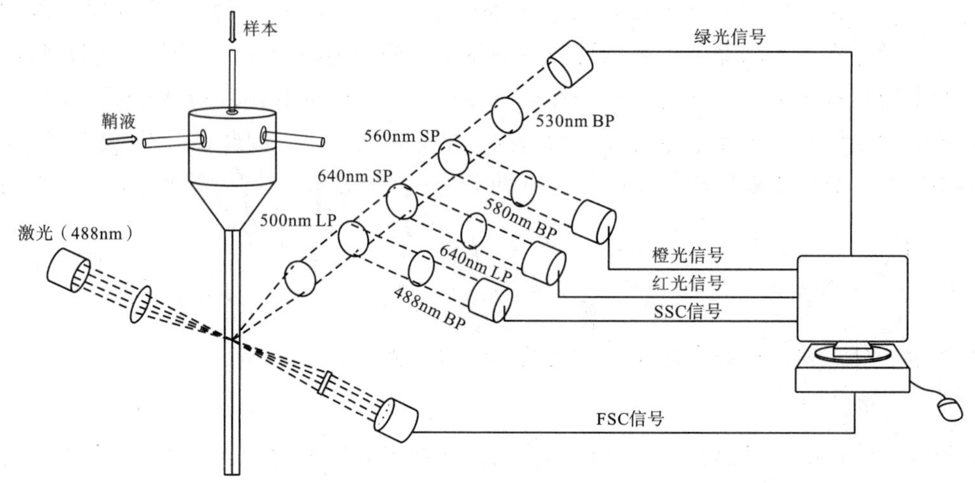

图 10−1　流式细胞仪的滤光片

（三）电子处理系统

电子处理系统主要有光电转换器和数据处理系统。光电转换器包括光电倍增管(PMT)、光电二极管及近年来使用的雪崩光电二极管（APD)。光电倍增管能识别较弱的荧光信号，荧光信号进入光电转换器后被转换成电子信号，电子信号经放大器呈线性放大或者对数放大后形成更大的电流，电流被放大转变成电压脉冲。随着细胞进入激光检测区，电压脉冲随之发生变化，当细胞位于激光检测区的中心时，电压脉冲信号达到峰值。随着细胞离开激光检测区，脉冲信号逐渐降至最低值。每个细胞通过激光的时候，机器就会记录一个脉冲信号，形成一个正弦波，以 *H*（Height）表示波的高度，代表信号的强度；*A*（Area）表示波的面积，即信号的总体强度；*W*（Width）表示波的宽度，代表细胞通过激光所需要的时间（图 10−2)。通常情况下，荧光信号脉冲的面积比荧光信号脉冲的高度更能准确反映信号的准确性，因此大多时候采用如 FSC−A、FITC−A、PE−A 等参数。粘连体细胞的脉冲信号宽度比单个细胞的脉冲信号宽度大，信号高度不变的情况下，信号面积变大。因此可以通过 FSC−A/FSC−W 或者 FSC−A/FSC−H 排除粘连体细胞后再进行后续的分析，使分析更准确。

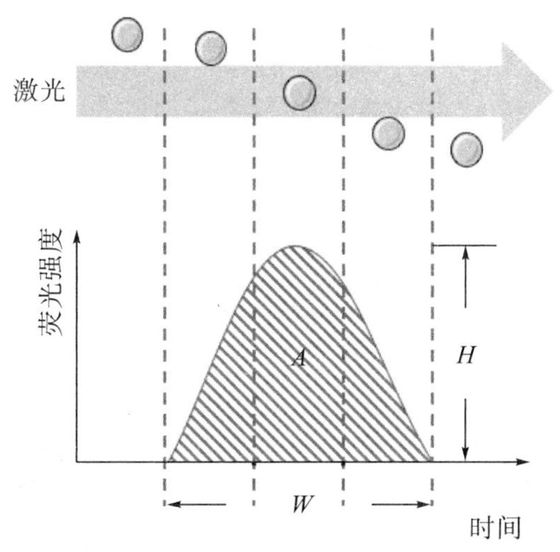

图 10－2　**细胞经过激光照射时形成的脉冲波**

信号差异较小的如 FCS、SSC、DNA 含量、RNA 含量、蛋白质含量等，一般采用线性放大；因为细胞表面分子含量相差可能超过几十倍甚至上万倍，如果检测荧光强度，通常选用对数信号放大。

（四）分选系统

分选型流式细胞仪具有分选收集特定信号细胞群的功能，收集的细胞可继续培养，也可进行后续其他实验。流式分选是基于液滴的分选。经喷嘴流出的液流束在高频振动下断裂成一连串均匀的小液滴，每秒钟形成上万个液滴。目的细胞从分析点流到液滴断开点，在液滴断开点处仪器对含有目的细胞的液滴充电，带电荷的含有目的细胞的液滴通过一个由电极板形成的高压电场，带电荷的液滴发生偏转被收集在指定容器中，不带电荷的液滴进入中间的废液槽中。调节液滴充电的电荷量，可以调节液滴偏转的角度，实现同一偏转方向上的多种目的细胞的分选。细胞从分析点到液滴断开点，有一个液滴延迟（Drop delay），准确计算液滴延迟有利于提高分选细胞的纯度和回收率。液滴延迟的计算是用 Acdrop 的微球完成的，当调节液滴延迟到某个值使微球 100％被分选出来时，该值就是最合适的值。图 10－3 是流式细胞仪分选系统示意图。

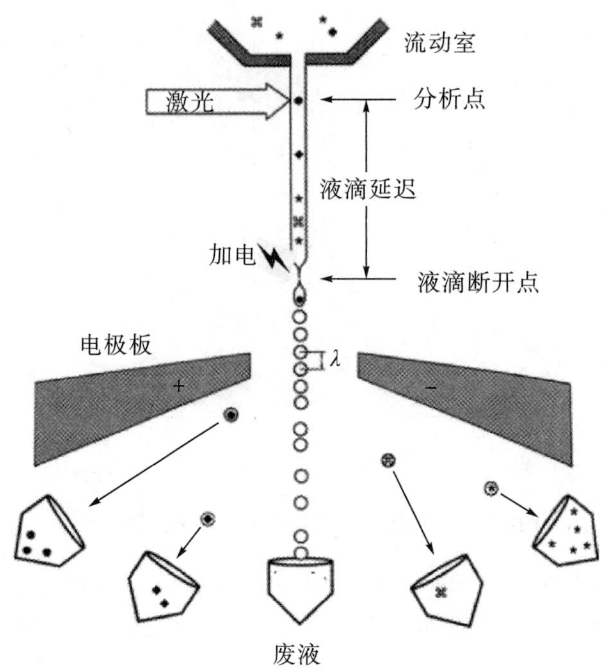

图 10—3　流式细胞仪分选系统

二、流式细胞术的应用

流式细胞术作为细胞（颗粒）定性及定量分析技术，具有操作简单、快速、精确度高、准确性高、参数多、高通量等优点，是细胞生物学、肿瘤学、免疫学等学科研究的重要手段，已广泛用于临床实践和基础研究。

流式细胞仪可以检测细胞的物理参数，如细胞大小、形状和细胞质的粒度，也可以定量检测细胞膜、细胞质和细胞核中的各种组成成分。在细胞膜上，流式细胞仪可以利用白细胞分化抗原（Cluster of differentiation，CD）确定特定细胞的类别，如血液中的有形成分 T 细胞、B 细胞、粒细胞、单核细胞、血小板、NK 细胞、内皮细胞和树突状细胞等，同时利用 CD 的出现与消失反映这些细胞增殖、分化和功能状态；还可分析细胞表面糖类、细胞膜受体/配体、细胞因子、膜通透性、膜电位、膜结合离子及与细胞膜表面电荷分布相关的蛋白质，以确定细胞的类别及功能状态。在细胞质中，流式细胞仪可分析蛋白质和酶活性、线粒体膜电位、氧化还原反应、流动性、黏度、离子浓度、pH、细胞质受体/配体、自噬和吞噬等。在细胞核中，流式细胞仪可分析染色体倍性、DNA 复制、RNA 转录和蛋白质等。

流式细胞仪可以检测细胞的生存状态，如细胞的增殖、分化、凋亡及坏死等。细胞周期分为 G0 期、G1 期、S 期、G2 期和 M 期，DNA 的含量随细胞周期表现出周期性的变化。流式细胞仪可对核酸染料标记的 DNA 进行分析，得到细胞周期各个时期的 DNA 分布状态，了解细胞的周期分布及细胞的增殖活性；还可使用多参数 DNA 分析，分析特定细胞的 DNA 含量，也可联合增殖细胞核抗原（Proliferation cell nuclear antigen，PCNA）分析，更精细分析细胞的增殖状态。

流式细胞仪可以分析机体免疫状态，利用免疫细胞特异的细胞表型特征，确定 T 细胞、B 细胞和 NK 细胞等免疫细胞水平，深入分析这些免疫细胞的亚群，计算其相互间的比例，了解免疫细胞的分化状态和功能。流式细胞仪还用于评估免疫细胞的功能特征，如利用二氢罗丹明 123（Dihydrorhodamine 123，DHR）实验，血液与荧光乳胶微球混合培养，粒细胞内的二氢罗丹明被呼吸爆发过程中产生的还原性物质转化成发绿色荧光的罗丹明，用流式细胞仪可同时测定全血中粒细胞吞噬功能和呼吸爆发。

流式细胞仪可用于直接检测细菌、真菌、寄生虫和病毒，可使用自发性荧光物质还原型辅酶Ⅱ和黄素作为代谢状态标志物研究微生物的代谢；使用 SYTO 和 OYO 检测疟原虫；使用荧光标记抗体检测病原菌及其毒素、血清抗体，还可应用于抗生素的敏感性试验。在体外抗生素的敏感性试验中，依据荧光标记的抗体与病原体结合后产生的不同强度的荧光，间接地反映病原体活性及其功能状态，从而判断病原体对抗生素的抗性。

流式细胞仪还可以用于细胞分选，在异质性的细胞群体中，获得高纯度的单一细胞亚群，高速（大于每秒 20000 个细胞）从大量细胞中准确分析并分选出目的细胞。目前，很多细胞纯化首选流式分选，如干细胞、免疫细胞、精子、侧群（Side population，SP）细胞等。流式细胞仪也可分选特定的颗粒，如微粒、生物材料、染色体等。

近年来，流式细胞术发展迅速，集中表现在多色（多参数）和高通量检测。有的流式细胞仪最多可同时安装 10 个激光器，在单一激光器上配置 10 个参数的检测器和 50 个高性能光电倍增管，并且检测灵敏度提高，可识别和分析各类稀有细胞。超高速流式分选系统是一款空气激发的分析分选系统，在单个装置内同时执行高速细胞分选。这些新的多参数和高通量的流式细胞仪的应用极大地提升了对复杂细胞组群、单细胞分析和细胞功能等研究水平。

流式细胞术作为临床实践和科研的一种重要技术已经得到了广泛应用，并且随着各研究领域的深入，其应用范围正不断拓展，在生物医学研究中发挥越来越大的作用。

第二节　流式样本处理

一、血液样本的采集、运输、处理与保存

（一）血液样本的采集与运输

血液中的细胞主要有红细胞、白细胞、血小板等。如果不加抗凝剂，血液将发生凝集，上层为血清，下层为血凝块，无法得到单个细胞。所以流式实验中会加入相应的抗凝剂防止血液细胞的凝集。加入抗凝剂静置后，上层为血浆，中间层为白细胞及血小板，下层为红细胞。在血液中，血浆占 55%、血细胞占 45%。在血浆中，主要的生物

活性物质是血浆蛋白，主要是白蛋白和球蛋白。血细胞中，血小板浓度为 1.5×10^5～4.0×10^6/mL，白细胞浓度为 5.0×10^3～1.0×10^4/mL，红细胞浓度为 4.8×10^6～5.4×10^6/mL。白细胞中，淋巴细胞占 20%～25%、中性粒细胞占 60%～70%，其他为单核细胞、嗜酸性粒细胞、嗜碱性粒细胞等。

1. 血液样本的采集

使用血液采集管采集时注意最大的采集量，采血后应立即混匀。采集血小板时，注意采用标准化的采血流程，避免振荡导致血小板活化，检测应快速完成。

抗凝剂主要有肝素钠抗凝剂（绿头管）、EDTA 抗凝剂（紫头管）、枸橼酸钠抗凝剂（蓝头管）。如果是检测红细胞抗原分子，选择肝素钠抗凝剂优于 EDTA 抗凝剂；检测白细胞抗原分子，选择 EDTA 抗凝剂优于肝素钠抗凝剂；如果是做血小板功能分析，选择枸橼酸钠抗凝剂。但是也有文献指出，肝素钠抗凝剂细胞保存时间长于 EDTA 抗凝剂细胞，分析细胞微粒时选择枸橼酸钠抗凝剂更好。

2. 血液样本的运输

血液样本的运输应符合生物安全要求，有专人专程护送，运送样本必须有记录。

样本应置于带盖的试管内，试管外应贴标签，注明样本名称、日期等信息。采用三层容器对样本进行包装，第一层为带密封盖的试管，第二层为带密封口的塑料袋，第三层为保温盒。运送温度为 4～15℃，样本不可直接接触冰袋，可以用毛巾或其他物质将样本管与冰袋隔开，置于冰盒等保温容器中进行运输。运送过程中减少振动，否则易造成溶血。

（二）血液样本的处理

对血液样本，根据目的细胞不同选择不同的处理方法。如果目的细胞是白细胞，可以选择红细胞沉降法、密度梯度离心法和红细胞裂解法；如果目的细胞是红细胞，可以选择等渗溶液稀释法；如果目的细胞是血小板，可以选择差速离心法等。

1. 密度梯度离心法

（1）Ficoll 离心法：是常用于分离血液单个核细胞（PBMC）的分离方法，可以用于人外周血、骨髓等样本细胞的分离。Ficoll 是蔗糖的多聚体，密度为 1.2g/mL，呈中性，不穿过生物膜，在正常的生理性渗透压范围，比重 1.077，在一定离心力作用下，根据不同的细胞密度即可以分离细胞。比重最大的红细胞沉到管底；粒细胞比重略低于红细胞，集中于红细胞表面；比重最轻的血浆浮于最上层；单个核细胞包括淋巴细胞和单核细胞位于血浆层和分离液层之间。

分离步骤如下：

①用 2mL PBS 缓冲液稀释 2mL 外周血（一般情况下可以将血液样本稀释后再分离，使分层更清楚，如果血液样本量大也可以不稀释）。

②提前将放于 4℃冰箱的 Ficoll 取出 4mL 至另一管，室温放置（温度变化会影响分离效果）。

③轻轻将血液样本加入 Ficoll 分离液上层（务必轻柔缓慢），使血液层和分离液层

有明显的分界线。

④离心机温度设置为20℃，将样本放入离心机，400g离心20min，慢升慢降，升速和降速的加速度降至最低。

⑤样本出现分层，最下层为红细胞，红细胞表面有一层白膜，为粒细胞。淋巴细胞和单核细胞漂浮于分离液层与血浆层之间，血浆和其他的缓冲液位于最上层。

⑥吸取中间白膜层，即为单个核细胞。

（2）Percoll离心法：可以分离各种血液细胞（参考Percoll分离液说明书）。

Percoll是通过聚乙烯吡喏烷酮（PVP）处理的硅胶颗粒混悬液，对细胞无毒性、无刺激性。配制不同密度的Percoll溶液，经过离心后可以形成连续密度梯度，将不同比重细胞分离。

不同浓度（密度）Percoll溶液的制备：先用9份Percoll与1份8.5% NaCl或1.5mol/L PBS混合达到生理学渗透压，此时为100% Percoll，然后用等渗生理溶液（0.85%NaCl或0.15mol/L PBS）稀释到所需浓度。表10－1为不同浓度Percoll溶液对应溶液的比重。

表10－1　不同浓度Percoll溶液对应溶液的比重（参考Percoll分离液说明书）

Percoll溶液浓度（%）	70	60	50	40	30	20
对应溶液比重（g/mL）	1.090	1.077	1.067	1.056	1.043	1.031

人不同血细胞漂浮密度见表10－2。

表10－2　人不同血细胞漂浮密度（参考Percoll分离液说明书）

细胞	漂浮密度（g/mL）	细胞	漂浮密度（g/mL）
红细胞	1.090～1.110	淋巴细胞	1.052～1.077
嗜酸性粒细胞	1.090～1.095	B淋巴细胞	1.062～1.075
嗜中性粒细胞	1.080～1.085	T淋巴细胞	1.065～1.077
单核细胞	1.050～1.066	淋巴母细胞	1.065～1.077
血小板	1.030～1.060	NK细胞	1.050～1.070

2. 红细胞裂解法

由于红细胞在血细胞中的比例较大，在流式分析过程中，研究对象是白细胞时需要去除红细胞。根据红细胞的生理学特性，可以利用NH_4Cl溶液进行裂解。

可以购买成品红细胞裂解液或者自行配制：称取NH_4Cl 8.29g、$KHCO_3$ 1.0g、EDTA 37.2mg，加水溶解定容至100mL，调节pH至7.2～7.4，配制成10×红细胞裂解液，使用前用蒸馏水稀释至1×即可。因红细胞裂解液含有NH_4Cl，使用期限一般为3～6个月，超时需重新配制。

将稀释后的红细胞裂解液与血液样本混合，比例为10∶1，裂解5～10min（时间长短视样本的澄清程度而定，新鲜配制的裂解液需要的时间更短，放置时间较长的裂解液需要的时间更长），加入等体积的PBS缓冲液中和，增加溶液的渗透压，400g离心5～10min，弃上清液。离心后如管底无红色沉淀，则表示裂解完全。

（三）血液样本的保存

受样本收集条件或者其他因素的影响，不能及时检测新鲜样本，需要将样本保存起来等待后续检测。一般情况下，如果在6h以内检测，可以放置在18～22℃室温，不建议放于4℃冷藏，尤其是检测对象为粒细胞时，低温会使粒细胞遇冷收缩，影响细胞表面抗原。全血4℃保存72h，淋巴细胞活力仍然保持较好，活力能保持在80%以上。如果需要长期保存，则要选择含10%DMSO冻存液或者商品化的冻存液。

血液样本冻存方法：采用密度梯度离心法或者红细胞裂解法，获得不含红细胞的白细胞后，细胞计数，加入含10%DMSO冻存液，使细胞浓度在1×10^6～1×10^7/mL，用程序降温盒梯度降温，−80℃保存（可保存6个月）或者液氮保存（长期保存）。需要检测时，根据细胞复苏原则，快速解冻，并稀释冻存液，离心得到细胞。采用70μm细胞滤网滤去沉淀，再进行后续的染色实验。冻存后的细胞要加入死细胞染料如DAPI、PI、7−AAD、FVS等，排除死细胞。

二、组织样本的采集、处理与保存

组织样本进行流式检测时，需要将组织消化制备成单细胞悬液。根据组织种类的不同，采集、制备方法也不同。详细操作步骤可参考“原代细胞分离培养”。

（一）小鼠骨髓样本的采集与处理

剥离出小鼠股骨、胫骨，尽量保持骨头完整；剪开骨头两端后，用注射器针头吹出骨髓腔里面的细胞。70μm滤网过滤，离心洗涤，裂解红细胞，得到全骨髓标本。

（二）肝、脾、淋巴结等脆性组织样本的采集与处理

脆性组织离体后尽快放入有基础培养基的孔板，用塑料研磨棒轻轻按压至细胞游离出来，过滤洗涤。根据上述红细胞裂解步骤裂解红细胞。

（三）肾、肺、乳腺等韧性组织或肿瘤样本的采集与处理

此类组织离体后用基础培养基洗涤后，剪碎成$1mm^3$的组织块，再加入相应消化酶，37℃振荡消化成单个细胞。消化过程中，可能会存在组织团块聚集，可加入不低于20μg/mL的DNA酶防粘连，得到的细胞中加入含10mmol/L EDTA的PBS缓冲液防止细胞聚集。

（四）脑脊液、腹水、灌洗液样本的采集与处理

大部分为细胞悬液，经过滤、离心、洗涤即可。可视红细胞含量多少确定是否需要裂解红细胞。获得单细胞悬液，对细胞进行计数，然后进行后续染色。

（五）组织样本的保存

用于流式检测的组织样本，离体后应立即处理。如果不能立即处理，可以 4℃保存于组织保存液或 10％胎牛血清＋基础培养基中 12～24h，但不建议保存更长时间。如需长时间保存，可将组织消化成单细胞后按细胞冻存方法保存。但是部分细胞如巨噬细胞、中性粒细胞等不耐受低温，会死亡而丢失。

三、流式样本荧光标记方法

（一）抗体偶联荧光素

抗体偶联荧光素按种类可以分为 Cy 系列、Alexa Fluor 系列、藻红蛋白 PE 系列、藻蓝蛋白 APC 系列、PerCP 系列、BV 系列、BUV 系列、Qdot 系列等。

Cy 系列染料是花青染料系列衍生物，包括 Cy2、Cy3、Cy5、Cy5. 5、Cy7。这类染料通常与藻红蛋白 PE 系列、藻蓝蛋白 APC 系列染料形成复合染料。

Alexa Fluor 系列染料覆盖了几乎全部的近紫外、可见光和近红外光谱，常用于免疫荧光二抗。流式检测中常用的 Alexa Fluor488 和 FITC 光谱接近，Alexa Fluor647 和 APC 光谱接近，Alexa Fluor700 和 APC－R700 光谱接近。光谱接近的荧光素只能用相同的检测通道。

藻胆蛋白类染料包括藻红蛋白 PE 系列和藻蓝蛋白 APC 系列。这类染料荧光强度高，每个荧光分子包含大量的发色团，可以作为供体和其他系列染料形成复合染料，如 PE－CF594、PE－Cy5、PE－Cy7、APC－Cy7、APC－eFluor780 等复合染料。这类复合染料因连接的共价键容易受高温、保存时间太长等影响而断裂形成单体染料。对于复合染料应注意储存条件和有效期。

PerCP 系列染料的发射波谱比较尖锐，与藻红蛋白 PE 系列通道干扰较少，但是荧光亮度低，容易淬灭，与 Cy5. 5 形成复合染料后，亮度和稳定性有所提高。

BV 系列染料和 BUV 系列染料均属于 BD sirigen 系列。该系列染料有很强的光吸收能力和光转化能力，能识别到比以前更清晰的细胞分群，更适合弱表达蛋白的检测。BV 系列染料主要是由紫激光激发的，包括 BV421、BV510、BV605 等。BUV 系列染料是由紫外激光激发的，包括 BUV395、BUV496、BUV615 等。BV 系列染料或 BUV 系列染料与细胞进行孵育时，最好使用专用染色缓冲液，保持染料的稳定性。

Qdot 系列染料激发波谱较宽，主要集中在紫外激发，紫光激发效率在 40％左右，由于激发波谱较宽，在流式检测中应用较少。

（二）免疫荧光染色

免疫荧光染色是对细胞表面或内部某种蛋白质或多肽等进行荧光色素标记。免疫荧光染色可以分为直接标记法和间接标记法。

直接标记法是将已经偶联了荧光素的抗体与细胞共同孵育 20～30min，细胞表面抗原可以和带荧光素的抗体通过非共价键结合，从而使细胞带上荧光，通过流式细胞仪检测得到荧光信号。直接标记法的优点是操作简便、特异性强；缺点是抗体价格贵、灵敏度稍差。

间接标记法是将未偶联荧光素的抗体与细胞共同孵育，一抗与细胞结合后，洗去多余的抗体和非特异性结合，再加入荧光二抗，共同孵育，使一抗和荧光二抗结合。孵育完成后，洗去多余的二抗，通过流式细胞仪检测细胞带上的荧光。间接标记法的优点是使用二抗可以使荧光信号放大，对一些没有直接标记的抗体可以采用间接标记；缺点是操作相对烦琐，耗时长，特异性没有直接标记法好，一抗与二抗存在交叉反应，不能进行多色染色等。

实际应用中，可能同时需要直接标记和间接标记。这种情况下，染色顺序通常是先染间接标记再染直接标记。一定要注意：间接标记的二抗和直接标记的抗体不能是相同种属来源，否则会产生交叉反应，导致大量假阳性。

（三）其他荧光染料标记法

荧光染料标记法是利用荧光染料与细胞核酸、蛋白质等发生共价结合、嵌入结合、静电亲和、发生反应等方式使细胞带上荧光。标记细胞内 DNA 的荧光染料有 PI、DAPI、Hoechest 33342、7－AAD、DRAQ5 等；标记细胞内 RNA 的荧光染料有噻唑橙、吖啶橙（Acridine orange，AO）、Pyronin Y 等；标记细胞内蛋白质的荧光染料有 CFSE 等；标记细胞内游离胺的荧光染料有 FVS（Fixable viability stain）、FVD（Fixable viability dye）等；标记细胞线粒体的荧光染料有罗丹明 123；其他还有 Ca^{2+} 荧光探针 Fluo－3，ROS 荧光探针 2，7－ 双乙酸二氯荧光素（DCFH－DA）。

四、流式样本的固定

流式样本的固定剂主要有醛类固定剂和醇类固定剂。醛类固定剂主要是 1.0％甲醛溶液或者 4％多聚甲醛溶液（该浓度为工作浓度），醇类固定剂一般为乙醇。在检测细胞表面抗原的时候，应该选择醛类固定剂，不能选择醇类固定剂，因为醇类固定剂会使细胞表面的蛋白质被破坏或者脱落，导致细胞表面抗原丢失。而在检测 DNA 含量时，应选择醇类固定剂，而不选择醛类固定剂，一般选择 70％乙醇，75％乙醇固定效果不如 70％乙醇。其原因是较高浓度的乙醇在加入细胞后，会导致细胞表面快速形成一层蛋白膜，这层蛋白膜使得细胞内的物质固定不佳。由于醛类固定剂对嵌入型染料如 PI、DAPI 与核酸的结合有很强的干扰作用，固定后其荧光强度相当于新鲜组织荧光强度的 50％～70％，使得 DNA 检测灵敏度明显降低，而醇类固定剂则没有这方面的影响。在检测细胞内抗原时，可以根据蛋白质或者分子性质选择醛类固定剂或者醇类固定剂。醇类固定剂既能达到固定细胞的作用，也能增加细胞膜的通透性，还能保持很好的细胞形态，操作也比较简单。醛类固定剂固定后，还需要加入通透剂如 Triton X－100 处理细胞，操作较为烦琐。很多公司有专用于细胞内抗原检测的固定破膜剂，使用较为方便和广泛。

已经处理好的流式样本尽量当天检测，如果不能及时检测，可以加入4%多聚甲醛溶液固定后重悬于PBS缓冲液中，5天之内检测，如果超过1周，荧光素可能会淬灭，结果偏差较大。由于甲醛对荧光素有一定的影响，如果需要固定后检测，应当考察样本固定前后结果的差异，差异较小时才可以固定后检测。如果是检测细胞内的抗原，已经固定破膜则不需要再次固定，可以放到第二天再检测。

第三节　多色流式方案优化、数据收集及分析

流式分析的特点之一是能够同时快速地检测混合细胞的多个参数。同时使用多种荧光标记识别多种细胞类型，进一步对某群细胞的功能进行标记，称为多色流式。多色流式技术在免疫学、病毒学、肿瘤学和传染病监测等众多研究领域中已成为不可或缺的技术。在早期的流式细胞术中，由于技术的限制，染色通道常被限制为3～4种颜色，因此每个实验样本需要检测几管才能得到有效的信息。在处理细胞较少的样本，如组织活检、脑脊液、儿科样本或小动物模型的样本时，没有足够的细胞可供分析。当某个细胞群体需要多个标记才能定义时，如T细胞亚群分析，在早期的3～4色实验中，不仅需要大量的细胞，而且需要大量的抗体。这些都是荧光参数较少的局限性。

随着流式细胞仪激光数量的增加、检测通道的相应增加、多种荧光染料的开发及软件分析技术的进步，多色流式迎来了快速发展。多色流式有很多优势，可以对每个细胞群和亚群进行更详细的分析，利用降维分析发现新的细胞群，节约样本、抗体用量，减少工作量等。但是将一个经典的方案从6色或者8色调整到10色及以上，不是一个简单的“即插即用”方式，而是必须通过一系统的优化来实现。这些优化内容包括抗体与荧光素的选择、抗体浓度的确定、对照设置、阈值设置、荧光补偿调节及后期的数据收集和分析等。

一、抗体与荧光素的选择

（一）清楚仪器的配置

在进行抗体与荧光素的搭配之前，要先了解将要使用的仪器配置情况，以及其可以检测的荧光素，避免出现买了抗体之后才发现仪器没有相应检测通道，无法检测的情况。

（二）选择荧光光谱重叠最小的荧光素

一般情况下，荧光素的发射光谱往往较宽，流式细胞仪接收滤光片范围是靠近最大发射波长部分，但是其余部分发射光谱仍然可以被其他滤光片接收。虽然荧光补偿能解决部分荧光之间的干扰问题，但如果荧光之间干扰非常大，即使使用荧光补偿，对后续的设门、结果分析也会带来很多困难。因此，在有多余通道选择的情况下，应选择荧光

光谱重叠最小的荧光素，以减少干扰。

（三）细胞的抗原表达量与荧光素的亮度匹配

抗原可以根据细胞表面或者细胞内的抗原分子数分为强表达和弱表达；荧光素的亮度可以根据荧光素结合指数（Stain index，SI）分为非常亮、亮、中等亮、弱。*SI* 是通过不同的荧光素和相同的抗原（通常是 CD4）结合后经流式检测，根据 *SI* 公式计算所得（见后文“抗体浓度的确定”）。在方案设计时，荧光素和抗原搭配原则就是强表达抗原搭配弱荧光素，弱表达抗原搭配强荧光素，使整个荧光信号不会太强也不会太弱。表 10－3 是一些不同激光激发的荧光素亮度比较。

表 10－3　不同激光激发的荧光素亮度比较

激光	非常亮	亮	中等亮	弱
355nm		BUV661 BUV737 BUV563	BUV395 BUV496	BUV805
405nm	BV421 BV650 BV711	BV480 BV605 BV786 Qdot 605	BV510	V450 V500 eFluor450 Pacific Blue
488nm	BB515 PE－CF594 PE－Cy5 BB700 ECD	PE PE－Cy7	FITC Alexa Fluor488 PerCP－Cy5. 5 PerCP－eFluor710	PerCP
561nm	PE PE－CF594 PE－Cy5 PE－Cy7			
633nm		APC Alexa Fluor647 APC－R700		Alexa Fluor700 APC－Cy7 APC－H7

在抗体与荧光素的选择上，影响因素非常多，以上三方面是选择的基本原则。但是实际应用中，情况更加复杂，尤其是荧光素较多时需考虑的影响因素更多。例如，可以根据选择的抗体有没有特殊的性质选择荧光素，如 CD4 和 CD8、CD3 和 CD19 这类相互排斥的抗原，可以选择相互干扰较大的荧光素；Lineage 和死活细胞染料，往往选择阴性细胞群；表达量低的抗原，可以选择对其他荧光通道干扰较大的荧光；等等。抗体与荧光素的搭配没有固定的选择，只能在实际应用中不断优化。

二、抗体浓度的确定

抗原和抗体反应需合适浓度，抗体浓度太高会导致阴性细胞荧光信号变高，浓度太低会导致阳性细胞荧光信号变低。为了使细胞更好地分群，区分阴性细胞和阳性细胞，需要对使用的抗体浓度做一个摸索。通常在以下情况下都需要做抗体浓度滴定：购买一个新的抗体，购买不同公司的抗体，购买同一个公司不同批号的抗体，抗体储存时间较长（1 年以上）（效价可能发生变化）等。

抗体浓度滴定的方法：固定的染色体积（比如 100μL），一定的细胞数量（$1\times10^6\sim2\times10^6$ 个），根据说明书用量设置 4～8 个浓度梯度，浓度差值可以为 1 倍、2 倍、3 倍。将抗体按照需要的浓度稀释后再加入等体积等密度的细胞，孵育，在流式细胞仪上检测，计算出 *SI* 值，根据 *SI* 值判断最适浓度。*SI* 值是阳性细胞群的中位数和阴性细胞群的中位数的差，除以阴性细胞群的 2 倍 *rSD*（见以下公式）。*SI* 值越高，说明阴性细胞群和阳性细胞群分离度越好，抗体浓度越合适。当抗体浓度大于最适浓度后，由于阴性细胞群背景荧光的增加，*SI* 值反而会降低，因此 *SI* 值最大时的抗体浓度为最适浓度。

$$\text{染色指数 } SI=\frac{\text{阳性细胞群的中位数}-\text{阴性细胞群的中位数}}{2\times\text{阴性细胞群的 } rSD}$$

三、对照设置

样本的对照设置对流式分析来说非常重要。如果没有对照，一些流式分析结果无法判断是阴性还是阳性。流式分析常用的对照有空白对照、同型对照、阴性对照 、阳性对照、FMO 对照和内部对照等。

（一）空白对照

空白对照是指没有加入任何染料或者带荧光的抗体的细胞，主要是用来初步确定检测电压，同时观察样本有没有自发荧光。对于一些添加药物处理的实验，或者使用生物材料的实验，还要注意药物或材料进入细胞后会不会发射荧光，如细胞加入柔红霉素后会发射较强的红色荧光，这个时候抗体荧光通道的选择需要避开红色荧光。

（二）同型对照

同型对照是使用不与抗体识别的靶标相结合，与抗体相同种属来源、相同亚型的免疫球蛋白，使用时保持与抗体相同剂量，用于确定细胞是否具有非特异性结合而产生的背景染色。同型对照的主要目的是确定抗体的结合是特异性的，而不是非特异性的 Fc 受体或与其他蛋白相互作用。因此对于一些细胞表面有 Fc 受体的细胞，如树突状细胞，同型对照荧光值一般大于空白对照。对细胞表面 Fc 受体较多的细胞，可以加入 Fc 受体阻断剂封闭 Fc 受体。同型对照要与一抗的来源、Ig 分型和标记的荧光素完全一致。通常情况下，阳性细胞和阴性细胞分群明显的实验不需要同型对照，但是一些连续表达、弱表达，并没有明显分群的抗原，建议做同型对照。

（三）阴性对照

阴性对照指没有加入处理因素，正常状态下染色的对照，用于和实验组对比。

（四）阳性对照

阳性对照是用一些确定有阳性细胞群的标本染色，检验抗体是否工作、实验条件是否合适、实验方法是否正确的对照。

（五）FMO 对照

FMO 对照也称减一色对照，就是在样本中按照抗体搭配方案减去一种荧光抗体，加入其余所有荧光抗体。方案设计中如果有相互干扰较大的两种或两种以上的荧光则需要做 FMO 对照。两种荧光干扰较大时，补偿校正后，有些通道的背景往往会比空白对照或者同型对照背景高，这种情况下需要用 FMO 来重新界定设门位置。图 10－4 是同一个标本的空白对照和 FMO－APC－H7 对照，可以看出 BB700 阴性细胞和阳性细胞在 APC－H7 这个通道上的荧光背景有差异，图 10－4B 设门更准确。一般情况下，是几色的方案就需要做几管对应的 FMO 对照，但是为了减少工作量，对一些分群非常明显的抗原也可以不做 FMO 对照。

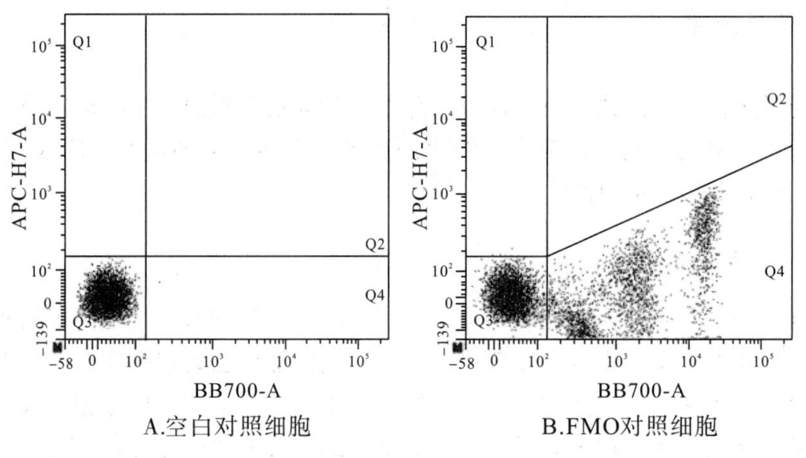

A.空白对照细胞　B.FMO对照细胞

图 10－4　以空白对照设门和以 FMO 对照设门

（六）内部对照

内部对照指在同一份标本中，可能存在着不表达或者表达目的抗原的细胞，分别为内部阴性对照、内部阳性对照，可以作为评估样本染色是否有非特异性、染色方法是否正确的参考。

以上对照可以根据具体的实验设置选择。空白对照在实验初期必须设置，便于了解样本的基本情况。如果样本取材比较稳定，没有自发荧光或者其他途径引入荧光，在后期实验中，可以只设置同型对照，不再设置空白对照。如果细胞群分群清楚，也可以只设置空白对照。同型对照和空白对照视样本情况选择一种即可。6 色及以上的多色流体，需要视细胞分群设置 FMO 对照，细胞分群不明显时，FMO 对照的设置是必要的。

四、阈值设置

阈值是用来设置信号的最低收集范围，是为了去除一些杂信号和背景噪音信号而设定的值。只有在阈值以上的信号才会被仪器收集。设置合适的阈值可以去除一些不必要的信号干扰，提高有效细胞的百分比。阈值可以根据细胞大小（FSC）来设置，也可以根据细胞内的颗粒度（SSC）来设置，还可以根据荧光信号的阈值来设置。一般情况下，根据 FSC 来设置。在检测微小颗粒如微囊泡、微球、外泌体等时，应将 FSC 或者 SSC 的阈值调小，否则有可能收集不到信号。

五、荧光补偿调节

（一）荧光补偿产生原理

流式细胞仪工作原理是检测荧光素经激光激发后的发射光谱，滤光片接收的是该荧光素发射光谱中接近最大激发波长的一部分荧光信号。而荧光素发射光谱一般比较宽，如 FITC 的发射光谱是 480～700nm。FITC 对应的检测通道只检测 500～540nm 的发射光谱，570～610nm 这个波段的发射光谱将会被 PE 通道检测。这就是只染了 FITC 的荧光，PE 通道也有荧光信号的原因，也就是常说的荧光溢漏。同理，PE 的荧光也会溢漏到 FITC 通道（附图 4）。当同时染 FITC 和 PE 两种荧光染料时，PE 通道检测到的荧光信号不仅包含来自 PE 自身发射的荧光，同时还包含 FITC 溢漏的荧光，造成 PE 通道的信号比实际强，造成假阳性。因此需要对荧光信号进行校正，减去溢漏的荧光，即荧光补偿。

（二）荧光补偿调节方法

荧光补偿调节方法是用单色染色的样本进行校正。荧光素种类一定（光谱不变）、信号放大程度（电压不变）一定的情况下，溢漏到另一个通道的信号所占的百分比也是一定的。检验荧光补偿调节是否合适的关键是检验阴性细胞群和阳性细胞群是否“横平竖直”，阴性细胞群和阳性细胞群中心是否在一条直线上，严格判断阴性细胞群和阳性细胞群的平均荧光强度值是否非常接近。

荧光补偿调节是流式细胞术中非常重要的一部分。荧光补偿调节的准确性会直接影响后续结果分析的准确性。对于 6 色以上的荧光补偿调节，手动调节会比较困难，往往采用自动补偿调节，可以选择补偿微球代替。从以往的经验看，选用补偿微球调节的补偿值会出现偏大或偏小的情况，在正式进行样本检测的时候，还要对补偿值进行验证和修改。1 个月左右需要对补偿值进行一次校正。

六、数据收集

每个样本收集多少细胞，根据具体的目的细胞百分比、变异系数、目的细胞数确定

（参考表 10—4）。

表 10—4　收集细胞数

目的细胞百分比	变异系数（%）/目的细胞数			
	30/11	10/100	5/400	3/1111
5%	222	2000	8000	22222
2%	556	5000	20000	55556
1%	1111	10000	40000	111111
0.1%	11111	100000	400000	1111111
0.01%	111111	1000000	4000000	11111111
0.001%	1111111	10000000	40000000	111111111
0.0001%	11111111	100000000	400000000	1111111111

七、数据分析

流式数据分析包括目的细胞的选定、阴性门和阳性门的界定。通常根据 FCS－A/FSC－H 去除粘连细胞，再根据 FSC－A/SSC－A 找到目的细胞群，排除死细胞，最后进行荧光参数的分析。阳性门和阴性门的界定通常是根据细胞分群情况、空白对照、同型对照、FMO 对照及内部的阴性对照或阳性对照，综合各方面进行。同一批实验，原则上设门的位置应一致；非同一批实验，由于影响因素较多，设门的位置会有所变化。因此，要设置好对应的对照管，防止设门没有标准，随复设门。

流式数据呈现方式包括直方图、散点图、等高线图、密度图、三维图和岛图等。

（一）直方图

直方图也就是单参数分析，*X* 轴代表荧光强度和散射光信号强度（信号强度为线性放大或对数放大）；*Y* 轴代表该通道内具有相同光信号的相对细胞数（图 10—5）。直方图只能显示某一个参数的信息，因此有一定的局限性。

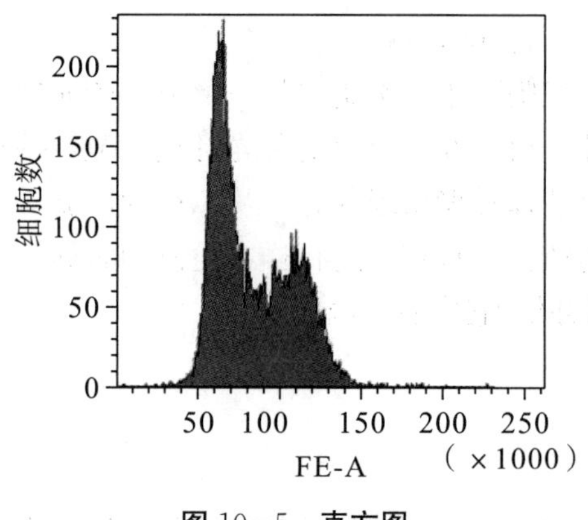

图 10—5　直方图

（二）散点图

对两个或两个以上的参数进行分析时，主要采用散点图。散点图的横坐标和纵坐标可以是散射光参数，也可以是荧光参数。图上的每一个点都代表一个细胞（颗粒），对应的横坐标和纵坐标代表这个细胞（颗粒）在两个通道的信号强度。相同信号强度的细胞（颗粒）会集中出现在同一个位置，形成一个个细胞群。

（三）等高线图和密度图

等高线图和密度图也是双参数图，同时引入了细胞频度。等高线图将具有相同细胞数的点连起来形成封闭的曲线，越靠近中心，细胞密度越高。密度图的呈现方式是热图或者斑马图。密度图越靠近中心，细胞密度越高。

（四）三维图

三维图可以同时展示三个参数的三维立体图，X 轴、Y 轴、Z 轴可以分别选择不同的参数。这样呈现的图，细胞处于独立的空间，这种展示方式比较直观，但是不利于数据统计，应用较少。

（五）降维分析

对于 8 色以上的流式分析，单纯的双参数分析只能按照固定的分析策略往下分析，会漏掉一些重要的参数信息。如果要将所有的细胞群分析完全，采用双参数分析信息量和工作量都非常大，这种情况下可以采用降维 t－SNE 分析（附图 5）。通过此种分析方法，将所有的细胞群展现在一个平面上，能清晰看出有哪些细胞群及细胞亚群，将所有的参数进行组合分析，可以发现一些新的细胞群。

第四节　流式质量控制及生物安全

一、仪器质量控制

为了避免流式分析过程中仪器不稳定造成的检测误差，每天必须用标准品进行验证校准，保证样本检测的准确性和连续性。为了保证仪器的稳定，需要定期对仪器进行校准和质量控制监测。

（一）仪器校准

光路校准的目的是使样本流经光束的中心，激发光和样本流正交。在光路校准后，产生的脉冲信号最强、变异系数最小，可重复性最好。一般选用的标准品是校准微球，其大小、荧光强度、散射光特性一致。校准微球发出的荧光信号在各个检测器都可以检测到，可以实现所有检测通道同时校准。对 DNA 含量检测时因细胞间 DNA 含量差异很小，光路校准非常重要。光路校准是对仪器最严格的校准，一般由专业工程师完成。

（二）质量控制监测

一般情况下，每隔半年由专业工程师进行仪器的光路校准。校准后，确定仪器的质量控制基线，由仪器管理员每天用质量控制微球对仪器进行每天质量控制监测，以保证误差在允许的范围内。如果误差超出了一定范围，就需要重新校准仪器。仪器变动或者维修过，一般需要重新确定质量控制基线。可用于质量控制监测的微球有 CST 微球、彩虹微球等。CST 微球可以自动检测仪器状态。如果质量控制监测未通过，可以通过清洗流动室、排除气泡等方式解决。只有仪器质量控制监测通过，才能进行后面的实验。

二、染色条件控制

（一）温度

温度对荧光染色有明显的影响。荧光分子的荧光强度随温度的降低而增强，随温度的升高而减弱。荧光素要求 4～8℃保存。在进行流式染色的过程中，样本孵育选择的温度一般为 15～18℃。因为过低的温度不利于细胞表面目的分子与抗体分子的结合，而环境温度在 20℃以下，荧光量子也能基本保持相对稳定。过高的温度如 37℃虽然有利于抗体的结合，但是对某些抗原却有明显的影响。比如在 37℃孵育时，细胞表面的 CD4 抗原发生内吞，使 CD4 含量下降。趋化因子染色时温度敏感性更高，温度变化会影响细胞表面蛋白的结构域，影响抗体与抗原的结合。

（二）pH

荧光素一般为弱酸性或弱碱性，溶液 pH 的改变将对荧光强度产生较大的影响。一般情况下，荧光素常用 pH 为 8.0。对活细胞染色，要保持细胞活力，溶液的 pH 应维持在 7.2～7.4，渗透压与细胞的渗透压一致，因此可以选用 PBS 作为染色缓冲液。

（三）抗体浓度

在流式染色过程中，抗体浓度与荧光强度有直接关系。抗体偶联荧光素，当抗体浓度较低时，荧光强度与抗体浓度成正比，随浓度加大，荧光强度也增大；当抗体达到一定浓度后，如继续增加浓度，不仅不会使荧光信号相应增加，反而会使背景荧光强度增加。因此在荧光染色过程中，必须确定抗体浓度与荧光强度的直接比例关系，选择最佳的染色浓度。在实际工作中，可以通过抗体梯度稀释法判断所用抗体最合适浓度。

（四）固定破膜剂

某些细胞固定剂对某些荧光染料（主要为嵌入型荧光染料，如可用于 DNA 测定的

PI、EB、AO等）有明显的影响。如使用戊二醛、甲醛固定的细胞比不固定的细胞荧光强度要弱50%左右，其主要原因是醛基物质分子与细胞内氨基物质结合，干扰了嵌入型荧光染料与核酸分子的结合，造成荧光强度减弱。醇类固定剂也有轻微的荧光淬灭作用。甲醛固定剂对抗原的特性保持较好，所以常用4%多聚甲醛固定剂对抗原进行固定。固定剂的使用应该在低温下进行。

破膜剂可使流动的、完整的细胞膜产生小孔，利于抗体进入细胞与目的分子结合。破膜剂一般为表面活性剂，如 Triton X－100、皂素等。细胞质蛋白检测一般用比较温和的破膜剂，而转录因子、核内蛋白检测则需选择作用稍强的破膜剂。通常选择商业的成品试剂，根据目的蛋白在细胞质或者细胞核的表达位置选择合适的破膜剂。需要同时检测细胞表面抗体和胞内抗体时，可以先进行表面染色后固定破膜再进行胞内染色。细胞内抗体染色比细胞表面染色更复杂，可以调整破膜剂种类和作用时间以获得更好的结果。

（五）自发荧光

自发荧光是细胞自身因素引起的。常见的自发荧光较强的样本有肺泡灌洗液、皮肤组织来源细胞、结直肠组织来源细胞等，样本中的死细胞也可能会有自发荧光，患者使用药物后提取的标本也可能导致自发荧光等。如果这些自发荧光与待测的抗体荧光光谱重叠，将会干扰检测结果分析。这种情况下，须避开自发荧光素光谱，合理选择其他荧光素的通道。

（六）其他因素

除了上述因素外还有其他因素也会影响流式检测，如血液、骨髓、胸水、腹水样本采集使用的抗凝剂，采用肝素抗凝剂的标本保存期较采用 EDTA、枸橼酸葡萄糖等抗凝剂的标本更长。杂质对荧光的淬灭作用多由溶剂中含有的不发光物质引起，如溴化物、碘化物、铁离子、银离子等。这些杂质可以与受激发的荧光分子发生相互作用，引起荧光淬灭。溶液黏度可以增加荧光强度，介质黏度减少了荧光素分子的碰撞，从而减少荧光素能量损失，一般实验时采用含3%牛血清白蛋白的 PBS 缓冲液。

三、死细胞排除

样本在制备过程中不可避免会产生死细胞，死细胞可以和抗体发生非特异性结合，造成假阳性。因此，可以加入核酸染料或者胺反应染料排除死细胞。常用的死细胞排除核酸染料有 DAPI、PI、7－AAD等，以及胺反应染料 FVS、FVD等。核酸染料只能用于细胞表面染色，胺反应染料可以用于后期需要固定破膜的样本，如胞内染色等。

四、生物安全

使用流式细胞仪会接触生物样本，包括临床样本、动物样本及细菌、病毒等生物危害样本。做好生物安全防护的目的是保护工作人员、样本和外在环境。

（一）做好风险评估

风险评估主要用于帮助寻找潜在危险，明确生物安全隐患及风险点，减少或者消除风险。

流式实验室生物安全风险点主要有临床样本、动物样本、转基因样本在样本制备、流式检测和流式分选中形成的气溶胶对工作人员及环境造成污染。例如，离心、涡旋、细胞分选都容易产生气溶胶，而且样本没有灭活，这些操作属于高危操作。在分选危险样品时，感染疾病的风险很高。

在入室申请中确定样本的生物安全危险等级非常重要。如果是转基因样本，是否得到生物委员会的批准，转染的方式是什么；如果是以病毒为载体，需要提供病毒的具体信息，包括病毒的种类、转染后是否能够复制；如果是人的样本，需要注明是健康人群的样本还是患者的样本，以及疾病的类型，以上信息对于操作人员健康非常重要。

（二）生物安全防护措施

（1）完善课题审批。所有的课题应由平台首席专家和平台主管一起审批，经过审批的课题和样本才能够在平台进行操作。

（2）人员培训。在培训过程中，关键是评估工作人员的实验技能并发现其不足之处。在培训中主要是强调实验室的安全操作流程，操作人员应该反复练习安全操作流程，同时其他工作人员也需要定期复习安全操作流程。

（3）建议流式分析仪上所有样本都进行固定处理，除去个别特殊的情况。

（4）在流式检测过程中，操作人员应佩戴个人防护装备，防护装备等级由待测样本生物安全危险等级决定，一般应配备手套、口罩、护目镜、工作服。

（5）采集完样本后，样本管道要消毒。一般分为 3 步：1%～10%新鲜配制的次氯酸溶液冲洗 5min，Rinse 液冲洗 5min，ddH_2O 冲洗 5min。

（6）废液桶中提前加入足量的消毒片，待样本检测完后，充分混匀废液，30min 后倒掉。在废液倒入水槽后，加入大量的自来水冲洗稀释，同时用 70%乙醇消毒台面。

第五节　细胞免疫表型分析

该节细胞免疫表型分析主要是针对外周血和免疫器官中的细胞检测，其中免疫器官包括骨髓、脾、淋巴结、胸腺、扁桃体等。以下检测方法也适用于肿瘤组织中的免疫细胞检测。正常造血细胞不同阶段的抗原表达受基因调控，各个阶段有对应的抗原表达及抗原表达量。

一、T 细胞亚群检测

正常 T 细胞起源于骨髓祖细胞，成熟于胸腺和淋巴结，最后释放到外周血循环。

WHO 分类将正常 T 细胞分化发育分为 5 期：T 祖细胞、被膜下 T 细胞、皮质 T 细胞、髓质 T 细胞和周围 T 细胞。正常 T 细胞分化分期和抗原表达特点见表 10－5。外周血和免疫器官中 T 细胞属于发育成熟的 T 细胞，所以其免疫表型是周围 T 细胞的抗原表达特点，但小鼠胸腺 T 细胞属于皮质 T 细胞。T 细胞是一群高度异质性的细胞群体，按细胞表面分化抗原，可分为 $CD4^+$ T 细胞（辅助性 T 细胞）和 $CD8^+$ T 细胞（细胞毒性 T 细胞）两大亚群；按功能，可分为辅助性 T 细胞（Th 细胞）、抑制性 T 细胞（Ts 细胞）、杀伤性 T 细胞（Tc 细胞）、调节性 T 细胞（Treg 细胞）和迟发型超敏反应 T 细胞（TDTH 细胞）；按对抗原应答能力，可分为初始 T 细胞、效应 T 细胞和记忆 T 细胞，其中记忆 T 细胞包括效应记忆 T 细胞（TEM 细胞）和中央记忆 T 细胞（TCM 细胞）。

表 10－5　正常 T 细胞分化分期和抗原表达特点

抗原	T 祖细胞	被膜下 T 细胞	皮质 T 细胞	髓质 T 细胞	周围 T 细胞
TdT	＋	＋	＋		
CD1a			＋		－
CD2		＋	＋	＋	＋
CD5		＋	＋	＋	＋
cyCD3		＋	＋	＋	
CD3			－/＋	＋	＋
CD7	＋	＋	＋	＋	＋
CD4/CD8		双＋	双＋	单＋	＋/－

注：＋，阳性；－，阴性。

以下为常见 T 细胞亚群表达的抗原分子：

$CD4^+$ T 细胞：$CD45^+$，$CD3^+$，$CD4^+$。

Th0 细胞：IL－4^+，IFN－γ^+。

Th1 细胞：IL－2^+，IFN－γ^+，TNF－α^+，IL－4^-。

Th2 细胞：IL－4^+，IL－5，IL－13，IFN－γ^-。

Th3 细胞：IL－1RA，TGF－β。

Th17 细胞：IL－17^+，TNF－α^+，IL－22^+，IL－4^-，IFN－γ^-。

Treg 细胞：$CD25^{int/high}$，$CD127^{low/-}$，FoxP3。

$CD8^+$ T 细胞：$CD45^+$，$CD3^+$，$CD8^+$。

Tc1 细胞：IL－2^+，IFN－γ^+，IL－4^-。

Tc2 细胞：IL－2^-，IFN－γ^-，IL－4^+。

初始 T 细胞：$CD27^+$，$CD28^+$，$CCR7^+$，$CD45RA^+$。

TEM 细胞：$CD45RO^+$，$CCR7^-$，$CD62L^-$。

TCM 细胞：$CD45RO^+$，$CCR7^+$，$CD62L^+$。

（一）实例1：人外周血T细胞亚群检测

1. 实验材料

直接标记抗体CD45－BV605、CD3－PerCP－Cy5.5、CD4－APC－Cy7、CD8－BV510、CD25－BV421、CD127－PE、CD45RA－APC、CCR7－FITC、FVS700，PBS缓冲液、红细胞裂解液。

2. 实验步骤

（1）外周血肝素抗凝，用红细胞裂解液裂解红细胞，制备单细胞悬液，每管样本约$1\times10^5\sim1\times10^6$个细胞，100μL。

（2）设置空白对照管及单染管，用于荧光补偿调节等。

（3）待测样本管先加入FVS700孵育10min，标记死细胞，PBS缓冲液洗涤后加入所有混合后的抗体，室温避光孵育20min（抗体加入量参考前文“抗体浓度的确定”，一般情况下可以加入1～2μL）。

（4）加入2mL PBS缓冲液洗涤，500g离心5min，弃上清液，300μL重悬细胞，1h内上机检测。

（5）上机检测：调节FSC、SSC电压及各荧光通道电压，分别检测单染管，调节补偿，最后检测待测样本。

（6）结果分析：附图6。

（二）实例2：Th1/Th2细胞检测

1. 实验材料及仪器

流式细胞仪，流式管，离心机，离心管，移液器，刺激剂（佛波醇－12－豆蔻酸酯－13－醋酸盐，PMA，终浓度为25ng/mL；离子霉素，Ionomycin，终浓度为1mg/mL；Brefeldin－A，BFA，终浓度为10mg/mL），RPMI－1640培养基，固定破膜剂（可自行配制，也可选用商业化试剂盒），PBS缓冲液，单克隆抗体CD3、CD4、IL－4、IFN－γ等。

2. 实验方法

（1）取健康人肝素抗凝静脉血0.5mL，加入0.5mL RPMI－1640培养基，再加入刺激剂，混匀后，37℃ 5%CO_2孵箱中培养4～6h（一般情况为4h）。

（2）向刺激后的全血中加入2mL PBS缓冲液洗涤后，加入500μL PBS缓冲液重悬，设置空白对照、同型对照，取100μL作为待测管，并加入CD3、CD4荧光抗体，室温避光孵育15min。

（3）加入2mL PBS缓冲液洗涤，500g离心5min，弃上清液。

（4）加入100μL固定剂，混匀，室温避光孵育20min。

（5）加入2mL 1×固定破膜液洗涤，600g离心5min，弃上清液。

（6）加入100μL 1×固定破膜液重悬细胞，加入IFN－γ、IL－4荧光抗体，混匀，室温避光孵育30min（如果染色效果不好，孵育时间可以适当延长）。

（7）加入 2mL 1×固定破膜液洗涤，600g 离心 5min，弃上清液，重复 1 次。

（8）用 200μL 1×固定破膜液重悬细胞，24h 内上机检测（结果分析见附图 7）。

3．注意事项

（1）检测细胞内因子需要保证细胞活性，尽量保证血液样本在 8h 内分析，且选择肝素抗凝。

（2）检测不同的细胞因子需要不同的刺激剂和刺激时间。PMA 长时间刺激细胞会导致表面 CD4 分子丢失，所以应控制刺激时间。

（3）检测细胞因子时，尽量选择分子小、亮度强的荧光素抗体，如 APC 或 PE 等。

（4）第一次检测时，务必严格设置空白对照管或同型对照管及单染管。

（5）固定破膜时间可以根据实验需要调整。

二、B 细胞亚群检测

B 细胞来源于骨髓的多能干细胞，成熟 B 细胞主要存在于淋巴结皮质浅层的淋巴小结和脾的淋巴小结，其发育可分为两个阶段：第一阶段为非抗原依赖性，包括 B 祖细胞（Pro－B）、前 B 细胞（Pre－B）、未成熟 B 细胞（Immature－B）和成熟 B 细胞（Mature－B）；第二阶段 B 细胞离开造血组织后，进入外周淋巴组织，并在抗原刺激下活化、增殖、分化为浆细胞，产生特异性抗体。B 细胞分化分期和抗原表达特点见表 10－6。

表 10－6　B 细胞分化分期和抗原表达特点

抗原	淋巴样干细胞	Pro－B	Pre－B Ⅰ	Pre－BⅡ	Immature－B	Mature－B	浆细胞
IL－7R	＋	＋					
CD34	＋	＋					
CD117	＋	＋					
CD10	＋	＋	＋	＋			
CD19	－	＋	＋	＋	＋	＋	
CD79a		＋	＋	＋	＋	＋	
CD22		＋	＋	＋	＋	＋	
CD24		＋	＋	＋	＋	＋	
CD20			＋	＋	＋	＋	
Pre－BCR			＋	＋			
CD38							＋
CD138				＋			＋

注：＋，阳性；－，阴性。

三、自然杀伤细胞亚群检测

自然杀伤细胞（NK 细胞）来源于骨髓淋巴样干细胞，在骨髓和胸腺中分化发育，是机体重要的免疫细胞，无需预先致敏就能识别靶细胞，以及释放杀伤介质，如穿孔素、NK 细胞毒因子和肿瘤坏死因子（TNF）等。常用检测 NK 细胞的标记有 CD16、CD56、CD57、CD59、CD11b、CD94 和 LAK－1，其中，常用 CD16 和 CD56 来双标 NK 细胞。此外，还有一群既表达 T 细胞标志物，又具有 NK 细胞功能特点的特殊亚型，称为自然杀伤性 T 细胞（NKT 细胞）。NKT 细胞通过特定的受体识别抗原而被激活，活化的 NKT 细胞通过分泌 IL－4 和 IFN－γ 等细胞因子调节 Th 细胞的分化，也可以激活 NK 细胞，介导免疫应答和免疫调控，其在自身免疫性疾病、抗感染性疾病及肿瘤免疫中发挥重要作用。

四、树突状细胞检测

树突状细胞（Dendritic cells，DCs）是机体功能最强的专职抗原提呈细胞，其细胞膜向外伸展形成许多树状突起，因而得名。按来源，树突状细胞可分为髓样树突状细胞（mDCs）和浆样树突状细胞（pDCs）。髓样树突状细胞主要由造血干细胞和单核细胞分化而来，特征性标志物是 CD11c；浆样树突状细胞与淋巴细胞来源于同一前体细胞，特征性标志物是 CD123。根据组织分布特点，树突状细胞也可以分为分布于淋巴结及黏膜淋巴组织生发中心的滤泡树突状细胞（Follicular dendritic cells，FDCs）、分布于次级淋巴组织和胸腺髓质中的并指状细胞（Interdigitating cells，IDC）、位于胸腺皮质/髓质交界处和髓质部分的胸腺树突状细胞（Thymic dendritic cells）、位于皮肤表皮基底层和棘细胞之间的朗格汉斯细胞（Langerhans cells，LCs）、广泛分布于多种实质器官间质毛细血管附近的间质性树突状细胞和外周血中的循环树突状细胞。常选择的染色方案：$Lineage^{-}$、$HLA-DR^{+}$、CD11c 和 CD123，Lineage 通常包括 T 细胞、B 细胞、NK 细胞的标志及单核细胞、粒细胞的标志。

五、单核细胞检测

单核细胞在骨髓中发育，尚未成熟便进入外周血，可以分化形成巨噬细胞和树突状细胞，也是抗原提呈细胞。其分化分期和抗原表达特点见表 10－7。当检测外周血中单核细胞时，可以选用 CD14 来标记；当区别单核细胞和巨噬细胞时，可以选择 CD16 和 CD163 来标记。小鼠巨噬细胞常用标志物为 F4/80 和 CD11b。

表 10－7 单核细胞分化分期和抗原表达特点

抗原	原始单核细胞	幼被单核细胞	单核细胞	巨噬细胞
MPO	－			
CD34	＋			
CD13	＋	＋	＋	＋
CD33	＋	＋	high	high
HLA－DR	＋	＋	＋	＋
CD4	＋	＋	＋	＋
CD15		＋	＋	＋
CD11b		＋	high	high
CD36		＋	＋	＋
CD64		＋	＋	＋
CD14		＋	high	high
CD16				＋
CD163				＋

注：＋，阳性；－，阴性；high，高表达。

六、粒细胞检测

粒细胞可按其在瑞氏染色下的表现分为中性粒细胞、嗜酸性粒细胞和嗜碱性粒细胞三类。绝大部分的粒细胞是中性粒细胞，嗜酸性粒细胞的表面标志物有 Siglec8，嗜碱性粒细胞的表面标志物有 CD123。粒细胞分化分期和抗原表达特点见表 10－8。成熟粒细胞与成熟单核细胞的主要抗原分子区别见表 10－9。

表 10－8 粒细胞分化分期和抗原表达特点

抗原	原粒细胞	早幼粒细胞	中幼粒细胞	晚幼粒细胞	分叶细胞
CD34	high				
HLA－DR	high				
CD117	＋	＋/－			
CD13	＋	＋	low	＋	high
CD33	low	＋	＋	＋	＋
MPO	－	＋	＋	＋	＋
CD65		＋	＋	＋	＋
CD15		＋/－	＋	＋	＋
CD11b			＋/－	＋	high

续表10－8

抗原	原粒细胞	早幼粒细胞	中幼粒细胞	晚幼粒细胞	分叶细胞
CD16				+	high
CD35				low	+
CD10					+

注：+，阳性；－，阴性；high，高表达；low，低表达。

表 10－9　成熟粒细胞与成熟单核细胞的主要抗原分子区别

	CD14	HLA－DR	CD33	CD64	CD45	SSC
成熟粒细胞	－	－	+	+	+	high
成熟单核细胞	+	+	high	high	high	+

注：+，阳性；－，阴性；high，高表达。

七、红细胞检测

红细胞起源于骨髓造血干细胞，在骨髓中，造血干细胞经历早幼红细胞、中幼红细胞、晚幼红细胞，分化发育至网织红细胞，成熟后释放到外周血中。红细胞分化分期和抗原表达特点见表 10－10。网织红细胞是介于晚幼红细胞和成熟红细胞之间的过渡细胞，胞内含有少量 RNA。哺乳动物成熟红细胞丢失 DNA，为无核红细胞。流式实验常用核酸染料吖啶橙（AO）标记有核红细胞和网织红细胞，用于区分成熟红细胞。

表 10－10　红细胞分化分期和抗原表达特点

抗原	原始红细胞	早幼红细胞	中幼红细胞	晚幼红细胞
CD117	+	+		
Hb		－/+	+	+
CD235a	low	int	high	high
CD36	high	high	high	high

注：+，阳性；－，阴性；high，高表达；int，中表达；low，低表达。

八、血小板检测

血小板是由骨髓中巨核细胞产生的。从巨核细胞脱落下来的小块胞质形成的血小板，对机体的止血功能极为重要。健康人静止血小板直径在 1.0～4.0μm 波动。疾病状态下，血小板体积的变化非常大。当血管损伤后，血小板迅速活化，黏附于创伤处，聚集成团并促进血凝。流式实验常用于分析血小板膜表面糖蛋白，糖蛋白按分布部位不同，可分为质膜糖蛋白（GP）和颗粒膜糖蛋白。质膜糖蛋白主要存在于静止血小板细胞膜表面，包括 GPⅠb/Ⅸ/Ⅴ复合物（CD42b/CD42a/CD42d）、GPⅠa/Ⅱa 复合物（CD49b/CD29）和 GPⅡb/Ⅲa 复合物（CD41/CD61）等。颗粒膜糖蛋白主要存在于血小板胞质内的 α 颗粒、β 颗粒和溶酶体膜，包括 α 颗粒膜蛋白（CD62P）、溶酶体完整膜糖蛋白（LIMP）和溶酶体相关膜蛋白（LAMP1 和 LAMP2），参与血小板的活化过程，促进血小板相互黏连形成聚集体。CD62P 又称 P－选择素，在未活化的血小板上，CD62P 分子仅表达于颗粒膜上；活化后，CD62P 分子在质膜呈高表达。

（一）实验材料

枸橼酸钠抗凝人外周血 1mL、血小板标记抗体 CD41a 和 CD62P、PBS 缓冲液等。

（二）实验方法

（1）取枸橼酸钠抗凝人外周血 1mL，不能使用 EDTA 抗凝和肝素抗凝，会引起血小板活化。

（2）设置空白对照管和单染管，用于荧光补偿调节等。

（3）取血后将样本静置 30min，取上层血浆 1/3 以下部分，分别加入 100μL 到各管中，加入标记抗体 CD41a 和 CD62P，避光孵育 30min。

（4）加入 1mL PBS 缓冲液，洗涤，500g 离心 5min。

（5）弃上清液，加入 300μL PBS 缓冲液后上机检测。

（三）注意事项

（1）标本采集后应尽快检测，运送过程中应保持试管直立，尽量平稳，不能颠倒或者摇晃试管，防止振动引起血小板活化。

（2）如果运输时间较长，可采用采血后先固定再进行免疫标记的方法，有效抑制血小板的体外活化。吸取 100μL 外周血加入至 1mL 2～8℃预冷的 0.1%多聚甲醛中，2～8℃固定 2h 以上，可以稳定保存 4～5 天。染色前，取出固定后的样本，1200g 离心 5min，去上清液，用 PBS 缓冲液洗涤 1 次，再加入抗体孵育后检测。也可在采血时加入一定浓度的多聚甲醛溶液至抗凝剂中，后续再进行检测。

第六节　流式微球分析检测细胞因子

流式微球分析（cytometric bead array，CBA）技术是一种基于流式细胞仪检测平台的液相蛋白质捕获测量技术。CBA 技术是将不同的捕获抗体包被在带有不同荧光强度的微球上（通常是不同荧光强度的 APC，还可以同时结合 APC－Cy7 检测更多的因子）形成捕获微球，然后与待测样本溶液混合，捕获微球上的特异性抗体就与样本中的抗原或蛋白结合，此后加入荧光标记的检测抗体，在微球上就可一次同时检测多个细胞因子，形成“三明治”夹心复合物，最后通过流式细胞仪检测荧光强度的变化，就可以得到样本中细胞因子的变化情况。荧光强度与细胞因子浓度呈线性相关，将标准品倍比稀释后的流式检测结果，用软件计算出荧光强度和细胞因子浓度对应的曲线，再根据样本的荧光强度，计算出样本中的细胞因子浓度（附图8）。

下面以CBA技术检测小鼠外周血血清中的炎症因子为例进行介绍。

一、材料及仪器

冻存的小鼠外周血血清样本、可以同时检测多种细胞因子的Mouse Inflammation CBA kit、稀释缓冲液Assay Diluent、流式细胞仪。

二、实验方法（参考说明书）

（1）标准曲线制作：用2mL稀释液复溶标准品，室温放置15min，然后用稀释液进行倍比稀释，共9个浓度梯度。

（2）分别取10μL 6种不同的捕获微球进行混匀，如果样本量为18，则每种微球取180μL混匀，再分装，确保分装混匀后的微球体积为50μL。注意：混合后的微球不能长时间储存。

（3）将小鼠外周血血清冰上解冻，样本浓度应在标准品浓度梯度范围内，如果预测待测样本浓度过大，需对其进行稀释。可根据样本预测浓度，选择合适的稀释比例，也可以使用多个稀释比例摸索一个最佳稀释比例。

（4）取标准品浓度梯度稀释液、血清稀释液、稀释液对照各50μL，分别加入分装后的混合微球，混匀。

（5）分别加入50μL PE标记染料的检测剂，轻吹混匀。

（6）室温避光孵育3h。

（7）加入1mL洗液洗涤，600g离心10min，去上清液。

（8）最后用100μL洗液重悬，上机检测。

（9）根据标准品的流式检测结果，用软件计算出荧光强度和细胞因子浓度对应的曲线。再根据样本的荧光强度，计算出样本中的细胞因子浓度。

三、CBA法与ELISA法比较

这两种方法检测的细胞因子都是分泌到细胞外的游离状态的物质，所以它们的样本都是细胞培养上清液或者血清。与ELISA法相比，CBA法检测细胞因子具有两大优点。

（1）通量高：ELISA法一次只能检测一种细胞因子，CBA法一次能够同时测定多种细胞因子，这是CBA法最大的优势。

（2）CBA法采用荧光技术，所以灵敏度明显高于ELISA法。

但CBA法在定量检测方面不如ELISA法准确，如果只检测一两种细胞因子，ELISA法成本更低；但是当检测的细胞因子种类在6种以上时，CBA法成本会更低，操作也更简便。

第七节 细胞周期检测

利用细胞在不同时期的DNA含量不同，PI、DAPI这类核酸染料可以与细胞DNA结合，荧光强度与结合量呈良好的线性关系，可以通过流式细胞仪检测荧光强度来确定细胞DNA含量。通常细胞在G1/G0期是二倍体，细胞的DNA含量为$2N$；G2/M期是四倍体，细胞的DNA含量是$4N$；而S期的DNA含量介于二倍体和四倍体之间，DNA含量为$2N \sim 4N$。因此，通过流式细胞仪经核酸染色法对细胞内DNA含量进行检测，可以将细胞周期各时相区分为G1/G0期、S期和G2/M期，并可通过软件（如Flowjo、Modfit）计算各时相的百分比。可用于细胞周期检测的核酸染料有DAPI、PI、Hoechst33342等。下面以用PI进行细胞周期检测为例介绍相关操作。

一、材料及仪器

（1）样本：不同处理的细胞株。

（2）试剂：培养基、胎牛血清、PBS缓冲液、PI（储存液5mg/mL，工作液50μg/mL）、RNaseA（储存液5mg/mL，工作液100μg/mL）、70%乙醇等。

（3）仪器：离心机、超净工作台、恒温水浴锅、显微镜、流式细胞仪、离心管。

二、实验方法

（1）细胞收集：收集细胞（细胞数量约为1×10^6个），弃上清液，并用PBS缓冲液洗涤细胞2次，洗去死细胞及碎片。贴壁细胞用胰蛋白酶消化后，用PBS缓冲液洗涤1次。300～400g离心5min，并用100μL PBS缓冲液重悬。

（2）细胞固定：将细胞慢慢加入预冷的5mL 70%乙醇中，边加边振动，防止细胞成团，4℃固定4h或过夜。

（3）细胞染色：500g离心10min，收集细胞，以5mL PBS缓冲液清洗细胞1次，500g离心10min，细胞计数，调整细胞浓度为$1\times10^5 \sim 5\times10^5$个（同一批次的各管细胞浓度尽量一致，否则染色不一致），加入300μL PBS缓冲液（含50μg/mL PI、100μg/mL RNaseA），37℃避光孵育30min。

（4）流式检测分析：用40～70μm滤网过滤细胞液即可上机检测。上机前应做好流式细胞仪质量控制监测，PI检测通道*CV*值越小越好，不得高于5%。调节细胞浓度，低速获取细胞，以每秒200～300个为宜；用流式细胞仪以标准程序检测，一般收集20000～30000个细胞，有效细胞数在10000个以上，用分析软件分析结果。样本检测完成后，应立即用次氯酸钠溶液冲洗仪器，防止PI粘附。

三、结果分析

结果分析见附图 9。

四、注意事项

（1）对照组细胞状态应非常良好。

（2）对照组和实验组细胞数量不能差异太大，差异太大会造成染色强度不一致。培养上清液不需要收集。

（3）乙醇浓度不宜过高，终浓度为 70%乙醇固定效果较好。

（4）固定时间不低于 4h，长期保存可存于−20℃冰箱。

（5）RNaseA 浓度：终浓度 20μg/mL，37℃孵育效果较好。

（6）PI 染液浓度：终浓度 20～50μg/mL。

（7）上机前务必用 40～70μm 筛网过滤样本，防止堵塞进样管。

增殖指数（proliferous index，PI）＝（S+G2/M）/（G0/G1+S+G2/M）×100%，S 期和 G2/M 期的细胞内 DNA 含量都多于二倍体量，表明细胞已经进入下一轮分裂的进程，处于这两个时期的细胞比例越大，说明细胞增殖越活跃，可以根据增殖指数判定细胞增殖的活跃程度。G0/G1 峰的 *CV* 值应低于 10%，*CV* 值越小越好。检测前用质量控制微球校准仪器，低速获取 DNA 样本对于结果十分关键。

除了用 PI 检测细胞周期，还可以用 DAPI 检测细胞周期。DAPI 检测细胞周期的方法和 PI 法类似，由于 DAPI 不和 RNA 结合，因此不需要加入 RNaseA。染色液为含 1～5μg/mL DAPI、0.1%Triton−100 的 PBS 缓冲液，染色时间 10～20min，细胞固定方法和 PI 法一致。DAPI 可用于一些经过药物处理后带有红色荧光的细胞，如经柔红霉素处理的细胞，以及成团严重的细胞，这类细胞不适用 PI 法。

第八节　细胞凋亡检测

细胞凋亡是一种受到基因调节的程序性死亡，是机体主动、高度有序清除无用细胞的过程，涉及一系列基因的激活、表达及调控等。细胞在凋亡早期、中期、晚期呈现不同的形态特征，可以根据不同的特征采用不同的方法检测细胞的凋亡。细胞凋亡过程中有 4 个具有明显特征的事件：①凋亡早期，细胞膜形态发生改变，细胞膜表面的磷脂酰丝氨酸（Phosphatidylserine，PS）外翻；②凋亡开始后细胞内部发生一系列的级联反应，线粒体膜电位下降；③胱天蛋白酶 3（Caspase−3）活化，表明早期凋亡已经开始；④到达凋亡晚期 DNA 发生断裂，可用 Tunel 法检测。

一、Annexin－Ⅴ双染法

Annexin－Ⅴ双染法是一种比较简便，快速检测细胞凋亡的方法。细胞凋亡早期改变发生在细胞膜，其中一个改变就是PS从细胞膜内转移到细胞膜外。PS是一种带负电荷的磷脂，正常情况下处于细胞膜内侧。在细胞发生凋亡时，细胞膜上的磷脂分布不对称性被破坏，PS可从细胞膜的内侧翻转到细胞膜的表面。Annexin－Ⅴ是一种Ca^{2+}依赖的磷脂结合蛋白，对PS有高度亲和性，因此Annexin－Ⅴ可作为灵敏的探针检测暴露在细胞表面的PS，从而指示细胞的凋亡情况。由于死细胞膜的通透性增高，Annexin－Ⅴ也会进入细胞内与PS结合，呈现假阳性。因此，Annexin－Ⅴ双染法会增加一种核酸染料如PI、7－AAD、DAPI，用来指示死细胞。细胞处于凋亡早期，细胞膜完整，核酸染料无法进入细胞内，核酸染料为阴性，而Annexin－Ⅴ为阳性；细胞已经坏死或者处于凋亡晚期，细胞膜的通透性增加，核酸染料可以进入细胞内染色，核酸染料和Annexin－Ⅴ均为阳性，由此可以区分早期凋亡细胞和死细胞。

（一）实验方法

（1）按照细胞培养方法收集单细胞悬液，用无Ca^{2+}、Mg^{2+}的PBS缓冲液洗涤1～2次。

（2）Annexin－Ⅴ染色：将洗涤后的细胞用适量凋亡试剂盒中的1×Binding buffer重悬（细胞浓度控制在$1\times10^6\sim2\times10^6$/mL，Binding buffer提前用蒸馏水稀释成1倍浓度）。将细胞分成空白对照管、单染Annexin－Ⅴ管、单染PI管、对照组Annexin－Ⅴ和PI双染管、实验组Annexin－Ⅴ和PI双染管，每管100μL；除空白对照管和单染PI管外其余管均加入Annexin－Ⅴ 2μL，室温避光孵育15min。

（3）PI染色：除空白对照管外其余各管加入PI染液2μL，室温避光孵育5min，各管补加200μL Binding buffer，混匀后1h内上流式细胞仪检测。

（4）样本检测，数据收集：设置好检测电压及阈值，单染调节好荧光补偿。最后上样对照组、实验组，每管收集20000个细胞进行数据分析。

（二）结果分析

用Flowjo软件或者Diva软件分析FCS文件（附图10）。

（三）注意事项

（1）对于细胞凋亡检测的贴壁细胞，需将上清液的细胞一起收集。

（2）对于贴壁细胞，消化时间和程度较为关键，消化时间过长，会影响细胞活性；时间过短，细胞无法脱落，会造成机械损伤较多。

（3）有的试剂盒说明书上标注贴壁细胞消化使用的胰蛋白酶要不含EDTA，但对一些难以消化细胞，可以使用含EDTA的胰蛋白酶，可以在消化完细胞后将细胞洗涤2次，以减少EDTA对Ca^{2+}的影响。

（4）经药物处理的细胞首次用于实验时一定要做一管空白对照管，避免细胞摄取带荧光的药物后会产生自发荧光。

（5）细胞带有绿色荧光就不能选择 Annexin－Ⅴ－FITC 标记，可以选择 Annexin－Ⅴ－APC 标记；若经药物处理后的细胞带荧光，应根据实际情况选择合适的荧光标记。

（6）PI 染色时间过长有可能造成细胞检测的凋亡率偏高，建议首先进行 Annexin－Ⅴ染色，最短可在上机前 5min 再加入 PI 染色。

（7）如果因为各种原因不能在 1h 内检测，建议先用 PBS 缓冲液重悬细胞，待可以保证在 1h 内检测时再加入 Binding buffer 进行后面的操作。

二、线粒体膜电位检测

线粒体膜电位是指线粒体内膜两侧质子分布不均一而形成的电化学梯度。细胞早期凋亡的一个标志性事件为线粒体膜电位的下降。JC-1 为亲脂阳离子荧光染料，可用于线粒体膜电位的检测，其原理是：当线粒体膜电位较高时，JC-1 在线粒体的基质中聚集，形成聚合物，这类聚合物最大激发波长为 585nm，最大发射波长为 590nm，可用流式细胞仪 PE 通道检测；当线粒体膜电位较低时，JC-1 无法在线粒体的基质中聚集，而是以单体形式存在，这类物质最大激发波长为 510nm，最大发射波长为 520nm，可用流式细胞仪 FITC 通道检测。当线粒体膜电位降低时，JC-1 由黄色荧光转变为绿色荧光，因此可以通过 JC-1 荧光颜色的转变指示线粒体膜电位的变化情况，从而指示细胞的早期凋亡情况。

（一）实验方法

参考说明书。

（二）结果分析

结果分析见附图 11，细胞经过药物处理后实验组与对照组相比，早期凋亡细胞明显增多。当线粒体膜电位较高时，发出黄色荧光，为 PE 和 FITC 双阳性；当线粒体膜电位较低时，发出绿色荧光，为 FITC 单阳性，P3 门里的细胞为凋亡早期细胞。

（三）注意事项

（1）JC-1 储存液应避免反复冻融，小管分装，避光保存；工作液现配现用。

（2）制备 JC-1 染色液时需要充分涡旋混匀，如有少量沉淀出现，可通过离心去除。

（3）染色前需将 JC-1 染色液和染色缓冲液 37℃避光预热，染色全程需要 37℃避光进行；脱色清洗和离心时建议常温，不要低温。

（4）线粒体膜电位的检测属于电化学方法，pH 的改变会影响细胞膜电位的改变，所以在应用时需保持染液 pH 前后一致。

（5）细胞悬液应充分洗涤去除蛋白，残留的蛋白将与部分 JC-1 结合降低 JC-1 的浓度，引起假去极化。

(6) 待样本制备完成后，尽量在 30min 内完成上机检测，在上机前需 4℃避光保存。为确保分析精确，上机检测时应低速进样，以每秒不大于 400 个为宜。

第九节　细胞增殖检测

细胞增殖是生物体的重要生命特征，是生物体生长、发育、繁殖和遗传的基础。许多个体发育异常或疾病的发生都与自身细胞增殖改变相关。目前，流式细胞增殖检测主要包括 CFSE 检测法、EdU 掺入法、BrdU 掺入法和 Ki67 标记法。

一、CFSE 检测法

CFSE 为一种活体染料，可渗透入细胞，在细胞内被非特异性酯酶去除乙酸基后形成的具有绿色荧光的羧基荧光素琥珀酰亚胺酯，能够与细胞内的多肽和蛋白质发生非特异性的、不可逆的、稳定的共价结合。随着细胞的增殖，细胞中的 CFSE 含量减少。当细胞分裂时，CFSE 标志物平均地分配到两个子代细胞中，荧光强度减为原来的一半，各连续传代细胞以荧光强度的一半递减为特征，当利用流式细胞仪分析时会呈现明显的分裂峰且可以追踪动态分裂过程。CFSE 不仅可以用于标记细胞，还可以用来标记活体动物。

二、EdU 掺入法

EdU 是一种胸腺嘧啶核苷类似物，其化学结构特点是乙炔基取代了脱氧胸腺嘧啶环上与 5 位 C 原子相连的甲基。在 S 期，EdU 可作为底物掺入正在复制的 DNA 中，利用其与染料的共轭反应，增殖的细胞被标记上荧光，可通过流式细胞仪检测。与 BrdU 掺入法相比，EdU 掺入法操作更加简单，无需 DNA 变性（酸解、热解、酶解等），可有效避免变性带来的样本损伤，可以同时检测细胞其他性状特征。

（一）实验方法

参考说明书。

（二）试剂配制

EdU 掺入法中 1×APOLLO 染色液配制方法见表 10－11。

表 10－11　1×APOLLO 染色液配制方法（现用现配）

	试剂名称	储存液浓度	稀释倍数	工作液浓度	每毫升染液试剂体积
A	Tris－HCl	2mol/L	20×	100mmol/L	50μL
B	$CuSO_4$	100mmol/L	100×	1mmol/L	10μL

续表10－11

	试剂名称	储存液浓度	稀释倍数	工作液浓度	每毫升染液试剂体积
C	维生素 C	1mol/L	20×	50mmol/L	50μL
D	Azide 488/555/647	10mmol/L	1000×	10μmol/L	1μL
E	ddH_2O				889μL

（三）结果分析

结果分析见附图 12。

（四）注意事项

（1）EdU 孵育时间取决于细胞周期，一般为细胞周期的 1/10～1/5，大多数细胞系可采用 2h 的孵育时间。

（2）高浓度 EdU 可诱导细胞凋亡，影响细胞的连续增殖。

第十节　细胞外囊泡检测

细胞外囊泡（Extracellular vesicles，EVs）是指从细胞膜上脱落或者由细胞分泌的双层膜结构的囊泡状小体，直径在 40～1000nm。细胞外囊泡主要由微囊泡（Microvesicles，MVs）[也叫微粒（Microparticles，MPs)]、外泌体（Exosomes，Exs）和凋亡小体组成。

微囊泡（微粒）是细胞激活、损伤或凋亡后从细胞膜脱落的小囊泡，直径为 200～1000nm。外泌体由细胞内的多泡小体与细胞膜融合后以外分泌的形式释放到细胞外，直径为 40～200nm。凋亡小体由凋亡细胞产生，直径为 500～2000nm。

细胞外囊泡广泛存在于细胞培养上清液及各种体液中，如血液、汗液、唾液、尿液等。细胞外囊泡携带有细胞来源的多种蛋白质、DNA、mRNA、miRNA 等，具有促进凝血、促进血管生成及调节内皮功能等作用，可能与多种疾病的发生和发展相关，如心血管疾病、糖尿病、免疫性疾病和肿瘤等。准确评估细胞外囊泡的来源及数量的变化，有助于疾病诊断及治疗监测。

流式细胞仪检测细胞外囊泡时，为了界定一定范围内的颗粒大小，通常会选择不同大小的标准微球来校正和设门。对于 1.0μm 以下的小颗粒，FSC 已无法准确反映颗粒的大小，SSC 的大小能更准确地反映颗粒的大小，FSC 和 SSC 选择对数信号。对于 200nm 以下的颗粒，选择的仪器最好有 405nm 激光的 SSC 检测器，检测结果更准确。由于标准微球折射光系数比细胞外囊泡高，尽量选择与细胞外囊泡折射光系数较为接近的微球，同时加入一些特异性的抗体标记来设门。

由于细胞受刺激或发生凋亡，微囊泡从细胞表面脱落，其表面有 PS 暴露，通常利用 Annexin－Ⅴ标记 PS。同时，不同细胞来源的微囊泡表面还具有与来源细胞相同的表面膜蛋白、组织因子、信号分子及黏附分子等，可以作为识别微囊泡来源及功能的标志物（表 10－12）。

表 10－12　不同细胞来源微囊泡表面特异性标志物

细胞来源	标志物
红细胞	CD235a
血小板	CD41、CD41a、CD42
白细胞	CD45
内皮细胞	CD31、CD105、CD144
活化的内皮细胞	CD54、CD106
粒细胞	CD66b
B 细胞	CD19、CD20
单核细胞	CD11b、CD14
T 细胞	CD3
辅助性 T 细胞	CD4
杀伤性 T 细胞	CD8

一、血浆中不同来源微囊泡检测方法

（1）实验材料：Annexin－Ⅴ，10×Binding buffer，血小板抗体 CD41a、红细胞抗体 CD235a（预先 10000g 离心 10min），0.1μm 滤膜过滤的鞘液及 PBS 缓冲液，蒸馏水，0.22μm、0.45μm、0.88μm、1.34μm 标准微球（Spherotech）等。

（2）标本收集：空腹静脉采集血液样本 2mL，枸橼酸钠抗凝，颠倒混匀。

（3）仪器准备：质量控制监测通过后，上样一管过滤后的 PBS 缓冲液并用过滤后的鞘液高速运行 30min 以上。

（4）微囊泡大小范围的确定：FSC 和 SSC 选择对数信号，FSC 和 SSC 阈值调整为 500，100μL PBS 缓冲液加入 1 滴 1.34μm 标准微球，混匀后上机检测，收集微球 1000 个。依次在检测后的管子内加入 0.88μm、0.45μm、0.22μm 的标准微球，分别上机检测，收集的微球均为 1000 个。以 0.22μm 和 1.34μm 标准微球所在位置设门，可以确定微粒所在的范围。

（5）样本标记及检测：取混匀后的全血 10μL，PBS 缓冲液 80μL，10×Binding buffer 10μL，充分混匀后加入 Annexin－Ⅴ，室温避光孵育 10min，加入抗体，充分混匀后室温避光孵育 20min，补充 1×Binding buffer 至 300μL。上机检测，低速收集。

二、结果分析

结果分析见附图13。

第十一节　细胞分选

一、沉降法

沉降法是利用不同比重的细胞在溶液中沉降速度不同将细胞静置实现分离，可以分为自然沉降法和加速沉降法。自然沉降法简单，无需特殊设备，可去除大多数红细胞，但是没有特异性，分离效率低，个体差异大，费时。加速沉降法可以加入羟乙基淀粉(HES)、明胶等，增加细胞的沉降速度。虽然该方法速度较快、回收率高，但是也没有特异性，加速剂可能对细胞有影响。临床上处理大量样本的时候可以考虑采用沉降法，一般科研实验中较少采用。

二、密度梯度离心法

密度梯度离心法可使用Ficoll分离液和Percoll分离液，在前文样本处理中已详细介绍。

三、磁珠分选

磁珠分选是利用结合有磁珠的抗体标记样本细胞，表达有相应抗原的细胞就会结合带有磁珠的抗体，然后让细胞缓慢经过处于磁场中的铁柱，带有磁珠的细胞因为磁性而留在铁柱上，没有与磁珠结合的细胞流出，从而达到分离纯化细胞的目的。

通常磁珠分选分为阳性分选、阴性分选及联合分选。阳性分选是将目的细胞标记上磁珠，放入磁场后，加入洗脱液将非目的细胞洗脱下来，目的细胞留在柱子内，去除磁场后将柱子内的目的细胞洗脱下来；阴性分选是将非目的细胞标记上磁珠，先用洗脱液将目的细胞洗脱下来，留在柱子内的细胞为非目的细胞。通常情况下，阳性分选的纯度高于阴性分选。联合分选是阴性分选和阳性分选结合，通常是先用阴性分选去除非目的细胞，目的细胞在流出的洗脱液里，再进行阳性分选。联合分选操作复杂，分选时间较长，对细胞活力影响较大，通常较少使用。

四、流式分选

流式分选原理前文已经描述，通过分离含有单目的细胞的液滴而实现细胞的分选。下面介绍流式分选前的准备和影响流式分选的因素。

（一）单细胞悬液制备要求

（1）保证尽量多的单细胞。粘连细胞会大大降低回收的效率，严重时会阻塞仪器，因此在样品制备时需注意尽量避免粘连细胞的产生，并在上机前用 70μm 滤网过滤。

（2）准备足量的细胞。正式分选前会做一次预实验，用以确定目的细胞含量，计算需准备的细胞量、分选时间等。准备细胞的时候还要计算分选中细胞的损失，有些细胞粘连或在长时间分选过程中死亡等成为无效细胞。因此，分选前需准备足量细胞以保证回收到足量的细胞。

（二）影响分选的因素

1. 分选速度

分选速度、分选纯度和细胞得率是分选过程中相互影响的三个因素。分选速度越快，分选纯度和分选得率越低，但是分选速度越慢，分选时间越长，细胞活力越低。分选时应综合考虑分选速度、分选时间、分选纯度和细胞得率，根据实验目的选择合适的分选速度。

2. 细胞浓度

细胞浓度不宜过高，否则容易引起堵管；而细胞浓度过低会导致分选时间延长，一般细胞浓度在 1×10^7～2×10^7 个。视细胞大小，浓度可以适当调整。

3. 目的细胞含量

如果目的细胞含量太低，可以使用磁珠分选提高细胞含量后再进行流式分选，减少分选时间。

4. 喷嘴的选择

原则上，细胞直径最好小于喷嘴直径的 1/5，至少应小于 1/3。细胞的形态也会影响喷嘴的选择，对形态不规则的细胞应选择较大的喷嘴，既可以减少对细胞的损伤，还可以防止喷嘴堵塞。流式分选喷嘴有 70μm、85μm、100μm 几种。100μm 喷嘴对大部分细胞都适用，淋巴细胞分选优选 70μm 喷嘴。

5. 分选门的设定

分选时选择散点图设门更准确，不建议选择直方图设门。分选时加入死细胞染料，保证分选细胞的活力。

6. 分选模式的设置

（1）富集模式（Enrich mode）：富集模式分选的细胞纯度偏低，但是可有效提高目的细胞的回收率，含有目的细胞的液滴均会被分选。富集模式的目的是不丢失任何一个目的细胞。这一模式适于收集稀有细胞，或目的细胞含量较低、对纯度要求不严格的样本。

（2）纯度模式（Purity mode）：纯度模式是分选出特定的目的细胞，要求排除任何含有非目的细胞的液滴。纯度模式是流式分选最常用的模式，得到的样本纯度较高，但是回收率低于富集模式，适合于大多数样本。

（3）单个细胞模式（Single cell mode）：单个细胞模式是只收集含一个目的细胞的液滴，排除任何含 2 个细胞及以上的液滴。单个细胞模式还要求目的细胞必须在液滴中央，如此才能被收集，在液滴边缘的细胞则被丢弃。这种分选模式回收率低、分选速度慢，适用于单个细胞的实验，如单克隆分选、单细胞 PCR 等实验。

7. 分选回测评估

分选时，预先收集分选下来的细胞，重新上样检测，评估纯度、细胞活力等。发现问题可以及时调整各项参数，以避免浪费样本及时间。

流式分选常见问题及解决办法见表 10－13。

表 10－13　流式分选常见问题及解决办法

常见问题	解决办法
细胞纯度偏低	（1）检查设门是否准确； （2）检查分选模式选择是否合适； （3）检查分选速度是否过高； （4）检查重新调节液滴延迟
细胞活力低	（1）若样本本身细胞活力不高，可改进细胞消化流程； （2）更换更大的喷嘴； （3）稀释样本，调低进样速度； （4）接收管中加入含血清的缓冲液； （5）调整液滴偏转角度，使液滴在接收管液面上； （6）低温分选，或接收管处加冰袋
细胞得率低	（1）若分选速度过快，调低分选速度； （2）若细胞粘连严重，可降低细胞浓度，加入含 EDTA 的缓冲液
细胞污染	（1）重新冲洗管道，延长冲洗时间； （2）鞘液准备过程确保无菌； （3）消毒分选接收舱

五、细胞分选方法的选择

密度梯度离心法是根据细胞大小和密度进行分离，可用于细胞的初步分离。表 10－14 是流式分选和磁珠分选的比较。

表 10－14　流式分选与磁珠分选比较

比较	流式分选	磁珠分选
分选速度	10000～30000/s，对大量细胞（10^8 个以上）的分选需要时间较长	适合大量细胞分选，分选时间较短
分选纯度	较高	较高
多参数分选	可以	较复杂，一般为单参数分选
细胞活性	较好	较好
可同时分选的细胞种类	2～6 种	1 种
细胞内抗原分选	可以	不可以
仪器要求	较高	较低
适用范围	多参数分选，分选不同表达强度的细胞，在 2～3h 内能完成的分选	单参数分选，大量细胞分选

第十一章
动物实验技术

第一节　实验动物的抓取、固定与标记

一、实验动物的抓取与固定方法

实验动物的抓取和固定是动物实验的一项基本技术，其目的是让实验动物在保持安静的状态下，顺利地配合完成各项实验。不同实验动物的抓取和固定方式不尽相同，同种动物因不同的实验目的、实验方法，抓取和固定的方式也有所区别。不同实验人员因操作习惯不同，抓取手法也会有差异。

（一）小鼠的抓取与固定

1. 抓取

用拇指和示指抓住小鼠尾巴中间至根部的区域，将其提起或捧起（图 11−1）。此方式适用于小鼠转笼、称重等简易操作时的抓取。

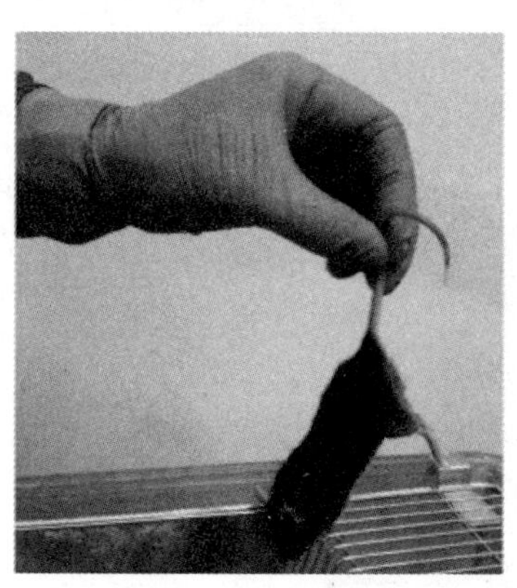

图 11−1　小鼠的抓取

2. 固定

（1）徒手固定：将小鼠放在饲养笼盒铁架上，让其前肢有抓取的着力点。一只手捏住其尾巴中间至根部的区域，轻拉小鼠尾巴，使其身体伸直，另一只手的拇指和示指捏住小鼠耳后颈背部中央皮肤，中指自然弯曲固定其背部皮肤，根据手的大小和老鼠体型，无名指和小指压住小鼠尾巴根部，完成固定（图 11－2）。此方法适用于灌喂、皮下注射、腹腔注射等操作。

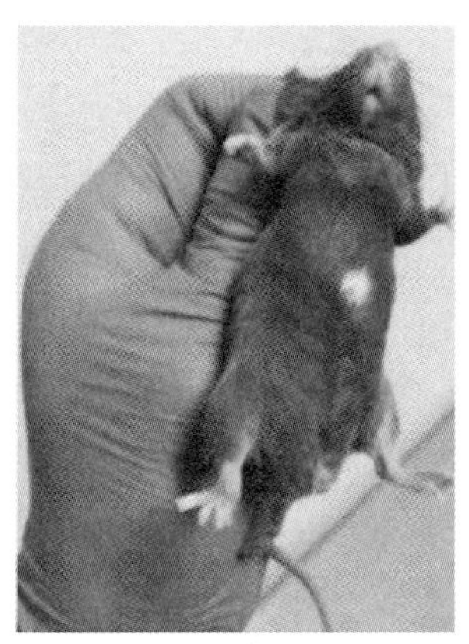
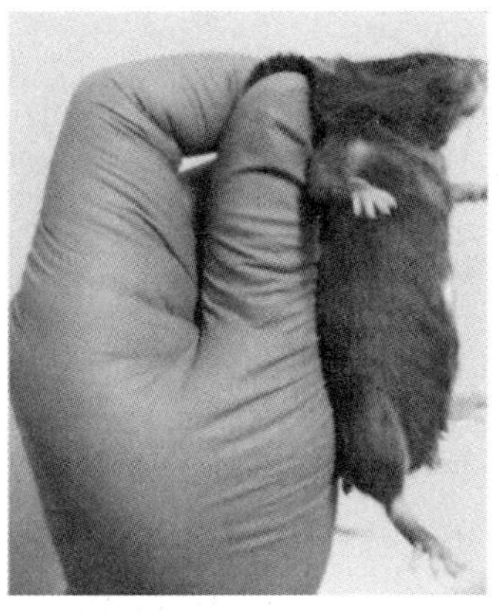

图 11－2　小鼠的徒手固定

（2）工具固定：根据不同的实验需求，采取不同的固定方式，如需对小鼠进行尾静脉注射或采血，可使用固定器对其进行固定。如需要对小鼠进行手术操作，可使用手术解剖板对其进行固定（图 11－3）。根据不同的实验需求，小鼠固定的体位也不尽相同。

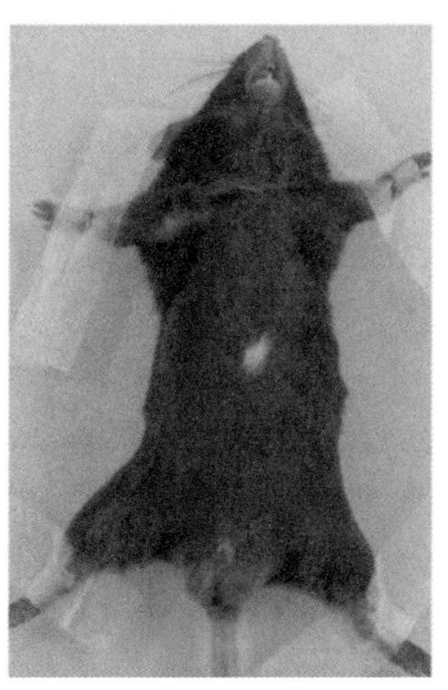

图 11－3　小鼠的工具固定

（二）大鼠的抓取与固定

1. 普通抓取

大鼠的抓取方式同小鼠一样，但对体重较大的大鼠尤其需要注意提尾巴的时候尽量靠近尾巴根部（图 11−4）。大鼠尾巴皮肤较脆，操作不当容易导致尾巴皮肤断裂，进而导致断裂处以下尾巴干枯脱落。

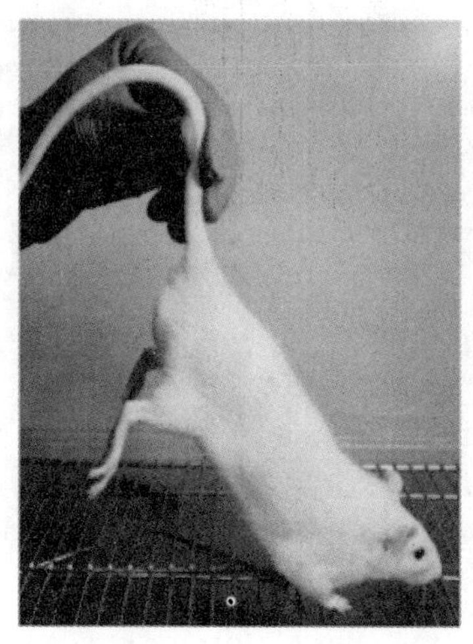

图 11−4　大鼠的抓取

2. 固定

（1）徒手固定：将大鼠放在饲养笼盒铁架上，便于其前爪抓握。一只手抓住其尾巴根部稍稍用力，绷直其身体，另一只手手掌自然张开，虎口压在大鼠肩部，拇指和示指顺势弯曲尽量多地扣住其肩背部皮肤，其余三指自然弯曲拽紧其背部皮肤，完成固定（图 11−5）。

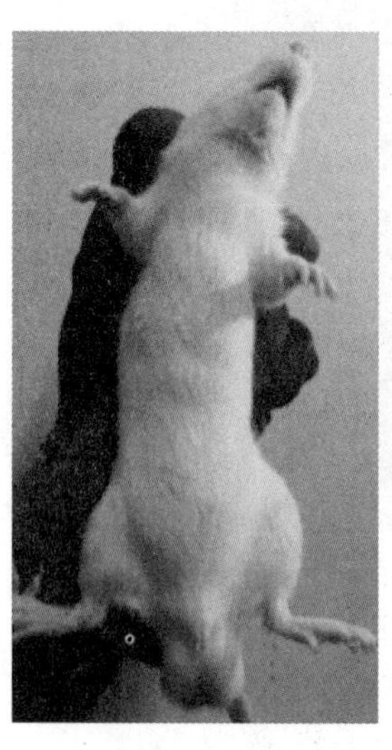
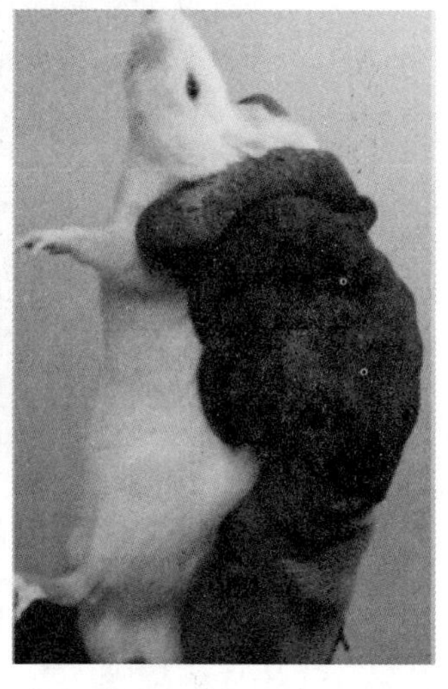

图 11−5　大鼠的徒手固定

对于体重较大的大鼠（＞600g），应佩戴防护手套，将大鼠放在饲养笼盒铁架上，便于其前爪抓握。一只手抓住其尾巴根部稍稍用力，绷直其身体，另一只手手掌自然张开，虎口压在大鼠肩部，拇指和示指从其肩背部中央开始穿过腋下到胸部，捏住，也可用拇指和示指顶在其颈部防止其低头攻击操作人员。此抓取方法需注意用力适当，用力太小大鼠容易挣脱，用力过大容易压迫大鼠心脏导致其窒息，甚至造成心肺损伤、口鼻出血，严重者可致死。大鼠性情温和，但操作不当容易被激怒，且其挣扎力度较强，务必佩戴防护手套。

（2）工具固定：大鼠的工具固定方式也同小鼠一样，根据不同的实验需求，采取不同的固定方式。如需做尾静脉注射或采血，可使用固定器对大鼠进行固定；如需要对大鼠进行手术操作，可使用手术解剖板对大鼠进行固定（图 11－6）。根据不同的实验需求，大鼠固定的体位也不尽相同。

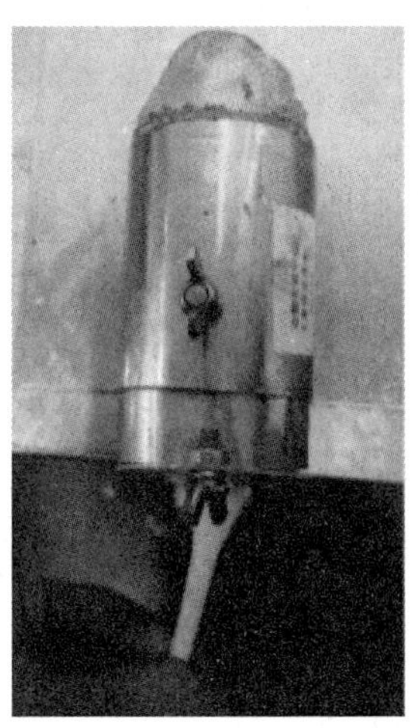
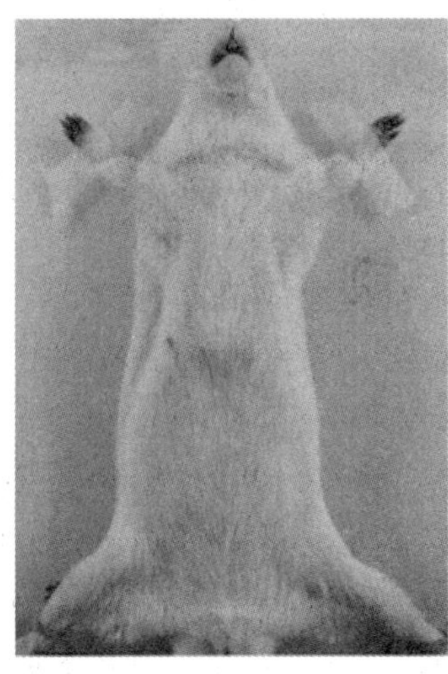

图 11－6　大鼠的工具固定

（三）豚鼠的抓取与固定

豚鼠的抓取方法大体上与体重较大的大鼠相同，只是豚鼠胆小易受惊吓，因此抓取时应稳、准、迅速。一只手自然张开，虎口下压，迅速抓住豚鼠背部肩胛上方、耳后颈部皮肤，用力下压固定后，以拇指和示指环握其颈部，另一只手托住其臀部即可。

（四）家兔的抓取与固定

对家兔一般用一只手抓住其肩胛部毛皮并提起，另一只手托住其臀部，将手环起，托住其腹部，主要原则是使家兔身体大部分重量集中在操作人员托住的手上。不能直接用手提双耳，否则可能损伤家兔耳部血管，导致其耳缘静脉给药困难。也不可只抓住家兔腰部倒提，否则可能损伤家兔双肾。仅抓住背部皮肤而不托住，则可能导致家兔背部皮下出血。

家兔的固定根据实验目的不同，可分为盒式固定和固定台式固定两种。当需要做家兔耳血管注射或家兔耳采血时，可使用盒式固定；而需要进行手术操作时，可用固定台式固定。固定台式固定是将家兔固定在专用兔固定台上，用粗棉绳捆绑其四肢并拉直，同时用粗棉绳挂在家兔的切齿后并将所有粗棉绳都绑在专用兔固定台四周的固定栓上，完成固定。

（五）犬的抓取与固定

实验用犬通常是比格犬，其性格较温顺，抓取时一般不会攻击人。为了安全起见，可先让饲养员用粗棉绳绑住犬嘴。犬的固定根据实验目的不同，可分为固定架式固定和台式固定两种。采用固定架式固定时，先将犬放在专用固定架上，合拢固定架上方，并将固定栓旋紧，让犬的四肢从固定架下方的棉布兜的四个孔中伸出。然后用粗棉绳将犬四肢捆绑住，按照家兔的固定台式固定方式将其固定在固定架上即可。采用台式固定时，可在固定架固定好并将犬麻醉后，采用家兔四肢固定法相同的方式进行固定。也可在犬笼中使用肌内注射的方式将犬麻醉后，按照家兔的固定台式固定方式进行固定。

（六）猴的抓取与固定

实验用猴虽然经过人工繁育和一定的驯养和训练，但仍有较强野性和强烈的攻击性，抓取时应以自身安全为第一要素。在没有特殊装备和防护情况下不建议直接抓取。在猴笼中如需进行实验操作，可将猴笼两侧拉杆前拉，缩小其活动空间，再由有经验的实验人员拉出其手臂或腿等实验操作区域进行操作。

如实验需要将猴从笼中取出，先将猴笼两侧拉杆前拉至能卡住猴，致使其不能自由活动的程度，小心拽出其一只手臂并抓牢后，开启笼门，小心抓取其另外一只手臂后迅速将前面伸出笼子的手臂拽出并将其双手呈押挟方式抓取，防止其偏头咬人（图 11-7）。在猴清醒状态下，要进行较长时间的操作时，固定猴一般是使用固定架，称“猴限制椅”或“猴固定架”。目前可以获得的商业猴固定架样式很多，可以根据实验操作目的进行订购。总的来说，固定架固定的部位主要是颈部和髋部。最好是先在笼中对猴进行麻醉后再进行固定操作。手术操作时，固定方式和家兔、犬相同。

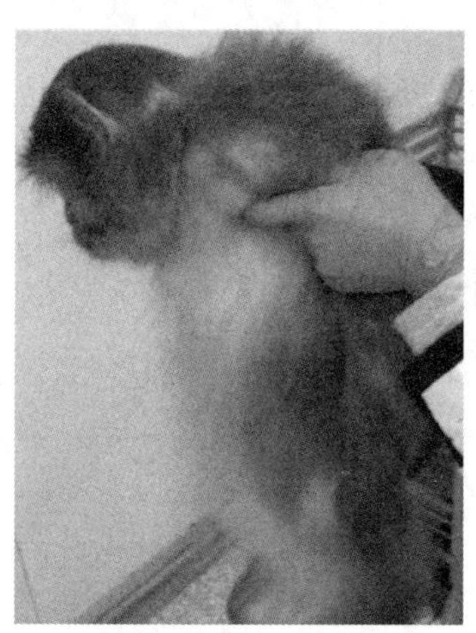

图 11-7　猴的抓取方式

二、实验动物的标记

实验动物分组以后，为区分和观察记录每个个体的基本情况，需要对动物进行标记。标记的方法很多，良好的标记方法应满足标号清晰、易辨认、持久，操作简便，适用的总体要求。标记不应对实验动物的生理和实验结果产生影响。

（一）体表染色法

这种标记方法在动物实验中最常使用，也最简便，将带有明显颜色区分的染色剂涂抹在实验动物体表即可。常用的染色剂：①红色，0.5%中性品红溶液；②黄色，3%～5%苦味酸溶液；③棕褐色，2%硝酸银溶液。

操作方法：用棉签蘸取上述溶液，在动物体表显眼位置上涂抹标记。标记的一般原则是从左到右，从上到下，但实验时操作人员亦可根据自身习惯或标记规则进行统一标记，并将标记规则记录在实验记录本上，以便其他操作人员了解。

此方法一般适用于短期实验的白色动物，时间长了染料容易退色；对于如 C57 等黑色或其他深色毛发小鼠不适合；对于出生不久的动物也不适合，因母畜容易咬死实验动物或把染料舔掉。

（二）打孔标记法

打孔标记法是用耳号钳在耳朵无明显大血管的位置打圆孔或用剪刀在耳边缘剪三角形缺口，根据耳朵缺口的部位和数量进行标记。同样的，标记规则可根据操作人员自身习惯或规律执行。此方法处理后应对打孔部位进行伤口护理，防止感染溃烂导致标记区域变化，从而无法识别。

（三）断趾标记法

新生仔鼠可根据前肢 4 趾、后肢 5 趾的切断位置来标记。断趾时，应断其第 1 段趾骨，只断指尖可能会因伤口痊愈而无法辨别。此方法适用于大小鼠，且仅适用于出生 14 天内的仔鼠，成年鼠禁止使用。

（四）耳牌标记法

耳牌标记法是用商品化专用耳号钳进行标记，根据固定耳牌进行记录，可用于大小鼠、犬、猪、牛、羊等动物。标记时应选择外耳郭上无血管的部位，用碘伏消毒后，用专用耳号钳穿夹到耳上。

（五）挂牌法

挂牌法是将编好号码的金属标牌固定于犬、猫、羊、猴的脖子上，禽类固定于翅膀或腿上。金属应选择不生锈、刺激小的材质。此方法需根据动物体型定期调整标牌大小，否则可能导致动物不适甚至受伤。

（六）烙印法

烙印法是用刺青专用针在动物耳朵或其他毛发稀疏部位刺编号，刺青部位应预先用碘伏或医用乙醇进行消毒。该方法适用于羊、家兔、猴等实验动物。

（七）剪毛法

剪毛法是用剃刀在动物体侧或背部剃出标记号。此方法标记清晰，易于辨识，但仅适用于大、中型动物，如羊、牛、犬、家兔等的短期实验观察。

（八）电子芯片法

电子芯片法是在动物颈背部皮下植入预先编好号码的微型记录芯片，再用特殊数据读取装置进行识别，可随时记录动物位置、生理状态等信息。

第二节　实验动物的常规给药途径与方法

在动物实验中，为了观察药物对动物机体功能、代谢及形态的影响，常需要将药物给到动物体内。实验过程中应根据实验动物种类、实验目的、药物类型等选择合适的给药途径与方法。若是临床前的药物实验，给药途径与方法一般应与人的保持一致。

常用的实验动物给药途径与方法有注射给药（静脉、皮下、皮内、肌内、腹腔、血管、椎管、关节腔、脑膜下、脑内、心内等）、胃肠给药（口服、灌胃、直肠）、涂抹给药、吸入式给药及其他给药（如舌下含服）。

一、注射给药

（一）静脉注射

静脉注射是将药液直接注射于动物的静脉内，这种给药方式的优点在于能使药物随着血液循环迅速分布全身，快速发挥作用，生物利用度可达到100%。但其排泄快，药物作用时间较短。

静脉注射前，通常要先将动物固定，并暴露出常用注射部位。用75%乙醇棉球擦拭消毒，用按压或机械刺激等方式使血管舒张，注射时针头应与血管走向保持一致。穿刺进针后如见注射针头有回血，则表示针头已进入静脉，这时可按给药剂量进行注射。当对小动物如大小鼠进行静脉注射时，速度不能过快，以免对心肺造成不良影响。

大小鼠的静脉注射通常采用尾静脉注射。其两侧尾静脉比较清晰、易辨认，同时容易固定，故常被采用。如需多次注射，尽量从尾的末端开始。大鼠血管穿刺成功后可轻轻回抽注射器活塞，若有回血出现即可判定是在静脉内，可推注药物。小鼠的尾静脉穿刺因血管纤细，回抽可能导致血管局部塌陷，不会有回血，因此不建议回抽注射器，可直接尝试轻轻推注，通过判断尾静脉是否有肿胀或白色皮丘出现及推注是否顺畅等来判断是否在静脉内。还可通过在尝试推注过程中观察尾静脉血管的颜色变化来判断是否穿刺成功。

豚鼠通常采用耳缘静脉、前肢皮下静脉、后肢小隐静脉注射。家兔耳部血管分布清晰，容易固定，故多采用耳缘静脉注射。注射时，先将动物用固定器固定，用医用乙醇消毒注射部位，一只手示指和中指夹住耳缘静脉的近端，可较好地辅助固定动物注射部位，同时起类似压脉带的作用。当血管依旧不明显时，可使用无菌棉签蘸医用乙醇后反复擦拭耳缘，促使血管充盈。另一只手持注射器，尽量从静脉的远端平行刺入血管，当穿刺时有明显落空感或见针头尾部有回血时，固定耳缘的手的拇指上移，压住针头以辅助固定注射姿势，同时松开近端的示指和中指，将药液缓慢注入即可。

犬的静脉注射多采用前肢内侧皮下头静脉或后肢外侧小隐静脉。猴的静脉注射多采用后肢背侧小隐静脉。用宠物电推将注射部位毛发剃除后，在静脉的近端用压脉带扎紧，或用手捏紧，使血管充盈，医用乙醇或碘伏消毒后，从静脉的远端将注射针头以约30°刺入血管，如穿刺成功，可见注射针后部有回血或稍稍回抽注射器活塞可见回血。当有回血出现时，可将针头放平，以与血管走向一致的角度向血管继续刺入到合适深度，松开压脉带，将药液缓缓注入。

（二）腹腔注射

将药物注入腹腔内，药物经肠腹壁丰富的毛细血管吸收进入血液循环，吸收速度较快，生物利用度可达到80%左右。大小鼠的注射部位位于腹中线与腹股沟上缘末端连线的十字交接点两侧。注射时，用常规方法抓取与固定大小鼠，用医用乙醇棉球擦拭消毒其腹部，使其呈头下脚上的姿势，以便腹腔内肠道等器官因重力作用推挤于上腹部，使下腹部有较大空间。注射器针头切口朝上，以15°～30°进针，穿破腹壁肌肉后针尖放平继续进针，以免伤到腹腔内肠道等器官，进针完成后再行药物注射，注射速度一般无特殊要求。若实验动物为家兔，进针部位为下腹部的腹白线旁1cm处。将针头刺入皮下，再使针头与皮肤呈30°穿过腹肌刺入腹腔，沿皮下向前推进约0.5cm，刺入腹腔时有落空感，回抽无肠液、尿液后，缓缓推入药液。

（三）皮下注射

皮下注射是将药物注入皮下结缔组织，药物经毛细血管、淋巴管吸收进入血液循环，吸收速度较慢，生物利用度为40%～45%。注射时用左手拇指及示指轻轻捏起皮肤，右手持注射器将针头刺入皮下，可摇摆针头检测刺入部位，若针头较易摆动且摆动幅度较大则证明针头已在皮下，可进行药物注射；若针头刺入较多又无法摆动或摆动幅度较小，则可能已刺入肌肉层；而若针头一摆动就脱落出来，则很可能是穿刺时进入深度不够或刺入皮内。大小鼠、豚鼠可取颈后肩胛间、腹部或大腿内侧行皮下注射；家兔可取背部或耳根部行皮下注射；犬、猫常在肩胛部、背侧或大腿外侧行皮下注射。

（四）皮内注射

皮内注射常用于观察皮肤血管的通透性变化或皮内反应。操作方法：固定动物，用宠物电推将动物注射部位的毛发剃去，碘伏或医用乙醇擦拭消毒后用手指按住并绷紧动物皮肤，在两指之间，用细针头紧贴皮肤表层刺入皮内，然后将针头向上稍稍挑起再稍刺入，即可注射药物，注射时感觉阻力很大，皮肤表面鼓起一白色小皮丘。

（五）肌内注射

肌内注射是将药物注入肌肉组织，药物经毛细血管吸收进入血液循环，吸收速度较快，生物利用度约为60%。肌内注射应选择肌肉厚实、无大血管的部位，一般多选臀部、肩部或大腿外侧。用碘伏或医用乙醇擦拭消毒注射部位后，将注射针头垂直刺入肌肉，回抽注射器活塞，若无回血，即可进行注射，注射时速度应缓慢匀速，可同时适当按摩注射部位周围肌肉组织。大小鼠、豚鼠常选在大腿外侧或耳部进行肌内注射，但注射时应注意避开坐骨神经；家兔可在颈椎、大腿外侧或腰椎旁侧进行肌内注射；猫、犬等大动物常在臀部进行肌内注射。

（六）脑内注射

脑内注射常用于与微生物有关的动物实验。将病原体或疑为被病原体污染的药物注入实验动物脑内，然后观察动物的各种变化。啮齿类动物给药时，由正中额部刺入脑内。给豚鼠、家兔、犬等进行脑内注射时，注射速度一定要慢，避免颅压急骤升高。

二、胃肠给药

胃肠给药较为方便，但因需要经过消化道吸收才能达到一定的血药浓度，故起效较慢，生物利用度为25%～30%，常用自动口服给药和灌胃给药两种途径。

（一）自动口服给药

自动口服给药一般是将药物混在饲料中投喂或直接以原料方式在饲料生产中加入，或溶解于饮水中，让动物饮水或进食时主动摄入。这种给药方法的优点在于操作简便，但缺点是药物可能会影响饲料或饮水的适口性，导致摄入减少或不摄入，因此无法保证每只动物的准确摄入剂量。一般适用于某些预防性动物疾病或建立与食物有关的人类疾病动物模型。

（二）灌胃给药

灌胃给药是借助器械直接将药物灌入动物胃部，其优点在于能按剂量给药，但长期反复的操作会对动物食管造成损伤，操作不当可能导致动物死亡。啮齿类动物灌胃时，应将动物固定成垂直体位，将连接灌胃针的注射器从动物嘴角插入口中，沿上颚位置慢慢往下插入食管。若感到进针阻力较大，可适当旋转针头，轻轻调整进针角度。若动物挣扎剧烈，则应立即停止进针或将针拔出，以免损伤动物咽喉部或误入气管。犬、家兔、猴、猪等动物灌胃时，先将动物固定，再将胃管沿咽后壁插入食管，可通过将胃管插入装有水的容器中察看是否有气泡从胃管中排出来判断是否误入气管，如确在食管内即可将药物灌入。当胃内存在内容物时，会影响给药体积及药物吸收情况，所以一般灌胃给药前应适当禁食，在动物空腹时给药，吸收效果更好。

常用实验动物给药方式、推荐量及最大量见表 11－1。

表 11－1　常用实验动物给药方式、推荐量及最大量

动物品种	给药方式							
	灌胃		腹腔注射		静脉注射		肌内注射	
	最大量	推荐量	最大量	推荐量	最大量	推荐量	最大量	推荐量
小鼠	50mL/kg	0.2mL/20g	80mL/kg	0.4mL/20g	25mL/kg	0.1mL/20g	0.1mL/kg（每个注射点位）	0.05mL/kg（每个注射点位）
大鼠	40mL/kg	2mL/200g	20mL/kg	2mL/200g	20mL/kg	1mL/200g	0.2mL/kg（每个注射点位）	0.1mL/kg（每个注射点位）
家兔	15mL/kg	10mL/kg	20mL/kg	5mL/kg	10mL/kg	2mL/kg	0.5mL/kg	0.25mL/kg
犬	15mL/kg	5mL/kg	20mL/kg	1mL/kg	5mL/kg	2.5mL/kg	0.5mL/kg	0.25mL/kg
猕猴	15mL/kg	5mL/kg	—	—	—	2mL/kg	0.5mL/kg	0.25mL/kg
迷你猪	15mL/kg	10mL/kg	20mL/kg	1mL/kg	5mL/kg	2.5mL/kg	0.5mL/kg	0.25mL/kg

常规实验动物及人给药剂量换算关系见表 11－2。

表 11－2　常规实验动物及人给药剂量换算关系

种属	小鼠（20g）	大鼠（200g）	豚鼠（400g）	家兔（1.5kg）	猴（4kg）	犬（12kg）	人（70kg）
小鼠（20g）	1	7	12.25	27.8	64.1	124.2	387.9
大鼠（200g）	0.14	1	1.74	3.9	9.2	17.8	56
豚鼠（400g）	0.08	0.57	1	2.25	5.2	10.2	31.5
家兔（1.5kg）	0.04	0.26	0.44	1	2.4	4.5	14.2
猴（4kg）	0.016	0.11	0.19	0.42	1	1.9	6.1
犬（12kg）	0.008	0.06	0.1	0.22	0.53	1	3.1
人（70kg）	0.0026	0.018	0.032	0.07	0.16	0.32	1

第三节　实验动物的血液样本采集

实验研究中，经常要采集实验动物的血液进行常规检验、细胞学实验或生物化学分析，兔血和羊血是制备血琼脂平板的必需成分，豚鼠血清则是补体的主要来源，而且动物免疫后，要从动物体内获得特异性抗体，也需要对动物进行采血。为了防止血清中脂类的干扰，采血一般是在清晨空腹时进行。采血的部位和方法主要取决于动物种类、实验目的、检验项目、采血量等因素。

按照采血部位的不同，采血可以分为眼部采血、耳部采血、心脏采血、大血管采血、尾部采血等。按照采血手段的不同，采血可以分为鼠尾刺血、剪尾采血、尾静脉采血、眼底静脉丛采血、心脏采血、颈动/静脉采血、腹主动脉/下腔静脉采血、股动/静脉采血、耳缘剪口采血、耳缘静脉采血、后肢外侧小隐静脉采血、前肢内侧及下静脉采血等。

一、颈动/静脉采血或股动/静脉采血

当需要采集大量血液时，可选择颈动/静脉采血或股动/静脉采血的方式。

（一）大小鼠的颈动/静脉采血或股动/静脉采血

大小鼠的颈动/静脉采血或股动/静脉采血的步骤如下：对动物进行常规麻醉操作后，将动物仰卧位固定，切开其颈部或下肢皮肤并分离皮下结缔组织，行动/静脉分离手术，使动/静脉充分暴露，用注射器沿大血管平行方向刺入，抽取所需血量。也可对颈动/静脉分离后，行血管置管，然后将采血导管从皮下穿至大小鼠后颈部后支处并缝合固定。采血导管用肝素钠溶液填充并用牙签或大头针封闭。此方法可让采血导管长期留存，便于随时采血，采血量可控。但前期制备过程过于烦琐，同时制备过程中有动物伤口感染风险，对某些实验存在潜在影响。另外，动物间可能会相互啃咬颈部导管，需单只饲养。

（二）家兔的颈动/静脉采血

家兔的颈动/静脉采血是将动物麻醉后取仰卧位固定，颈部备皮消毒，切开颈部皮肤和肌肉，暴露出颈静脉，手持注射器向家兔头部平行穿刺血管，抽取血液，采集完成后按压止血即可。采集动脉血时，采用以上同样的前期准备方式，切开皮肤，可钝性分离肌肉，准确定位并暴露颈动脉，以同样方式用注射器穿刺并抽取血液即可。需注意的是动脉血管穿刺后，需较长时间强力按压。

（三）犬、猫的颈静脉采血

犬、猫的颈静脉采血是将动物侧卧位固定，充分暴露颈部，剃毛后用碘伏或医用乙醇消毒，用手指按压颈静脉入胸腔的皮肤，使颈静脉充盈，手持注射器沿动物头部平行刺入血管，抽取所需血量。

（四）犬、猫的股动脉采血

犬、猫的股动脉采血是将动物卧位固定，拉直后肢，暴露出腹股沟，在此处动脉搏

动的部位进行去毛、消毒处理，找到股动脉的具体位置后，手持注射器刺入血管，抽取所需血量。

（五）猴的股动脉采血

猴的股动脉采血是将猴常规麻醉后取仰卧位固定，大腿内侧至腹股沟区域剃毛并用碘伏或医用乙醇消毒，按压定位股动脉搏动明显处，手持注射器将针头以 30°刺入采血部位的动脉，当针头刺入，轻轻回抽注射器，形成负压以寻找血管，找到后抽取所需血量，拔出针头后用棉球充分按压穿刺部位止血。

二、大小鼠的尾部采血

（一）尾部刺血法

大小鼠用血量很少时，可采用尾部刺血的方法采血。该方法常见于血糖检测等。固定好动物后，用医用乙醇擦拭消毒大小鼠尾部，用注射器针头或采血针对大小鼠尾尖进行穿刺后，从尾根部向尾尖挤压直至出血成血滴，然后用移液器枪尖或其他器具（如血糖试纸）进行血液收集。

（二）剪尾采血法

需血量较少时常用剪尾采血法，如进行红细胞/白细胞计数、血红蛋白测定、血涂片制作等。用固定器固定动物后露出其尾部，用医用乙醇擦拭消毒尾部后，用剪刀将尾尖剪去 1～2mm，从尾根部向尾尖轻轻撸动，血即从切口流出。也可使用刀片割破尾动脉或尾静脉，让血液自行流出。

（三）尾静脉采血法

用固定器将大鼠固定后露出其尾部，用医用乙醇擦拭消毒尾部后，用手适当来回按摩尾部，让尾部血管充盈。手持 22G 或 24G 留置针，在大鼠尾尖向上 5cm（约全尾 1/3 位置）处平行刺入尾静脉，见留置针芯和塑料连接处有回血时拔出针芯。待血液自行流出后用采血管接住即可。此方法简便易行，根据大鼠体重和状态可采集 1～3mL 甚至更多血液，可长期反复取血，且对动物伤害小。笔者认为，尾静脉采血法是在不杀死大鼠的情况下最符合动物伦理的大鼠采血方法。在尾部穿刺过程中应先从靠近鼠尾末端开始，之后再逐渐向近端穿刺取血。

三、大小鼠的眼部采血

（一）眼底静脉丛采血法

当需要较大采血量且需多次反复采血时，可采用眼眶采血的方式。在采血前，用乙醚或异氟烷将动物浅麻醉后，左手拇指和示指轻轻压迫动物的颈部两侧，让动物的眼球轻微突出，从而使眼眶后静脉丛充血。右手持毛细玻璃采血管或注射器以大约45°从内眼角与眼球之间向眼底方向刺入，并向下旋转，小鼠刺入2～3mm，大鼠刺入4～5mm，当感到有阻力时即停止进针，若穿刺适当，血液能自然流入毛细玻璃采血管或注射器中。采血结束后，松开左手，缓慢抽出毛细玻璃采血管或注射器，用消毒纱布压迫眼球止血。

（二）摘眼球采血法

摘眼球采血法是将大小鼠麻醉后，用左手固定动物，压迫眼球，尽量使眼球突出，再用镊子或剪刀将动物眼球拽出并摘除，然后迅速将动物倒置，眼眶内血液很快流出，用采血管接住即可。此方法采血量较大，可收集动物体内大部分血量，一般用于动物处死时的取血。但该方法较为残忍，且为了避免动物剧烈挣扎，必须先对动物进行麻醉。

四、心脏采血

（一）鼠的心脏采血

鼠的心脏采血是将鼠麻醉后取仰卧位固定于手术解剖板上，对采血部位进行去毛、乙醇消毒处理。在鼠左侧第3～4肋间，用左手示指触摸心搏处，右手持带有4号或5号针头的注射器在心搏最强处进行穿刺，回抽针栓能抽出血液后则固定针头，缓慢抽吸。大小鼠的心脏搏动较快，心腔较小，位置较难固定，因此活体时较少采用心脏采血的方法，该方法常用于动物处死时直接从心脏取血。

（二）家兔、犬、猫的心脏采血

家兔、犬、猫的心脏采血是将动物常规麻醉后取仰卧位固定，在左侧胸部心脏部位进行去毛、碘伏或乙醇消毒处理，用左手触摸动物左侧第3～4肋间，选择心搏最明显处刺入。当针头刺入心脏时，心搏会使血液自然流入注射器中。采血时应避免在胸腔内左右摆动或上下拨动针头，以免对心、肺造成不必要的损伤。

五、（家兔）耳缘静脉采血

该法为家兔常用的采血法，可反复采血。先用兔固定器将家兔进行固定，选择耳缘静脉清晰部位，用医用乙醇局部擦拭消毒，用一手示指和中指夹住家兔耳缘静脉的近端，以较好地辅助固定家兔注射部位，同时起类似压脉带的作用。当血管依旧不明显时，可使用无菌棉签蘸医用乙醇后反复擦拭耳缘，促使血管充盈。另一手持注射器，尽量从静脉的远端平行刺入血管，当穿刺时有明显落空感或见针头尾部有回血时，固定耳缘的手的拇指上移，压住针头以辅助固定，取血完毕后用棉球压迫止血。

六、（犬）后肢外侧小隐静脉采血和前肢内侧皮下静脉采血

该法是将犬采用侧卧固定或固定在专用固定架上，充分暴露采血所需肢体，用电推将抽血部位的毛剃去，医用乙醇或碘伏擦拭消毒。用压脉带捆绑或用左手握紧备皮区上部，使下肢静脉充盈，右手持采血针以 30°刺入并保持与血管走向一致的角度，松开压脉带或左手放松后放在采血针远心端辅助固定动物后肢，抽取所需血量后，棉球压迫止血。

七、（猴）后肢小隐静脉采血

将猴笼两侧拉杆向前拉动，缩小猴活动范围至其无法挣扎反抗，小心拽出其后肢，用电推将小腿背部毛发剃尽，左手抓住采血侧后肢的近端，使后肢小隐静脉扩张，医用乙醇或碘伏擦拭消毒，右手持注射器或采血针，针尖切口朝上，以 30°斜刺入血管，待针头尾部有回血时将针放平，沿静脉平行方向向心端刺入血管，即可进行采血。采血方法与注射方法相同。取血完毕后用无菌干棉球压迫止血即可。

第四节　常见人类疾病动物模型的建立方法

一、常见肿瘤动物模型的建立方法

肿瘤动物模型按照产生原因，可分为自发性肿瘤动物模型、诱发性肿瘤动物模型、移植性肿瘤动物模型和转基因肿瘤动物模型。自发性肿瘤动物模型是动物未经任何有意识的人工处置，在自然状态下产生肿瘤的动物模型。近交系动物的自发性肿瘤发生率明显高于封闭群动物，如 AKR 小鼠淋巴细胞白血病发生率可高达 90%、C3H 小鼠乳腺癌发生率高达 97%。诱发性肿瘤动物模型是使用致癌因素诱发动物发生肿瘤的动物模型，是肿瘤学实验研究的常用模型。下面主要介绍诱发性肿瘤动物模型的建立方法。

（一）肺癌

小鼠每次以 56mg/kg 体重剂量皮下注射 1%二乙基亚硝胺水溶液，每周 1 次，100 天后取材。此模型诱发率约 40%。若持续半年，诱发率可达 90%以上。

（二）鼻咽癌

大鼠麻醉后，将二甲基胆蒽结晶（DMC）置于锥形塑料管中，将塑料管尖端从大鼠前鼻孔插入并长期留置于鼻咽腔。半年后取材。发病率可达 60%以上。

（三）食管癌

将甲基苄基亚硝胺（MBNA）配制成0.05%～0.2%的水溶液，大鼠每天1次以1mg/kg剂量灌胃，11个月后食管癌诱发率可达53%。

（四）胃癌

小鼠每天用40%甲基苄基亚硝胺水溶液以1mg/kg体重剂量灌胃1次，7～8个月后胃鳞状细胞癌的诱发率可达85%～100%。

（五）大肠癌

（1）4mg/mL二甲基苄肼溶液，加入EDTA 27mg，pH调至6.5，备用。将该溶液以21mg/kg体重剂量经皮下注射给4周龄雄性Wistar大鼠，每周1次，连续给药21次，停药后1～4周处死动物。

（2）18周龄的Wistar大鼠，经肛门插入灌胃针注射用33%乙醇配制成的0.67%甲基硝基亚硝基胍溶液，每次0.3mL，每3天注射1次，连续给药25次，大肠癌诱发率为93%。

（六）肝癌

（1）Wistar大鼠每周1次用0.25%二乙基亚硝胺水溶液按10mg/kg体重剂量灌胃，剩余6天自由饮用0.025%二乙基亚硝胺水溶液。5～6个月后肝癌诱发率可达80%以上。

（2）在大鼠饲料中加入黄曲霉素，浓度为0.011～0.015mg/kg，喂养6个月，肝癌诱发率可达80%。

二、常见系统疾病动物模型的建立方法

（一）消化系统疾病动物模型

1. 肝、胆、胰疾病动物模型

（1）肝纤维化动物模型。

①免疫性肝纤维化动物模型：雄性Wistar大鼠腹腔内注射猪血清0.5mL，每3天1次，共8次。

②化学损伤性肝纤维化动物模型：雄性Wistar大鼠，第一次以20mg/100g体重剂量腹腔内注射硫代乙酰胺，从第2次起以12mg/100g体重剂量腹腔内注射硫代乙酰胺，每3天1次，共16次。

③四氯化碳肝硬化动物模型：Wistar或SD大鼠以0.3mL/100g体重剂量皮下注射40%～50%四氯化碳食用油，每3天1次。从第2周开始，每2天以1mL 20%～30%乙醇灌胃1次，共10周。

（2）胆管囊肿动物模型。

①胆总管远端结扎术动物模型：出生 14 天内绵羊或山羊，戊巴比妥钠（1.5～4.0mg/kg 体重）腹腔内注射麻醉后固定，备皮消毒后行剖腹手术，暴露肝门部，在胆总管与近端小肠段连接点的上方距幽门 4～5cm 处，用丝线将胆总管全周缝扎，造成胆总管完全梗阻。

②胆总管置管胆囊结扎术动物模型：出生 14 天内绵羊或山羊，戊巴比妥钠（1.5～4.0mg/kg 体重）腹腔内注射麻醉后固定，备皮消毒后行剖腹手术，暴露肝门部，用丝线于近肝总管处全周结扎胆囊管，再将胆总管前壁纵行切开，在胆总管内置入一硅胶管，内径 0.1cm、长约 3cm。在硅胶管两端约 0.5cm 处，分别用丝线全周结扎肝总管和胆总管，使置入的硅胶管固定在胆总管内，造成胆总管不全性梗阻。

（3）急性胰腺炎动物模型。目前制备急性胰腺炎动物模型的方法很多，有食物诱导法（喂养维生素 B 缺乏的 5%乙硫氨酸）、十二指肠闭袢法、手术胆汁反流法、胆总管结扎法等，由于不能控制胰腺的病变程度，均不适合评价药物的最大治疗效应。下面介绍几种稳定、可靠，能控制胰腺病变依次加重的急性胰腺炎系列动物模型建立方法。

①牛胆酸钠诱导大鼠急性胰腺炎模型：体重 180～260g Wistar 大鼠，用生理盐水将牛胆酸钠配制成 1.0%、2.0%、3.5%溶液，备用。大鼠实验前禁食不禁水 12h，3%戊巴比妥钠（40mg/kg 体重）腹腔内注射麻醉后固定，腹部备皮消毒后，在剑突下 4～5cm 处沿腹中线切开 3～4cm 切口，暴露肝，用一次性无菌棉签将肝轻轻顶起，在术野左上角（大鼠右上腹部）用止血钳圆幅侧轻轻掏出大鼠十二指肠，从左向右摊开，暴露胰腺，准确定位胰管，用 22G 或 24G 留置针沿十二指肠穿刺进入并插入胰管开口，在胰管近端靠近肝部位用血管夹将胰管夹闭，通过注射泵向内逆行注入牛胆酸钠溶液（0.1mL/100g 体重，6mL/h）。当见到胰管周围胰腺组织出现水肿和出血现象时，即可判断为建模成功。维持压力 3～5min 后，即可退出留置针，按压止血后将十二指肠放回腹腔内，逐层缝合关腹。

②左旋精氨酸诱导大鼠急性胰腺炎模型：体重 200～250g 健康大鼠，禁食不禁水 8h 后，按照 300mg/100g 体重剂量腹腔注射纯水配制的 20%左旋精氨酸溶液，1h 后再次注射。笔者查阅各种文献报道发现，左旋精氨酸的有效给药剂量从 250mg/100g 体重到 500mg/100g 体重都有报道，而文献报道当给予 1 次或 2 次低剂量精氨酸时，胰腺可出现轻度组织学恶化，包括间质水肿、炎症细胞浸润和腺泡细胞脱粒。另外，在单次注射高剂量精氨酸 3 天后观察到胰腺大规模坏死和腺泡结构破坏。此外，还有中剂量分多次注射，造成急性重症坏死性胰腺炎的报道。因此，简单调整注射精氨酸的浓度可很容易地控制胰腺炎的严重程度。

③雨蛙素（Caerulein）诱导小鼠急性胰腺炎模型：健康 BALB/c 小鼠或 C57b/6 小鼠，禁食不禁水 8h 后，以 50μg/kg 体重剂量腹腔注射雨蛙素溶液，1h 后再次注射，连续注射 8 次即可。雨蛙素还可以 5g/kg 体重剂量通过尾静脉注射给药，同样可以造成急性胰腺炎。

2. 胃肠疾病动物模型

（1）消化性溃疡动物模型。

①应激性溃疡动物模型：大鼠禁食不禁水 24h 后用异氟烷麻醉，然后快速将其固定于特制固定板上，以头上尾下姿势垂直浸入 24℃恒温水浴锅中，水深至剑突，24h 后取出行安乐死。打开大鼠腹腔，暴露胃，用丝线结扎胃幽门，用 22G 留置针经食管穿刺向胃内注入 1%中性甲醛溶液 8mL，拔除留置针，继续用丝线将贲门结扎，将整个胃取出浸入 10%中性甲醛溶液，30min 后沿胃大弯剖开，测量每个溃疡长径，计算得出的全胃溃疡长径之和为溃疡指数。

②利血平性小鼠溃疡模型：小鼠禁食不禁水 12h 后以 5mg/kg 体重剂量皮下注射利血平，继续禁食 18h，然后行安乐死，取材。

③结扎幽门法诱发溃疡动物模型：大鼠或小鼠麻醉后，于无菌条件下在剑突下沿腹中线切长约 3cm 切口，暴露胃幽门和十二指肠的连接处，避开血管，用丝线将幽门完全结扎，术后绝对禁水。

（2）溃疡性结肠炎动物模型。

①大鼠乙酸溃疡性结肠炎模型：雄性 SD 大鼠，体重 300～350g，禁食不禁水 16h 后用 3%戊巴比妥钠（40mg/kg 体重）腹腔注射麻醉。将塑料导管经肛门插入结肠内约 8cm，注入 2mL 8%乙酸，20s 后注入 5mL 生理盐水冲洗。

②葡聚糖硫酸钠（DSS）诱发小鼠急慢性溃疡性结肠炎模型：雄性 BALB/c 小鼠，饮用含 5%葡聚糖硫酸钠饮用水 8～9 天。建立慢性溃疡性结肠炎模型时可先使小鼠饮用含 5%葡聚糖硫酸钠饮用水 7 天，再饮用正常饮用水 10 天，经历 3～5 个循环。

（二）呼吸系统疾病动物模型

1. 慢性支气管炎动物模型

（1）二氧化硫吸入法：用特制吸烟气密箱，将动物放入其中，用抽气泵注入二氧化硫气体。小鼠吸入 1%二氧化硫，每天 20s，共 25 天，第 20 天出现慢性支气管炎病变；大鼠吸入 23mL/10L 空气浓度的二氧化硫，每天 30min，第 56 天出现慢性支气管炎病变。

（2）香烟吸入法：将小鼠放置于特制吸烟装置中，吸烟装置通过通气孔连接蠕动泵和点燃的香烟，开启蠕动泵吸注香烟烟雾，保持吸烟装置中烟雾浓度约为 4%，香烟吸完，自动续上，每次熏 30min，全程 20 天，前 10 天每天熏 2 次，后 10 天每天熏 1 次。

2. 肺气肿动物模型

（1）雾化吸入法：雄性 SD 大鼠，体重 180～200g，50mL 2%猪胰弹性蛋白酶或 5%木瓜蛋白酶溶液，经超声雾化后吸入，每周 1 次，共 3 次。

（2）气管内滴入法：雄性 SD 大鼠，3%戊巴比妥钠（40mg/kg 体重）腹腔注射麻醉后用固定板固定，颈部备皮消毒后钝性分离，暴露气管，用 22G 留置针穿刺并向气管内以 0.1mL/100g 体重剂量快速推注 3%猪胰弹性蛋白酶或木瓜蛋白酶溶液，注射完后，将固定板立起，使大鼠保持与水平面垂直，左右摇晃 1～2min，使酶液尽可能均匀地到达两侧肺的深部。

3. 肺动脉高压动物模型

雄性 Wistar 大鼠，以 50mg/kg 体重剂量皮下注射 2%野百合碱溶液，注射后第 12、16、24 天分批处死动物。

4. 支气管哮喘动物模型

（1）卵白蛋白激发豚鼠哮喘模型：雄性豚鼠，腹腔注射 10%卵白蛋白生理盐水 10mL，2 周后再将 10mL 10%卵白蛋白生理盐水雾化，在 20min 内让豚鼠吸入。

（2）血小板活性因子激发豚鼠哮喘模型：用含 0.25%小牛血清白蛋白的生理盐水稀释的 500μg/mL 血小板活性因子，300～350g 雄性豚鼠按 1500μg/kg 体重剂量雾化吸入，可出现哮喘发作。

5. 肺水肿动物模型

（1）氯气吸入法：在气密箱中加入 1g 重铬酸钾和 5mL 浓氯化氢，生成云雾状气体后，将小鼠放入气密箱中，可发生肺水肿。

（2）氯甲酸三氯甲酯（双光气）吸入法：将 12mg/L 双光气滴在滤纸上，滤纸干后放入气密箱内，将小鼠置于箱内 15min 即可发生肺水肿。

（3）生理盐水注射法：家兔或犬通过静脉快速输注大量生理盐水，当注入动物全血量 1～1.5 倍生理盐水时，可发生肺水肿。

6. 肺炎动物模型

Wistar 大鼠，体重 180～240g，麻醉后固定，倾斜放置于固定板。用婴儿喉镜撑开大鼠口腔，显露声门，将 18G 留置针插入气管内，注入 1×10^7CFU/mL 的肺炎克雷伯杆菌混悬液 0.1mL（含细菌量 1×10^6CFU），保持大鼠垂直体位 5min。

7. 硅沉着病动物模型

含游离 SiO_2 99%以上的 DQ－12 型石英粉，经酸化处理后，取尘粒直径在 5mm 以下的混悬液，烤干后准确称量。加生理盐水制成混悬液（50mg/mL）并灭菌，向大鼠气管内注入 1mL 混悬液。

8. 肺纤维化动物模型

（1）博来霉素所致肺纤维化动物模型：SD 大鼠，体重 200～250g，3%戊巴比妥钠（40mg/kg 体重）腹腔注射麻醉后固定，颈部备皮消毒后钝性分离，暴露气管。用 18G 留置针穿刺气管并向气管内以 5mg/kg 剂量滴入 4mg/mL 博来霉素溶液。

（2）平阳霉素所致肺纤维化动物模型：将小鼠置于含 0.25%的平阳霉素溶液雾化箱（$20cm^3$）内 15min。

（三）心血管系统疾病动物模型

1. 动脉粥样硬化动物模型

（1）给雄性 C57BL/6J 小鼠喂食含 5%胆固醇、2%胆酸钠、30%可可脂的高脂饲料，喂养 25 周后，主动脉弓和近端冠状动脉内可见脂质斑块。

（2）给SD大鼠喂食含1%～4%胆固醇、10%猪油、0.2%甲基硫氧嘧啶的高脂饲料，1个月可成模。

（3）每天给2kg左右家兔喂服胆固醇0.3g，4个月后可见动脉粥样硬化斑块。

2. 心肌缺血和心肌梗死动物模型

（1）大鼠，体重200～250g，以50mg/kg体重剂量皮下注射4%异丙基肾上腺素，每天2次。

（2）家兔，体重1.5～2.4kg，将异丙基肾上腺素加入生理盐水中，以30mg/kg体重剂量由耳缘静脉匀速滴入，或直接腹腔注射，每天2次。

（3）冠状动脉阻断法：大鼠或小鼠处死后取出心脏，行标准的Langendorff灌注，灌注心脏稳定后，结扎冠状动脉前降支起始部，可形成缺血、心肌梗死模型，结扎一定时间后松开结扎线可建立缺血-再灌注模型。

3. 高血压动物模型

（1）SD大鼠，体重200～250g，以40mg/kg体重剂量腹腔注射3%戊巴比妥钠麻醉后固定，备皮消毒，腹部正中开口行左肾切除手术。术后用去氧皮质酮醋酸盐以50mg/kg体重剂量皮下注射，每天1次，每周5天，共5周，同时用1%氯化钠溶液作为饮用水，停止给药后改为普通饮用水。

（2）SD大鼠，体重160～180g，喂食含66%果糖、12%脂肪、22%蛋白质的高果糖饲料，同时用10%蔗糖溶液作为饮用水，1个月后可成模。

4. 心包炎动物模型

家兔，体重2～2.5kg，以40mg/kg体重剂量耳缘静脉注射3%戊巴比妥钠麻醉后固定，备皮消毒，在剑突上方胸前正中线切约2cm长的纵切口，暴露胸骨左侧肋骨，即可暴露心包裸区，用止血钳提起壁层心包，向心包腔内以2mL/kg体重剂量注射20%尿素溶液，随后逐层缝合即可。

（四）泌尿系统疾病动物模型

1. 微小病变性肾病动物模型

嘌呤霉素肾病动物模型：大鼠，以1.5mg/100g体重剂量皮下注射嘌呤霉素，每天1次，连续8～12天，也可以同等剂量做1～3次腹腔注射。

2. IgA肾炎动物模型

（1）小鼠口服牛γ球蛋白，据报道其成功率为91%。

（2）小鼠口服乳白蛋白，同时以胶状碳封闭小鼠的单核-巨噬细胞系统，其成功率约为91.7%。

（3）小鼠口服牛γ球蛋白，同时口服环磷酰胺和雌二醇破坏小鼠的胃肠免疫耐受状态，其成功率接近100%。

3. 血清病性肾炎动物模型

（1）急性血清病性肾炎动物模型：家兔，以250mg/kg体重剂量一次性静脉注射牛血清白蛋白，注射后 2 周，在家兔肾小球系膜区可见免疫复合物和补体沉积、系膜细胞和内皮细胞增生、肾小球和肾间质内炎症细胞浸润。

（2）慢性血清病性肾炎动物模型：家兔，以 10～15mg/d 的剂量耳缘静脉注射牛血清白蛋白，连续 1～6 个月，可诱发肾小球毛细血管基底膜内的免疫复合物沉积、足细胞足突融合、滤过膜增厚，并出现蛋白尿。

4. 慢性肾衰竭动物模型

（1）用肾毒性药物破坏肾组织：大鼠以 2mg/100g 体重剂量静脉注射嘌呤霉素，每周 1 次，连续注射 3 次，3 周后改为每 2 周 1 次，连续注射 6～10 次。

（2）用免疫方法破坏肾组织。

①抗肾小球系膜细胞性肾炎动物模型：由于肾小球系膜细胞与胸腺细胞带有相同的抗原信息，给大鼠注射异种抗大鼠胸腺细胞抗体后 1 天即出现系膜细胞损伤和系膜基质溶解，随即出现系膜细胞增生和系膜基质增多。单次注射后大鼠肾病变常为可逆性的，反复注射后则出现显著的肾小球硬化和慢性肾衰竭。

②抗肾小球基底膜性肾炎动物模型：用灌洗过的大鼠肾匀浆反复多次免疫家兔，使其产生抗大鼠抗体（主要是抗基底膜抗体），将此高效价的家兔血清注射给正常大鼠，即能引起增殖性肾炎，病变多进行性加重，逐渐发展成慢性肾衰竭。

（五）神经系统疾病动物模型

1. 脑血管疾病动物模型

1）大鼠 4 条血管关闭全脑缺血模型（Pulsinelli 法）：Pulsinelli 法适用于脑缺血的急性和慢性实验研究。具体方法：第 1 天在麻醉状态下，在枕骨后切开皮肤，显露第 1 颈椎两侧的翼小孔，用尖端直径为 0.5mm 的电凝器插入翼小孔中，烧灼双侧椎动脉，造成永久性闭塞。第 2 天取颈部正中切口，暴露出双侧颈总动脉并结扎，即可制备出全脑缺血模型。开放双侧颈总动脉则可恢复血流。

2）脑出血动物模型。

（1）大鼠尾状核自体血注入脑出血模型：①大鼠麻醉后固定，切开左侧股部，分离暴露股动脉，用 22G 留置针行股动脉插管。②大鼠俯卧固定于立体定向仪上，调整立体定向仪，使大鼠门齿沟平面低于耳间线平面 2.4mm，前囟与后囟在同一平面上。③切开大鼠头皮正中，分离骨膜，用 30％双氧水止血，暴露前囟及冠状缝，按大鼠立体定向图谱所示尾状核中心坐标，在前囟前 0.5mm、中线旁 3mm 处，行颅骨垂直钻孔，保留硬膜完整。④从股动脉抽血 0.2mL，用微量注射器抽血 50～60μL 后固定于立体定向仪微推进器上，从颅骨表面垂直穿刺约 6mm，即达尾状核，缓慢注入 50μL 动脉血，并留针 3～5min 后退针，用骨蜡封闭骨孔。

（2）大鼠枕大池自体血注入脑出血模型：①大鼠股动脉置管；②大鼠俯卧固定于立体定向仪上；③纵向切开大鼠头颈部皮肤，分离枕大孔及环筋膜；④用可限制穿刺深度的细针穿刺枕大池，抽出脑脊液 0.1mL 左右；⑤缓慢注入自体动脉血 0.2～0.3mL；⑥用医用胶封闭穿刺孔并缝合切口；⑦保持动物头低尾高体位 20～30min。

2. 癫痫动物模型

Wistar 大鼠，体重 200～250g，以 3mmol/kg 体重剂量腹腔注射 1.5mmol/L 氯化锂，24h 后以 30mg/kg 体重剂量腹腔注射 0.1%毛果芸香碱，间隔 10min 后再注射 2 次毛果芸香碱，共 3 次。

3. 阿尔兹海默症动物模型

SD 大鼠，体重 400～450g，经戊巴比妥钠（40mg/kg 体重）麻醉后固定，头部备皮消毒后，打开颅骨，暴露术野，依次切断脑胼胝体缘、扣带回、背侧穹隆海马伞。还有一种建模方式是分离和移除一部分大脑皮质，直接暴露穹隆，直视下切断穹隆或移除一段约 1mm 穹隆。术中需要避免损伤上矢状窦并观察是否有出血现象。

（六）内分泌及代谢性疾病动物模型

1. 糖尿病动物模型

（1）四氧嘧啶诱导糖尿病大鼠模型：SD 大鼠，禁食不禁水 12h 后以 40mg/kg 体重剂量尾静脉注射 1%～3%四氧嘧啶溶液，1 周后监测大鼠血糖值，当随机血糖值≥16.7mmol/L，稳定 2 周后可视为建模成功。若以 120mg/kg 体重剂量连续注射 2 天，成模率可达 100%。

（2）链脲佐菌素诱导糖尿病大鼠模型：大剂量一次注射，将链脲佐菌素用枸橼酸钠缓冲液溶解，pH 调至 4.5，用滤菌器过滤除菌，用锡箔纸包裹避光并放置于冰盒中。体重 250～300g 大鼠，禁食不禁水 12h 后以 60mg/kg 体重剂量腹腔注射链脲佐菌素溶液，1 周后测血糖值，随机血糖值≥16.7mmol/L，稳定 5 天后即可视为建模成功。链脲佐菌素配制后需在半小时内使用完。

2. 甲状腺疾病动物模型

缺碘性甲状腺肿及甲状腺功能减退 Wistar 大鼠模型：体重 50～100g Wistar 大鼠，用含 30%小麦粉、60%玉米粉、10%红薯干粉，含碘量 0.043μg/kg 体重的饲料喂养。

（七）骨骼系统疾病动物模型

1. 家兔膝关节软骨缺损模型

家兔，体重 2.0～2.5kg，以 40mg/kg 体重剂量耳缘静脉注射 3%戊巴比妥钠麻醉后固定，备皮消毒后在膝内侧做弧形切口，将髌骨推向外侧，暴露股骨髁关节面，于髌骨相对处，用手术刀片做 6mm×6mm 全层软骨缺损，深度以创面均匀主动出血为宜。

2. 家兔激素性股骨头缺血性坏死模型

成年健康家兔，激素诱导组家兔按 8mg/kg 体重剂量，每周肌内注射醋酸泼尼松龙 2 次，对照组用同样饲料喂养，不用任何药物。定期拍摄 X 线片检查两组家兔骨小梁排列及关节面变化情况，以及股骨头内有无骨折、增生硬化和囊性改变等。

3. 大鼠类风湿关节炎模型

取灭活卡介苗 200mg 加入 7mL 石蜡油中，搅拌混匀，在 46℃水浴中加入羊毛脂

0.7mL，制成弗氏佐剂。8周龄SD大鼠后足底皮下注射0.1mL弗氏佐剂，每天观察并记录局部肿胀情况。

4. 卵巢切除诱导骨质疏松大鼠模型

雌性Wistar大鼠，体重300g，用3%戊巴比妥钠（40mg/kg体重）腹腔注射麻醉后固定，备皮消毒后沿腹部正中线切开约3cm，用止血钳或眼科镊弯头侧轻轻夹住肠道准确定位大鼠卵巢，用镊子轻轻钝性撕离掉双侧卵巢，为避免大量出血，剥离前可用丝线提前结扎。术后大鼠分笼饲养，自由饮食。

5. 大鼠坐骨神经长段缺损模型

Wistar或SD大鼠，体重250g，用3%戊巴比妥钠（40mg/kg体重）腹腔注射麻醉后固定，备皮消毒后于股后做一斜行直切口，暴露坐骨神经，在距梨状肌下孔约1cm处切除神经约20mm，造成缺损。术后大鼠分笼饲养，自由饮食。

6. 脊髓损伤动物模型

（1）脊髓背侧损伤动物模型：大鼠用3%戊巴比妥钠（40mg/kg体重）静脉注射或腹腔注射麻醉后固定，备皮消毒后，在背部正中切开皮肤、皮下组织，暴露预备损伤段脊髓，固定玻璃管于暴露脊髓表面，使撞杆轻轻接触脊髓，用一定重量的砝码，从预定高度沿玻璃管自由落下，撞击撞杆，造成脊髓分级损伤，伤力以势能表示。术后动物分笼饲养，自由饮食。

（2）脊髓缺血性损伤动物模型：成年家兔，体重2～2.5kg，用3%戊巴比妥钠（40mg/kg体重）静脉注射或腹腔注射麻醉后固定，备皮消毒后在腹部正中沿腹中线做一条切口，暴露并分离腹主动脉，在左肾动脉分支下方用动脉血管夹按照实验所需时间（30min、35min、40min、45min、50min）夹闭腹主动脉，到夹闭时间后松开血管夹，分层缝合。

（八）皮肤疾病动物模型

1. 银屑病动物模型

2周内未经任何治疗并经组织学证实的寻常型银屑病患者局麻后取典型皮损，取材直径为0.6～0.7cm的全层皮肤。裸鼠用3%戊巴比妥钠（45mg/kg体重）麻醉，消毒后在背部切除直径为0.6～0.7cm的圆形皮肤，暴露至肌肉筋膜层，将皮损移植到已准备好的移植点，间断缝合，移植物在空气中暴露15～30min，以便更好地黏附，然后用弹力布加压包扎2周。

2. 痤疮动物模型

雄性白兔，体重1.5～2.0kg，将煤焦油原液每2天1次涂抹于其耳郭内侧，连续涂10次后继续饲养10天，共30天。

3. 体癣动物模型

豚鼠，体重300～350g，雌雄不限，将其背部两侧剃毛，面积约3cm×3cm，然后用砂纸擦伤皮肤，将石膏样毛癣菌制成的菌液均匀地涂在擦伤的皮肤上。

三、临床专科疾病动物模型的建立方法

（一）缺血－再灌注损伤动物模型

缺血－再灌注损伤是指缺血的组织、器官恢复血液灌注后不但功能障碍和结构损伤不能恢复，其功能障碍和结构损伤反而加重的现象，对组织造成损伤的主要因素不是缺血本身，而是恢复血液供应后，过量的自由基攻击重新获得血液供应的组织内的细胞。在缺血组织中具有清除自由基作用的抗氧化酶类合成能力发生障碍，加剧了自由基对缺血－再灌注组织的损伤。在发生创伤性休克、外科手术、器官移植、烧伤、冻伤和血栓形成等血液循环障碍时，都会出现缺血－再灌注损伤。

1. 肾缺血一再灌注损伤动物模型

健康SD大鼠，体重200～250g，术前禁食不禁水8h，3%戊巴比妥钠（40mg/kg体重）腹腔注射麻醉。采取仰卧位经腹正中做约5cm切口，拨开腹腔脏器，暴露术野，小心分离双侧肾动脉、肾静脉，用无创动脉血管夹夹闭双侧肾动脉，在夹闭处滴肝素钠溶液以防止血栓形成，60min后松开无创动脉血管夹，见到肾颜色由暗红逐渐变为鲜红即为复灌成功。37℃生理盐水（2mL/200g体重）腹腔注射补液，将大鼠放至电热毯上保温至苏醒后放回笼位。术后3天腹腔注射氨苄青霉素（30mg/200g体重）。

此外，还有文献报道从双侧背部切口分离肾，再行肾动脉夹闭操作。此种方式可减少创面，利于伤口恢复，降低手术感染风险，但背面切口分离肾时，对肾机械性损伤较大，干扰模型效果评价。

2. 大脑中动脉阻塞（MCAO）动物模型

健康SD大鼠，体重200～250g，术前禁食不禁水8h，3%戊巴比妥钠（40mg/kg体重）腹腔注射麻醉后采取仰卧位固定。①颈正中线开口，沿正中线钝性分离两侧鼓泡腺体，暴露颈前肌群；沿胸锁乳突肌内缘分离肌肉和筋膜，暴露颈总动脉及分支。②分离动脉鞘，勿伤及迷走神经，随后分离颈总动脉、颈外动脉、颈内动脉。③结扎颈总动脉、颈外动脉，颈内动脉挂线备用。④使用动脉血管夹夹闭颈内动脉，并使用自制弯钩在颈总动脉处钩一小口，向颈内方向插入栓线，用眼科镊轻推栓线，从血管分叉处开始算距离，当插入深度到达栓线标记处，且不能再往里插入时，扎紧固定线。⑤缝合伤口，1h后进行再灌注。大鼠清醒后，如果出现站立不稳、左侧肢体瘫痪、提尾时向一侧转圈则说明大脑中动脉阻塞模型建立成功。

3. 肝缺血一再灌注损伤动物模型

健康SD大鼠，体重250～300g，术前禁食不禁水8h，3%戊巴比妥钠（40mg/kg体重）腹腔注射麻醉后采取仰卧位固定。腹部至剑突区域备皮消毒后，在腹部沿腹中线做3～4cm切口，暴露腹腔脏器，仔细辨认肝解剖特点，明确肝中叶和肝左叶具体位置。用生理盐水浸润过的棉签或纱布轻轻将肝门附近脏器推至左髂区，随后游离第一肝门，用无创血管夹夹闭肝左叶、肝中叶的门静脉和肝动脉，使肝左叶和肝中叶（约占总

肝体积的70%）缺血，约30s后可见缺血肝叶出现明显色泽变化。确认血流阻断成功后，可用止血钳临时关闭腹腔，将大鼠放置在电热毯或保温板上保温。缺血60min后，重新打开腹腔，轻轻松开无创血管夹，可见缺血肝区域色泽逐渐变为鲜红，表明复灌成功。逐层缝合关闭腹腔，消毒后保温至苏醒后放回笼位即可。

4. 心肺复苏（CPR）动物模型

健康SD大鼠，体重300～400g，术前禁食不禁水8h，3%戊巴比妥钠（40mg/kg体重）腹腔注射麻醉后采取仰卧位固定。

（1）气管插管：将动物以便于观察的角度倾斜放置，用婴儿喉镜充分撑开大鼠口腔，暴露声门和气管，喉镜灯光照射下可见气管开孔随动物呼吸节奏开闭，此即为气管插管位点，用14G留置针自制的气管插管插入气管内。置入后可用洗耳球向留置针管内吹气进行验证。当吹气时大鼠胸腔随之隆起，即为插管成功；若无起伏或腹腔起伏，均为插管失败。确认成功后用缝合针线将留置针缝合固定在口腔内，防止脱落。

（2）股动/静脉置管：大鼠腹股沟周围区域备皮消毒后，在皮肤上剪开一条小口，随后钝性分离下部浅层肌肉组织，暴露并游离股动脉和股静脉（可先行按压触摸脉搏确定具体位置），将22G或24G留置针置入股动脉和股静脉，连接肝素帽并用肝素钠溶液填充留置针，防止凝血。

（3）窒息前基础生理指标的监测、准备：将大鼠连接上心电监护仪、动物呼吸机等仪器，测定基础生理指标。收缩压≥90mmHg，心率350～450次/分，体温36.5～37.5℃，呼气末二氧化碳分压（$PetCO_2$）35～40mmHg，氧流量1L/min，潮气量1mL/100g，呼吸频率60～80次/分，基础值保持稳定20min。

（4）动物窒息阶段：停止呼吸机机械通气，同时给予股静脉肌肉松弛剂维库溴铵注射液1mg/kg体重，静脉推注，此过程维持6min。

（5）心肺复苏阶段：打开呼吸机机械通气，通过股静脉快速推注1%肾上腺素溶液（1mL/kg体重）、碳酸钠注射液（0.0036mL/100g体重），并用2mL生理盐水快速冲洗后快速对动物进行胸外按压。维持快速胸外按压直至能摸到明显的心脏搏动，同时心电图出现正常的QRS波群，平均动脉压≥60mmHg，皮肤黏膜发绀现象逐渐改善，即可视为自主循环恢复，心肺复苏成功。

5. 睾丸扭转动物模型

健康SD大鼠，体重200～250g，术前禁食不禁水8h，3%戊巴比妥钠（40mg/kg体重）腹腔注射麻醉后采取仰卧位固定。阴囊区域消毒后铺巾，阴囊纵向切口后轻轻将睾丸从阴囊中牵出，将睾丸按照顺时针方向旋转720°，30s后可见睾丸上血管颜色逐渐由鲜红变为暗红，即为缺血成功，用缝合丝线将睾丸周围组织轻轻缝合固定在周边皮肤上，保持扭转角度和状态。将大鼠放置在电热毯或保温板上保温。缺血3h后，将睾丸沿着逆时针方向扭转720°，恢复原位，短时间内可见睾丸上血管颜色逐渐变回鲜红，即为复灌成功。

（二）五官科常见疾病动物模型

1. 耳鼻喉科常见疾病动物模型

（1）氨基糖苷类抗生素中毒性感音神经性聋动物模型：SD大鼠，体重180～220g，给予肌注氨基糖苷类抗生素如链霉素400mg/kg体重、卡那霉素40mg/kg体重、庆大霉素80～250mg/kg体重，持续1～4周，可使大鼠发生中毒性感音神经性聋。

（2）膜迷路积水动物模型：豚鼠，体重250～350g，1%戊巴比妥钠（35mg/kg体重）腹腔注射麻醉后固定，备皮消毒后切开头皮暴露枕骨膜嵴，手术显微镜可见乙状窦，将乙状窦推向中线，见岩部内侧小龛及顶盖，用金刚钻将此龛磨成盲端，在枕骨缺损处覆盖明胶海绵，缝合切口即可。

（3）外淋巴瘘实验动物模型：豚鼠，体重250～350g，2.5%硫喷妥钠（25mg/kg体重）腹腔注射麻醉后固定，备皮消毒后取耳后切口，暴露外耳道后上听泡骨壁，用电钻在听泡上钻一直径为3mm的小孔，经此孔可清晰窥见蜗窗膜。在手术显微镜下，用尖端直径为0.5mm的小钢针穿过蜗窗膜，深度为1mm，然后向外划破蜗窗膜，骨蜡封闭听泡小孔，缝合切口。

（4）鼓膜慢性穿孔动物模型：SD大鼠，体重300g，3%戊巴比妥钠（40mg/kg体重）腹腔注射麻醉后固定，备皮消毒后，经外耳道用小刀于鼓膜紧张部切除部分鼓膜，形成紧张部中央穿孔，氢化可的松悬液滴耳，每天1次，共10次。

（5）鼻超敏反应动物模型：将10mL 10% 2，4－二异氰酸甲苯酯（TDI）橄榄油溶液滴入豚鼠双侧前鼻孔（每侧5mL）。每天1次，连续1周后改为隔天给药。

2. 眼科常见疾病动物模型

（1）单纯疱疹病毒（HSV）性角膜炎动物模型：家兔，体重2～2.5kg；病毒为HSV－1（SM44株），滴度为10^6 PFU/mL。动物接种：家兔双眼用1%丁卡因表面麻醉后，用6号注射针头在角膜中央表面做“井”字划痕，每划长6mm，深达前弹力层；或用6mm环钻于角膜中央做一印记，手术刀刮除环内角膜上皮，而后在结膜囊内滴入病毒悬液50μL。闭合眼睑，按摩30s，每天检查。

（2）自身免疫性色素炎动物模型：豚鼠，体重350～500g，吸入异氟烷加利多卡因球后麻醉，在无菌操作下摘除实验组所有动物的右眼或左眼（根据需要设定），剥下视网膜，加PBS缓冲液（每眼组织加0.1mL）制成匀浆，加等体积弗氏完全佐剂（含经高压灭活的卡介苗1.5mg/mL），乳化成抗原－佐剂混合物。取该混合物0.2mL做双足垫皮内注射（每只动物注射约一个视网膜的组织匀浆液），另取0.1mL百日咳杆菌（含死菌体9×10^9个）做足垫皮下注射。

（3）半乳糖性白内障动物模型：Wistar大鼠，以每天7.5g/kg体重剂量腹腔注射含5mg当量氯化钾的50% D－半乳糖生理盐水，连续注射14天，同时饲喂含30% D－半乳糖混合饲料，3周后改喂普通饲料。造模前应充分扩瞳检查，淘汰先天性晶状体病变大鼠。

（4）青光眼（慢性高眼压）动物模型：成年猕猴，建模前先检查动物眼部情况，必须有开放的房角、正常的视乳头及正常的眼压。模型建立：肌内注射氯胺酮（50mg/kg体重）麻醉后，向结膜囊滴0.5%丁卡因3次，用氩离子激光机（配以房角镜）对准小梁网中1/3部，1.2～1.5W的能量，光斑直径50μm，时间0.5s，在360°范围光凝100点。术后3～5天给予1%醋酸泼尼松龙（或相应的抗炎剂），以减少术后反应。

（5）孔源性视网膜脱离动物模型：新西兰大白兔，体重2～2.5kg。术前以1%阿托品及10%去氧肾上腺素（新福林）滴眼液充分扩瞳，2.5%硫喷妥钠（1mg/kg体重）耳缘静脉注射，2%利多卡因球后及结膜下各注射1.5mL；术时无菌操作条件下，用尖刀于鼻上角膜缘后3～4mm处切一半层巩膜小口，1mL注射器连5号针头抽取透明质酸酶稀释液(10U/mL)0.8mL，从巩膜切口处刺入眼内，安放角膜接触镜。在手术显微镜下，缓慢将针头刺向颞下方玻璃体（勿伤及晶状体），将针管内透明质酸酶稀释液缓慢注入玻璃体。保留针头原位，10min后，缓慢吸出液化玻璃体，然后针头尽量接近视网膜但不触及，以较快的速度注入液化玻璃体，以此液流冲击视网膜致裂孔，使视网膜剥离，然后拔出针头，以抗生素眼膏及眼液点眼，观察变化。

（6）增殖性玻璃体视网膜病变动物模型：新西兰大白兔，体重2～2.5kg，制备成纤维细胞悬液，将已培养的同种异体皮肤成纤维细胞冷冻保存株复苏后传代培养，使其增殖到足够的数量，消化、分散和离心处理制成细胞悬液（5×10^{6}/mL）。模型建立：先以1%阿托品及10%去氧肾上腺素（新福林）滴眼液充分扩瞳，检查眼部除外眼疾，用氯胺酮（50mg/kg体重）及异丙嗪25mg肌内注射麻醉动物。置开睑器，角膜表面滴甲基纤维素后放角膜接触镜。在手术显微镜下用5号针头从颞上方角膜缘后3mm处进针，见针尖抵达玻璃体中后部后，缓慢注入成纤维细胞悬液0.1mL（5×10^{5}个），退出针头，用棉签按压进针处1～2min。

（7）视网膜静脉阻塞动物模型：猕猴，体重5～9kg。术眼用1%阿托品和10%去氧肾上腺素（新福林）滴眼液充分扩瞳，2.5%硫喷妥钠（8mL/kg体重）肌内注射麻醉后，将猕猴固定于固定架内。选择光凝段静脉（避开伴行动脉）用氩离子激光机处理，100～450mW能量，光斑直径50～100μm，光凝时间0.2s，光凝长度1～1.5PD。术后行荧光血管造影以了解阻塞情况。

3. 口腔科常见疾病动物模型

（1）龋病动物模型：Wistar大鼠，体重50～65g，从断奶之日开始实验。致龋细菌：将变形链球菌血清C型放入4mL TSB增菌液中，在微氧条件下繁殖24h后待用，接种时用消毒棉拭子蘸含有变形链球菌的增菌液涂抹于大鼠上下磨牙的牙面上。致龋食物：每100g含蔗糖55.0g、小麦粉7.99g、酪蛋白12.0g、淡奶粉14.0g、骨粉3.0g、花生油3.0g、酵母2.0g、各种维生素混合物0.01g、氯化钠1.0g，混合成粉，加水20～25mL（调成糊状备用）。自动物断奶之日起开始喂致龋食物，每天每只20g，每周接种一次变形链球菌，2个月后动物产生广泛龋损。

（2）牙周病动物模型：Wistar大鼠，体重180～200g，于实验牙的牙颌部用正畸钢丝结扎。肌内注射醋酸泼尼松龙，每只每天1.25mg，同时喂养高糖饲料（高糖饲料食谱：蔗糖56g、全脂奶粉28g、全麦粉6g、酵母粉4g、肝粉1g、食盐2g、蔬菜3g）。

（3）口腔癌动物模型：6～8周龄Wistar大鼠，用异氟烷麻醉后，在硬腭中后部用棉签涂抹以二甲亚砜配成的0.5% 4－硝基喹啉氧化物溶液，每周3次，连续19周，涂药后禁水禁食2h，以便药物与口腔黏膜充分接触。

（三）创伤动物模型

1. 沸水或热水浸烫法

沸水或热水浸烫法一般用于小动物，有时也用于大动物，动物多固定于一中心开有与烫伤范围相当大小孔的特制烫伤木吊板上，根据所需烫伤面积和深度，将动物身体某一部位浸入恒温水浴中一定时间致伤。不同的动物、部位、水温和时间可造成不同程度的烫伤。

2. 火焰烧灼法

火焰烧灼法是用湿布保护烧伤区周围正常皮肤，将凝固汽油、煤油、无水乙醇或其他混合燃料直接涂布于烧伤区皮肤，或用纱布浸湿后盖于局部点燃，烧灼一定时间后立即以湿布扑灭而致伤。实验常用燃料为3g凝油加入100mL汽油中配成的3%凝固汽油，涂于烧伤区皮肤上时以0.8～1.0mL/20cm^{2}浓度为宜，过多凝固汽油在燃烧时表面可形成一层薄膜，反而会减轻烧伤深度。

3. 热金属烤灼法

热金属烤灼法一般用于复制小面积烧伤以研究某些外用药物对烧伤创面的疗效。常用致伤物有恒温铜块、电烙铁、点状烫伤器等，致伤时必须拉平动物皮肤。

第五节　实验动物的安乐死

美国兽医协会推荐的动物安乐死方法见表11－3。

表11－3　美国兽医协会推荐的动物安乐死方法

不同种属动物	首选方法	有条件下的可选方法（需要辅助方法）
啮齿类动物	（静脉或腹腔）注射巴比妥类药物或其复方组合、分离剂（如氯胺酮）的复方组合	吸入麻醉药、CO_2、CO、亚硝酸、乙醇，颈椎脱臼、断颈、集中微波照射等
家兔	静脉注射巴比妥类药物	吸入过量麻醉药、CO_2，颈椎脱臼、头部击碎
犬	静脉注射巴比妥类药物、过量麻醉药	摄入巴比妥类药物（其他途径），吸入过量麻醉药、CO_2、CO，枪击法
猫	静脉注射巴比妥类药物、过量麻醉药	摄入巴比妥类药物（其他途径），吸入过量麻醉药、CO_2、CO，枪击法
非人灵长类动物	（静脉或腹腔）注射巴比妥类药物、过量麻醉药	吸入麻醉药、CO_2、CO

续表11－3

不同种属动物	首选方法	有条件下的可选方法（需要辅助方法）
猪	（静脉或腹腔）注射巴比妥类药物	吸入 CO、CO_2、N_2、Ar，电击法，枪击法，钝力外伤法，非头部击碎
牛	静脉注射巴比妥类药物	枪击法，头部击碎
马	静脉注射巴比妥类药物	枪击法，头部击碎
两栖类动物	（静脉或腹腔）注射巴比妥类药物、分离剂和麻醉药、表面麻醉用三卡因甲磺酸酯或苯佐卡因盐酸盐	吸入麻醉药、CO_2，头部钝力外伤，头部击碎，快速冷冻
爬行类动物	（静脉或腹腔）注射巴比妥类药物、分离剂和麻醉药	吸入麻醉药、CO_2，头部钝力外伤，头部击碎，体重<4g 动物用快速冷冻

常用实验动物安乐死方法见表 11－4。

表 11－4　**常用实验动物安乐死方法**

安乐死方法	体重小于 125g 啮齿类动物	体重 125g～1kg 啮齿类动物/家兔	体重 1～5kg 啮齿类动物/家兔	犬	猫	非人灵长类动物	牛、马、猪
静脉注射巴比妥类药物	√	√	√	√	√	√	√
腹腔注射巴比妥类药物	√	√	√	×	√	×	√
CO_2	√	√	√	×	×	×	×
麻醉后采血（放血）致死	√	√	√	√	√	√	√
麻醉后静脉注射氯化钾（0.5～1.0mmol/kg）	√	√	√	√	√	√	√
麻醉后断颈	√	√	/	×	×	×	×
麻醉后颈椎脱臼	√	√	×	×	×	×	×
动物清醒时直接断颈	/	/	/	×	×	×	×
动物清醒时直接颈椎脱臼	/	/	×	×	×	×	×
乙醚	/	×	×	×	×	×	×
电晕后放血致死	×	×	×	×	×	×	√

注：“√”代表建议使用；“×”代表不得使用；“/”代表不推荐，除非实验需要。

巴比妥类药物安乐死推荐剂量见表 11—5。

表 11—5　巴比妥类药物安乐死推荐剂量

不同种属动物	使用方法	
	静脉注射（mg/kg 体重）	腹腔注射（mg/kg 体重）
小鼠	150	150
大鼠	150	150
地鼠	150	150
豚鼠	120	150
家兔	100	150
犬	80	80
非人灵长类动物	80	/
雪貂	120	120
猫	80	80
家禽	150	150
猪	90	/
绵羊	90	/
山羊	90	/

注：“/”代表不推荐使用。

参考文献

包晶晶，林海霞，马壕，2010. CFSE标记技术的研究进展［J］. 免疫学杂志，26（5）：461－464.

卞晓翠，刘玉琴，王春景，等，2009. 应用聚合酶链式反应鉴定实验细胞的来源种属［J］. 基础医学与临床，29（4）：423－430.

蔡泳，王旸，宋昕，等，2004. 医学统计学的基本概念与科研设计、统计分析方法概述［J］. 上海口腔医学，13（1）：62－64.

陈东亚，陆罗定，俞萍，等，2014. 流式细胞术检测小鼠腹腔巨噬细胞吞噬能力的方法学探讨［J］. 中国免疫学杂志，30（8）：1074－1077.

陈菲，李丽，牛钰清，等，2018. 介绍一种新型高效的油红O染色法［J］. 临床与实验病理学杂志，34（7）：808－809.

陈佳，舒明月，里进，等，2019. 三代测序与靶向捕获技术联用进行高分辨HLA基因分型及MHC区域单倍体精细鉴定［J］. 遗传，41（6）：337－348.

陈锦，史炯，孟凡青，等，2015. PAS改良染色法及其在病理诊断中的应用［J］. 现代肿瘤医学，23（21）：3069－3071.

陈侃，王长谦，范虞琪，等，2016. 油红O染色在斑马鱼体内脂质染色中的应用［J］. 中国组织化学与细胞化学杂志，25（4）：358－360.

陈珂玲，吕兆瑛，周总光，等，2015. 人结直肠癌细胞株研究及使用现状［J］. 中华胃肠外科杂志，18（1）：93－97.

陈小翠，马依彤，孙明慧，等，2020. 小鼠主动脉斑块大体油红O染色技术的改进［J］. 新疆医科大学学报，43（10）：1308－1311，1317.

陈朱波，曹雪涛，2014. 流式细胞术——原理、操作及运用［M］. 2版. 北京：科学出版社.

崔晓鸣，2016. 流式细胞术应用于医学检验的研究进展［J］. 齐齐哈尔医学院学报，37（18）：2336－2337.

丁雨，陈雪梅，吴思思，2017. 大鼠心肌细胞H9C2活性氧水平检测方法探究［J］. 中国现代医学杂志，27（25）：8－12.

范明林，吴军，2009. 质性研究［M］. 上海：格致出版社.

方积乾，2019. 生物医学研究的统计方法 [M]. 2 版. 北京：高等教育出版社.

房爱菊，张晓莹，管冰心，等，2020. 10%中性缓冲福尔马林固定石蜡包埋 DNA 质量分析 [J]. 转化医学杂志，9 (1)：34−36.

弗里克，2011. 质性研究导引 [M]. 孙进，译. 重庆：重庆大学出版社.

付银锋，2008. PAS 染色方法及应用 [J]. 河南科技大学学报（医学版），26 (2)：100−101.

高晓薇，李晓萍，罗玫，等，2017. 宫腔粘连分离术后宫腔球囊引流袋更换时间的随机对照研究 [J]. 中华护理杂志，52 (8)：901−904.

顾怡瑾，陆新元，付华辉，等，2012. Masson 染色在辅助诊断肝纤维化中应用 [J]. 临床与实验病理学杂志，28 (1)：101−102.

关伟杰，郑劲平，谢燕清，等，2013. SCI 期刊审稿流程及医学类杂志投稿的选择 [J]. 中国科技期刊研究，24 (4)：753−756.

郭虹彩，李青山，张浩，2017. 动物病理标本的制作 [J]. 中国畜牧兽医文摘，33 (2)：48，93.

郭婷婷，王方芳，黄巧容，等，2019. 单独及混合胶原酶消化小鼠乳腺癌移植瘤组织获取细胞活性比较 [J]. 生物技术，173 (4)：85−88.

郭奕斌，2014. 基因诊断中测序技术的应用及优缺点 [J]. 遗传，36 (11)：1121−1130.

国务院办公厅，2020. 关于加快医学教育创新发展的指导意见 [J]. 中华人民共和国国务院公报 (28)：27−31.

韩冬冬，2012. 拖延行为的质性研究 [D]. 南京：南京师范大学.

韩娟娟，张新安，艾福录，2020. m6A RNA 甲基化修饰异常在肿瘤中的作用 [J]. 中国生物化学与分子生物学报，36 (4)：383−391.

贺娇，许洟实，2018. 外泌体提取方法及鉴定分析研究进展 [J]. 中华实用诊断与治疗杂志，32 (7)：718−721.

贺淹才，2008. 基因工程概论 [M]. 北京：清华大学出版社.

侯昌禾，张阳春，余世明，等，2012. 用于甲醛固定石蜡包埋组织的改良免疫荧光法 [J]. 中国组织工程研究，16 (7)：1188−1192.

侯巧燕，何雯，张美艳，等，2008. 不同组织的快速冰冻切片技术探讨 [J]. 广西医学，30 (10)：1559−1560.

胡茂志，赵维芯，康喜龙，等，2017. 鼠源炎症因子流式蛋白定量试剂盒的优化及初步应用 [J]. 动物医学进展，38 (5)：17−21.

黄华，曾铁英，2020. 综合医院护理核心作者科研真实体验的质性研究 [J]. 护理学杂志，35 (19)：61−64.

黄小雨，仲欢欢，付琳琳，等，2018. 固定组织的冰冻切片技术探讨 [J]. 山西医科大学学报，49 (8)：988−990.

季加孚，2016. 精准医学时代肿瘤样本库的规范化建设 [J]. 浙江大学学报（医学版），45 (4)：331−334.

蒋知俭，2008. 统计分析在医学课题中的应用 [M]. 北京：人民卫生出版社.

苛费尔，布林克曼，2013. 质性研究访谈［M］. 范丽恒，译. 北京：世界图书出版公司.

克鲁杰，凯西，2007. 焦点团体：应用研究实践指南［M］. 林小英，译. 重庆：重庆大学出版社.

克尤木，马翔，2017. 现代医学研究生科研临床能力与综合素质培养路径探索［J］. 新西部（中旬·理论）(5)：152－152.

李红芬，郑肇巽，马品耀，等，2011. HE 染色原理和试剂配制及染色过程中的若干问题的探讨［J］. 医学信息，24 (4)：1985－1986.

李靖若，牛韵韵，张云汉，等，2001. 免疫组化技术应用中的问题及不足［J］. 医学与哲学杂志，22 (6)：39－40.

李康，贺佳，2018. 医学统计学［M］. 北京：人民卫生出版社.

李丽，曹德宏，陈菲，等，2015. 混合血清封闭降低石蜡切片中免疫荧光双重染色非特异性荧光背景的应用［J］. 临床与实验病理学杂志，31 (8)：947－948.

李敏，曾玲，2018. PAS 联合 D－PAS 染色法在肝组织活检病理检查中的应用［J］. 临床与实验病理学杂志，34 (12)：1399－1400.

李娜，2016. HBV 特异性 T 细胞表位肽的研究和应用［J］. 国际免疫学杂志，39 (2)：176－183.

李楠，王天奇，何嘉玲，等，2018. 实验动物的安乐死及其实施方法的伦理分析［J］. 中国比较医学杂志，28 (10)：128－132.

李倩，罗兴，闫曙光，等，2019. 肝脏组织冰冻切片油红 O 染色方法的优化［J］. 动物医学进展，40 (9)：58－61.

李祥，王芸，刘毅，等，2020. 高校实验室安全事故原因剖析及对策［J］. 教育教学论坛，8 (35)：376－377.

李晓松，2015. 医学统计学［M］. 3 版. 北京：高等教育出版社.

李晓松，陈峰，郝元涛，等，2017. 卫生统计学［M］. 8 版. 北京：人民卫生出版社.

李扬，黄巧容，李雪，等，2016. 建立九色流式细胞术定量检测血浆中不同来源微粒［J］. 华西医学，31 (12)：1989－1994.

刘炳亚，2007. 正确选择临床基础研究的方法［J］. 外科理论与实践，12 (5)：409－410.

刘畅，2012. 浅谈高校科研管理人员应具备的素质［J］. 中国校外教育 (15)：26.

刘荣，2019. SAS 统计分析与应用实例［M］. 北京：电子工业出版社.

刘艳荣，2010. 实用流式细胞术——血液病篇［M］. 北京：北京大学医学出版社.

刘毅新，张玮，严会超，等，2010. 浅谈高校科研创新团队的沟通［J］. 科技管理研究，30 (13)：122－124.

路菊，孙玮，陈德英，2007. 免疫荧光双重染色的激光共聚焦显微镜样品制备及观察［J］. 免疫学杂志，23 (3)：344－350.

罗层，解柔刚，韩文娟，等，2018. 医学研究生学术素养与科研能力课程体系的构建与实施［J］. 基础医学与临床，38 (12)：1804－1807.

罗涛，2015. EdU与BrdU在检测细胞增殖中的特点及应用进展［J］. 重庆医学，44（32）：4581－4593.

马恒辉，周晓军，2011. 组织固定处理及包埋常见问题与对策［J］. 临床与实验病理学杂志，26（6）：638－641.

马依依，屈磊，张帆，等，2020. 脂蛋白肾病肾脏组织油红O染色方法改良［J］. 临床与实验病理学杂志，36（9）：1114－1115.

毛娟娟，程伟松，杨亦德，等，2020. 顺铂联合小檗碱通过诱导DNA损伤和ROS依赖性凋亡抑制肺癌细胞A549的生长［J］. 中国药理学通报，36（6）：844－851

美国兽医协会，2019. 美国兽医协会动物安乐死指南：2013版［M］. 卢选成，主译. 北京：人民卫生出版社.

孟淑芳，吴瑜，冯建平，等，2009. STR图谱用于生物制品生产用人源细胞鉴别的研究［J］. 中华微生物学和免疫学杂志，29（7）：636－641.

穆丽娜，苏佳，俞顺章，等，2021. 控烟是预防肺癌的主要措施——记太原市肺癌病例对照流行病学调查［J］. 中国癌症杂志，31（4）：335－343.

潘琳，2012. 实验病理学技术图鉴［M］. 北京：科学出版社.

祁珊珊，2016. 过碘酸－Schiff（PAS）染色方法的改良及其在病理诊断中的应用［J］. 临床与实验病理学杂志，32（7）：825－826.

秦川，魏泓，2015. 实验动物学［M］. 2版. 北京：人民卫生出版社.

秦永亭，秦双立，倪杰，等，2019. 组织学中石蜡切片制作的注意事项［J］. 基层医学论坛，23（20）：2894－2895.

邱鑫罡，2019. 固定液配方及固定时间对脏器重量、尺寸及固定效果的影响研究［D］. 武汉：华中科技大学.

阮蕾颖，孙晓梅，2021. 小鼠树突状细胞亚群分类及其比较研究进展［J］. 实验动物与比较医学，41（2）：174－180.

尚红，王毓三，申子瑜，2015. 全国临床检验操作规程［M］. 北京：人民卫生出版社.

佘琴英，郑春霞，2019. 生物样本库的规范化管理和标准化操作［J］. 肾脏病与透析肾移植杂志，28（5）：494－498.

沈支佳，罗彩凤，徐剑鸥，等，2020. 护理硕士专业学位研究生迷惘困境的质性研究［J］. 中华现代护理杂志，26（27）：3744－3750.

宋红，王青，王凤清，等，2014. 从科研管理的视角看导师与研究生沟通的重要性［J］. 中华医学研究管理杂志，27（5）：561－564.

宋瑞龙，周子彦，徐天祺，等，2019. 免疫荧光染色质量影响因素分析［J］. 安徽农业科学，47（16）：124－126，141.

苏玮玮，许建军，2015. 实验动物在生物医学研究中的应用现状分析［J］. 中国畜牧兽医文摘，31（11）：48.

孙德明，李根平，陈振文，等，2011. 实验动物从业人员上岗培训教材［M］. 北京：中国农业大学出版社.

孙晓非，何丽容，冯海林，等，2000. 流式细胞术Ki67/DNA双标记法在实体肿瘤中的应用［J］. 实用肿瘤杂志，15（6）：385－393.
谭玉珍，2010. 实用细胞培养技术［M］. 北京：高等教育出版社.
汤营茂，缪清清，钱庆荣，等，2020. 高校实验室危险化学品安全事故应急处置能力提升的探讨［J］. 实验技术与管理，37（4）：277－279.
唐从国，2015. 几种常用病理组织固定液的比较［J］. 中国现代医药杂志，17（10）：110－112.
唐秋琳，毕锋，2018. Transwell 法检测细胞侵袭迁移能力实验中的影响因素［J］. 实验技术与科学，12（5）：254－258.
唐秋琳，黄强，黄鹏，等，2018. 高校生物医学实验室安全管理与教育探索［J］. 实验技术与管理，35（1）：277－280.
王春田，2009. 基础医学实验动物操作基本技能［M］. 北京：中国医药科技出版社.
王洪程，梅楚刚，昝林森，等，2015. 牛全基因组测序研究进展［J］. 西北农林科技大学学报（自然科学版），43（11）：17－23.
王家良，2014. 临床流行病学——临床科研设计、测量与评价［M］. 4 版. 上海：上海科学技术出版社.
王凯蓉，周英凤，张晓菊，等，2021. 两种中心静脉输液技术的成本效果分析［J］. 中华护理杂志，56（4）：574－581.
王乃东，2010. 链替换技术提高噬菌体抗体亲和力的研究进展［J］. 生物技术通报（8）：71－75.
王兴春，杨致荣，王敏，等，2012. 高通量测序技术及其应用［J］. 中国生物工程杂志，32（1）：109－114.
王颖，薛世泉，张泽兵，等，2009. 改良 Schiff 液的配制及应用［J］. 临床与实验病理学杂志，25（6）：672.
文信，冯先琼，胡紫宜，等，2017. 以受试者为中心的知情同意方式在护理研究中的应用［J］. 中国医学伦理学，30（9）：1130－1132.
吴阿阳，蒋斌，孙若东，2013. 临床实验室管理［M］. 武汉：华中科技大学出版.
吴长有，2014. 流式细胞术的基础和临床应用［M］. 北京：人民卫生出版社.
吴静，2017. 浅谈动物实验在医药研究中的应用［J］. 科技视界（15）：104－108.
吴炯，郭玮，2010. DNA 甲基化检测方法的进展［J］. 检验医学，25（10）：822－825.
吴美瑞，杨西斌，熊大曦，等，2015. 结构光照明荧光显微镜突破衍射极限的原理和在生命科学中的应用［J］. 激光与光电子学进展，52（1）：17－27.
吴敏，胡天寒，2019. 组织固定液选择的实验综述［J］. 科技视界（3）：136－137.
吴平，张声，2015. 无醛固定液与甲醛固定液对组织形态学保存效果比较［J］. 临床与实验病理学杂志，31（3）：343－345.
吴琼，张明，惠娜，等，2020. 局部使用抗生素对拟行玻璃体内注射患者眼表微生物群落影响的自身前后对照研究［J］. 眼科新进展，40（12）：1157－1161.
吴杨，李晓强，夏迪，2012. 沟通管理在科研团队知识创新过程中的反馈机制研究［J］. 科技进步与对策，29（1）：7－10.

吴杨，邵立勤，2010. 对现代基础研究的几点认识［J］. 中国基础科学，12（5）：44－48.

吴媛，董凌月，安威，等，2010. 几种不同提取线粒体的方法对线粒体含量及活性的影响［J］. 首都医科大学学报，31（2）：241－244.

武松，潘发明，2014. SPSS统计分析大全［M］. 北京：清华大学出版社.

肖瑶，2014. 教育科研机构与基础教育教研横向沟通机制的构建［J］. 教学与管理（理论版）（12）：54－56.

徐美芳，2016. 综合干预对稳定期COPD合并便秘患者生活质量及症状改善的影响［J］. 中华现代护理杂志，22（5）：690－694.

颜虹，2010. 医学统计学［M］. 2版. 北京：人民卫生出版社.

杨小荣，刘芳，汪芳，等，2012. Masson染色法在周围神经损伤中的应用［J］. 诊断病理学杂志，19（6）：473－474.

于鸿晶，吴明媛，向砥，等，2010. 流式细胞术同时检测BrdU与细胞表面抗原方法的改进［J］. 免疫学杂志，26（9）：813－815.

于军，2018. 实现"终极版"核苷酸测序仪的技术要素［J］. 遗传，40（11）：929－937.

袁源，练桂丽，Pires NF，等，2021. 有氧运动联合阻抗运动对难治性高血压患者动态血压的降低作用更为持久：一项随机交叉试验［J］. 中华高血压杂志，29（1）：95.

张敏，2011. HE染色在临床病理诊断中的应用［J］. 齐齐哈尔医学院学报，32（4）：552－553.

张忆，周利，唐林巧，等，2019. 一种用于肌腱胶原纤维束及周围腱内膜组分分布形态学观察的快速组织学制片方法研究［J］. 中国修复重建外科杂志，33（9）：1169－1173.

张瑛，雷毅雄，2009. SAS软件实用教程［M］. 北京：科学出版社.

张园园，李灵溪，2017. 生物低温在生物样本库中的应用［J］. 实用器官移植电子杂志，5（6）：91－95.

张月霞，张立营，赵权，2019. 流式细胞术的医学应用现状与前景［J］. 中国当代医药，26（34）：28－30.

赵敬，张艳，林雄坡，等，2021. 本科护生安宁疗护能力测评问卷的编制及信效度检验［J］. 护理研究，35（6）：982－986.

赵伟，2016. 离心机的安全使用［J］. 中国医疗设备（1）：168－169.

郑明杰，2010. 双光子显微镜在生物医学中的应用及其进展［J］. 激光生物学报，19（3）：423－426

中国脑胶质瘤协作组，2014. 中国脑胶质瘤分子诊疗指南附录［J］. 中华神经外科杂志，（5）：523－527.

钟可琪，吴晓亮，冯岚，等，2021. 脊柱外科住院病人营养现状调查及其危险因素分——基于501名病人的横断面研究［J］. 肠外与肠内营养，28（2）：88－94.

周俊，2020. 问卷数据分析—破击SPSS的六类分析思路［M］. 2版. 北京：电子工业出版社.

周云仙，2017. 护理质性研究：理论与案例［M］. 杭州：浙江大学出版社.

Banerjee I, Yamauchi Y, Helenius A, et al., 2013. High-content analysis of sequential events during the early phase of influenza a virus infection [J]. PLoS One, 8 (7): e68450.

Berg A T, 2007. Hypotheses, tests, methods, and innovation: the balancing act in research [J]. Epilepsia, 48 (12): 2204-2216.

Branton D, Deamer D W, Marziali A, et al., 2008. The potential and challenges of nanopore sequencing [J]. Nature Biotechnology, 26 (10): 1146-1153.

Braun V, Clarke V, 2006. Using thematic analysis in psychology [J]. Qualitative Research in Psychology, 3 (2): 77.

Brodie T M, Tosevski V, Medová M, 2018. OMIP-045: characterizing human head and neck tumors and cancer cell lines with mass cytometry [J]. Cytometry A, 93 (4): 406-410.

Bu H, He D, He X, et al., 2019. Exosomes: isolation, analysis, and applications in cancer detection and therapy [J]. Chem Bio Chem, 20 (4): 451-461.

Chae P, Rasmussen S, Rana R, et al., 2010. Maltose-neopentyl glycol (MNG) amphiphiles for solubilization, stabilization and crystallization of membrane proteins [J]. Nature Methods, 7 (12): 1003-1008.

Charmaz K, 2014. Construction grounded theory [M]. 2nd ed. Thousand Oaks, CA: Sage.

Chen J, Xue C, Zhao Y, et al., 2015. Microfluidic impedance flow cytometry enabling high-throughput single-cell electrical property characterization [J]. International Journal of Molecular Sciences, 16 (5): 9804-9830.

Chen W, Paradkar P N, Li L, et al., 2009. Abcb10 physically interacts with mitoferrin-1 (Slc25a37) to enhance its stability and function in the erythroid mitochondria [J]. Proceedings of the National Academy of Sciences of the United States of America, 106 (38): 16263-16268.

Chikte S, Panchal N, Warnes G, 2014. Use of LysoTracker dyes: a flow cytometric study of autophagy [J]. Cytometry Part A, 85 (2): 169-178.

Clayton D A, Shadel G S, 2014. Isolation of mitochondria from cells and tissues [J]. Cold Spring Harbor Protocols, 2014 (10): 147-151.

Da Silva M L, Thieleke-Matos C, Cabrita-Santos L, et al., 2012. The host endocytic pathway is essential for plasmodium berghei late liver stage development [J]. Traffic, 13 (10): 1351-1363.

Davidson B, Dong H P, Berner A, et al., 2012. The diagnostic and research applications of flow cytometry in cytopathology [J]. Diagn Cytopathol, 40 (6): 525-535.

Dempsey G T, Vaughan J C, Chen K H, et al., 2011. Evaluation of fluorophores for optimal performance in localization-based super-resolution imaging [J]. Nature

Methods，8 (12)：1027－1036.

Doan H，Chinn G M，Jahan－Tigh R R，2015. Flow cytometry Ⅱ：mass and imaging cytometry [J]. Journal of Investigative Dermatology，135 (12)：3204.

Dominici M，Blanc K L，Mueller I，et al.，2006. Minimal criteria for defining multipotent mesenchymal stromal cells. The international society for cellular therapy position statement [J]. Cytotherapy，8 (4)：315－317.

Doudna J A，Charpentier E，2014. The new frontier of genome engineering with CRISPR－Cas9 [J]. Science，346 (6213)：1258096.

Enarson D A，Kennedy S M，Miller D L，2004. Getting started in research：the research protocol [J]. International Journal of Tuberculosis and Lung Disease，8 (8)：1036－1040.

Fan C W，Chen T，Shang Y N，et al.，2013. Cancer－initiating cells derived from human rectal adenocarcinoma tissues carry mesenchymal phenotypes and resist drug therapies [J]. Cell Death & Disease，4 (10)：e828.

Fernández－Vizarra E，Ferrín G，Pérez－Martos A，et al.，2010. Isolation of mitochondria for biogenetical studies：an update [J]. Mitochondrion，10 (3)：253－262.

Fleisher TA，Madkaikar M，Rosenzweig SD，2016. Application of flow cytometry in the evaluation of primary immunodeficiencies [J]. Indian Journal of Pediatrics，83 (5)：444－449.

Flier J S，Loscalzo J，2017. Categorizing biomedical research：the basics of translation [J]. The FASEB Journal，31 (8)：3210－3215.

Gautam A，Donohue D，Hoke A，et al.，2019. Investigating gene expression profiles of whole blood and peripheral blood mononuclear cells using multiple collection and processing methods [J]. PLoS One，14 (12)：e0225137.

Gomez－Garcia PA，Garbacik ET，Otterstrom JJ，et al.，2018. Excitation－multiplexed multicolor superresolution imaging with fm－STORM and fm－DNA－PAINT [J]. Proceedings of the National Academy of Sciences of the United States of America，115 (51)：12991－12996.

Greve B，Kelsch R，Spaniol K，et al.，2012. Flow cytometry in cancer stem cell analysis and separation [J]. Cytometry Part A，81 (4)：284－293.

György B，Módos K，PállingerÉ，et al.，2011. Detection and isolation of cell－derived microparticles are compromised by protein complexes resulting from shared biophysical parameters [J]. Blood，117 (4)：e39－e48.

Haridas V，Ranjbar S，Vorobjev IA，et al.，2017. Imaging flow cytometry analysis of intracellular pathogens [J]. Methods，112：91－104.

He S K，Guo J H，Wang Z L，et al.，2017. Efficacy and safety of small intestinal submucosa in dural defect repair in a canine model [J]. Materials Science &

Engineering: C, 73: 267—274.

Hoffman W, Lakkis F G, Chalasani G, 2016. B cells, antibodies, and more [J]. Clinical Journal of the American Society of Nephrology, 11 (1): 137—154.

Huang Y Z, Wang J J, Huang Y C, et al., 2017. Organic composite—mediated surface coating of human acellular bone matrix with strontium [J]. Materials Science & Engineering: C, 84: 12—20.

Ji Y, Chen SY, Li K, et al., 2014. Signaling pathways in the development of infantile hemangioma [J]. Journal of Hematology & Oncology, 7 (1): 1—13.

Kulkarni A, Anderson AG, Merullo DP, et al., 2019. Beyond bulk: a review of single cell transcriptomics methodologies and applications [J]. Current Opinion in Biotechnology, 58: 129—136.

Lacroix R, Plawinski L, Robert S, et al., 2012. Leukocyte— and endothelial—derived microparticles: a circulating source for fibrinolysis [J]. Haematologica, 97 (12): 1864—1872.

Lacroix R, Robert S, Poncelet P, et al., 2010. Overcoming limitations of microparticle measurement by flow cytometry [J]. Seminars in Thrombosis and Hemostasis, 36 (8): 807—818.

Lafzi A, Moutinho C, Picelli S, et al., 2018. Tutorial: guidelines for the experimental design of single—cell RNA sequencing studies [J]. Nature Protocols, 13 (12): 2742—2757.

Lefrançais E, Ortiz—Muñoz G, Caudrillier A, et al., 2017. The lung is a site of platelet biogenesis and a reservoir for haematopoietic progenitors [J]. Nature Actions, 544 (7648): 105—109.

Lescuyer P, Strub J M, Luche S, et al., 2003. Progress in the definition of a reference human mitochondrial proteome [J]. Proteomics, 3 (2): 157—167.

Li H S, Zhou Y N, Li L, et al., 2019. HIF—1α protects against oxidative stress by directly targeting mitochondria [J]. Redox Biology, 25: 101109.

Liang C, Lee JS, Inn KS, et al., 2008. Beclin1—binding UVRAG targets the class C Vps complex to coordinate autophagosome maturation and endocytic trafficking [J]. Nature Cell Biology, 10 (7): 776—787.

Lim WF, Inoue—Yokoo T, Tan KS, et al., 2013. Hematopoietic cell differentiation from embryonic and induced pluripotent stem cells [J]. Stem Cell Research & Therapy, 4 (3): 71.

Macfarlane M D, Kisely S, Loi S, et al., 2015. Getting started in research: designing and preparing to conduct a research study [J]. Australas Psychiatry, 23 (1): 12—15.

Maciorowski Z, Chattopadhyay PK, Jain P, 2017. Basic multicolor flow cytometry [J]. Current Protocols in Immunology, 117 (1): 1—38.

Marshall J, 2011. Transwell invasion assays [J]. Methods in Molecular Biology, 769 (2): 97—110.

Mckinnon KM, 2018. Multiparameter conventional flow cytometry [J]. Flow Cytometry Protocols, 1678: 139 - 150.

Mierke CT, Zitterbart DP, Kollmannsberger P, et al., 2008. Breakdown of the endothelial barrier function in tumor cell transmigration [J]. Biophysical Journal, 94 (7): 2832—2846.

Nanba D, Toki F, Matsushita N, et al., 2013. Actin filament dynamics impacts keratinocyte stem cell maintenance [J]. EMBO Molecular Medicine, 5 (4): 640—653.

Ni PY, Ding QX, Fan M, et al., 2014. Injectable thermosensitive PEG—PCL—PEG hydrogel/acellular one matrix composite for bone regeneration in cranial defects [J]. Biomaterials, 35 (1): 236—248

Nies KPH, Kraaijvanger R, Lindelauf KHK, et al., 2018. Determination of the proliferative fractions in differentiating hematopoietic cell lineages of normal bone marrow [J]. Cytometry A, 93 (11): 1097—1105.

Obremskey WT, Archer KR, 2011. Research: getting started in an academic setting [J]. Journal of Orthopaedic Trauma, 25 (Suppl 3): S124—S127.

Orozco AF, Lewis DE, 2010. Flow cytometric analysis of circulating microparticles in plasma [J]. Cytometry A, 77 (6): 502—514.

Patterson K, Molloy L, Qu W, et al., 2011. DNA methylation: bisulphite modification and analysis [J]. Journal of Visualized Experiments, 1 (56): 2353—2364.

Querido E, Dekakra — Bellili L, Chartrand P, 2017. RNA fluorescence in situ hybridization for high—content screening [J]. Methods, 8 (15): 149—155.

Rambold AS, Kostelecky B, Elia N, et al., 2011. Tubular network formation protects mitochondria from autophagosomal degradation during nutrient starvation [J]. Proceedings of the National Academy of Sciences of the United States of America, 108 (25): 10190—10195.

Reid V L, Webster N R, 2012. Role of microparticles in sepsis [J]. British Journal of Anaesthesia, 109 (4): 503—513.

Rendon DA, 2020. Important methodological aspects that should be taken into account during the research of isolated mitochondria [J]. Analytical Biochemistry, 589: 113492.

Robert S, Lacroix R, Poncelet P, et al., 2012. High — sensitivity flow cytometry provides access to standardized measurement of small — Size microparticles—brief report [J]. Arteriosclerosis, Thrombosis, and Vascular Biology, 32 (4): 1054—1058.

Sabattini E, Bacci F, Sagramoso C, et al., 2010. WHO classification of tumours of haematopoietic and lymphoid tissues in 2008: an overview [J]. Pathologica, 102 (3): 83—87.

Shao H, Im H, Castro CM, et al., 2018. New technologies for analysis of extracellular vesicles [J]. Chemical Reviews, 118 (4): 1917—1950.

Shaw LM, 2005. Tumor cell invasion assays [J]. Methods in Molecular Biology, 294 (1): 97—105.

Shendure J, Balasubramanian S, Church G M, et al., 2017. DNA sequencing at 40: past, present and future [J]. Nature, 550 (7676): 345—353.

Singboottra P, Pata S, Tayapiwatan C, et al., 2010. Method for analysis of surface molecule alteration upon phagocytosis by flow cytometry [J]. Asian Pacific Journal of Allergy and Immunology, 28 (2—3): 170—176.

Spitzer M H, Nolan G P, 2016. Mass cytometry: single cells, many features [J]. Cell, 165 (4): 780—791.

Sweetlove L J, Fait A, Nunes — Nesi A, et al., 2007. The mitochondrion: an integration point of cellular metabolism and signaling [J]. Critical Reviews in Plant Sciences, 26 (1): 17—43.

Syrbu S I, Cohen M B, 2011. An enhanced antigen — retrieval protocol for immunohistochemical staining of formalin—fixed, paraffin—embedded tissues [J]. Methods in Molecular Biology, 717: 101—110.

Taylor SW, Fahy E, Zhang B, et al., 2003. Characterization of the human heart mitochondrial proteome [J]. Nature Biotechnology, 21 (3): 281—286.

Vargas A, Roux—Dalvai F, Droit A, et al., 2016. Neutrophil—derived exosomes: a new mechanism contributing to airway smooth muscle remodeling [J]. American Journal of Respiratory Cell and Molecular Biology, 55 (3): 450—461.

Wang X, Veruki ML, Bukoreshtliev NV, et al., 2010. Animal cells connected by nanotubes can be electrically coupled through interposed gap—junction channels [J]. Proceedings of the National Academy of Sciences of the United States of America, 107 (40): 17194—17199.

Wang Y, Hammes F, De Roy K, et al., 2010. Past, present and future applications of flow cytometry in aquatic microbiology [J]. Trends in Biotechnology, 28 (8): 416—424.

Wang Z L, Wu S Z, Li Z F, et al., 2018. Comparison of small intestinal submucosa and polypropylene mesh for abdominal wall defect repair [J]. Journal of Biomaterials Science, Polymer Edition, 29 (6): 663—682.

Watermann C, Valerius K P, Wagner S, et al., 2016. Step — by — step protocol to perfuse and dissect the mouse parotid gland and isolation of high—quality RNA from murine and human parotid tissue [J]. Biotechniques, 60 (4): 200—203.

Wellenstein M D, Coffelt S B, Duits D E M, et al., 2019. Loss of p53 triggers WNT—

dependent systemic inflammation to drive breast cancer metastasis [J]. Nature, 572 (7770): 538-542.

Whitford W, Guterstam P, 2019. Exosome manufacturing status [J]. Future Medicinal Chemistry, 11 (10): 1225-1236.

Williams J C, Mackman N, 2011. MPs or ICs? Science direct [J]. Blood, 117 (4): 1101-1102.

Wlodkowic D, Skommer J, Darzynkiewicz Z, 2009. Flow cytometry-based apoptosis detection [J]. Methods in Molecular Biology, 559: 19-32.

Wu Z H, Ji C L, Li H, et al., 2013. Membrane microparticles and diseases [J]. European Review for Medical and Pharmacological Sciences, 17 (18): 2420-2427.

Xia Y, Fu B M, 2018. Investigation of endothelial surface glycocalyx components and ultrastructure by single molecule localization microscopy: stochastic optical reconstruction microscopy (STORM) [J]. The Yale Journal of Biology & Medicine, 91 (3): 257-266.

Xu K, Babcock H P, Zhuang X, 2012. Dual-objective storm reveals three-dimensional filament organization in the actin cytoskeleton [J]. Nature Methods, 9 (2): 185-188.

Ying W, Riopel M, Bandyopadhyay G, et al., 2017. Adipose tissue macrophage-derived exosomal miRNAs can modulate in vivo and in vitro insulin sensitivity [J]. Cell, 171 (2): 372-384, e12.

Yu Y R, Hotten D F, Malakhau Y, et al., 2016. Flow cytometric analysis of myeloid cells in human blood, bronchoalveolar lavage, and lung tissues [J]. American Journal of Respiratory Cell and Molecular Biology, 54 (1): 13-24.

Zeringer E, Li M, Barta T, et al., 2013. Methods for the extraction and RNA profiling of exosomes [J]. World Journal of Methodology, 3 (1): 11-18.

Zhang Q, Raoof M, Chen Y, et al., 2010. Circulating mitochondrial DAMPs cause inflammatory responses to injury [J]. Nature, 464 (7285): 104-107.

附　录

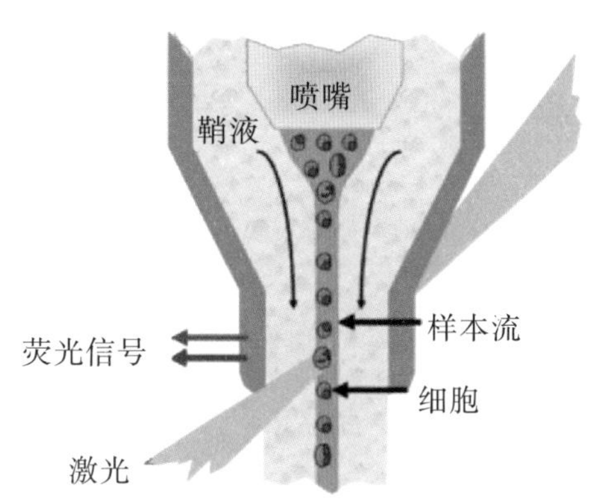

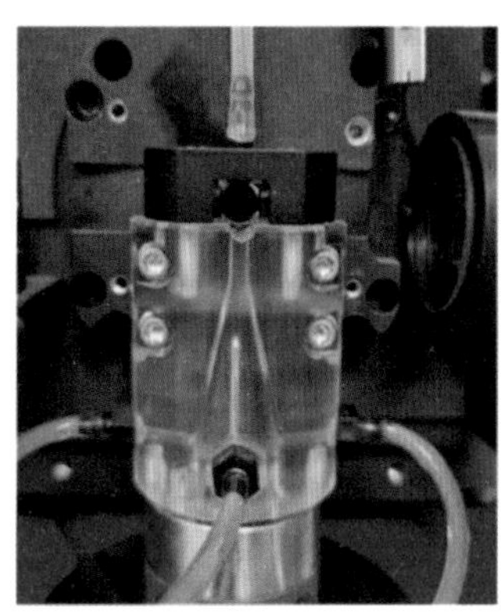

附图 1　流式细胞仪的液流系统

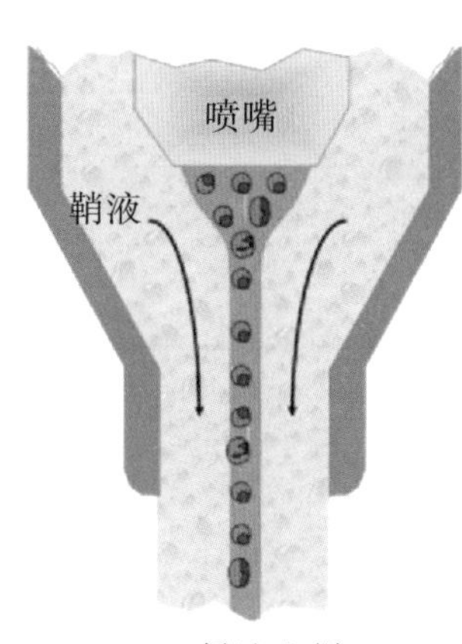

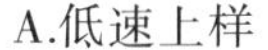

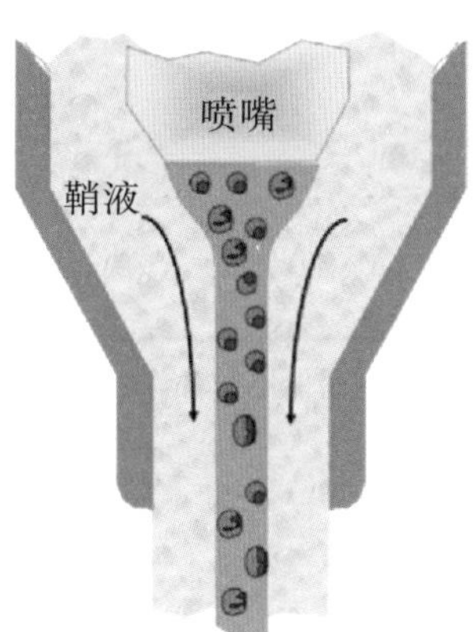

B.高速上样

附图 2　低速上样和高速上样时流动室状态

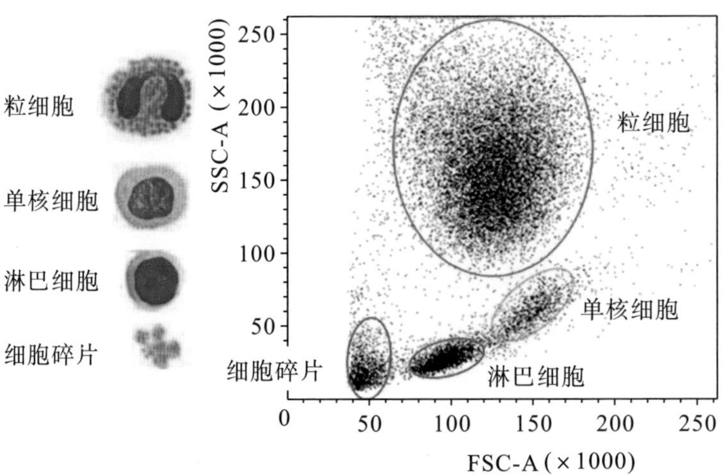

附图 3 人外周血裂解红细胞后流式图

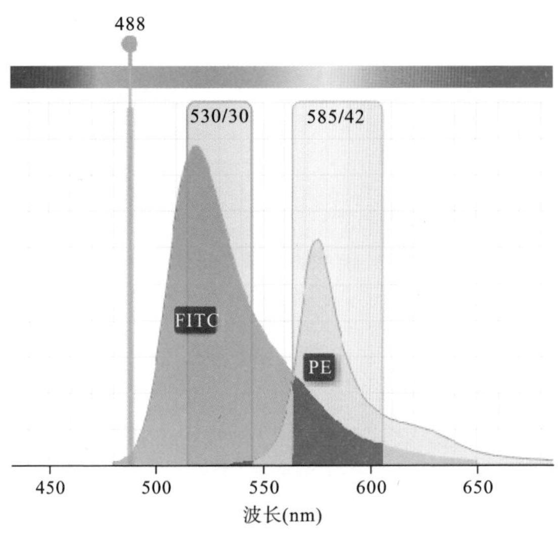

附图 4 FITC 和 PE 荧光素发射光谱

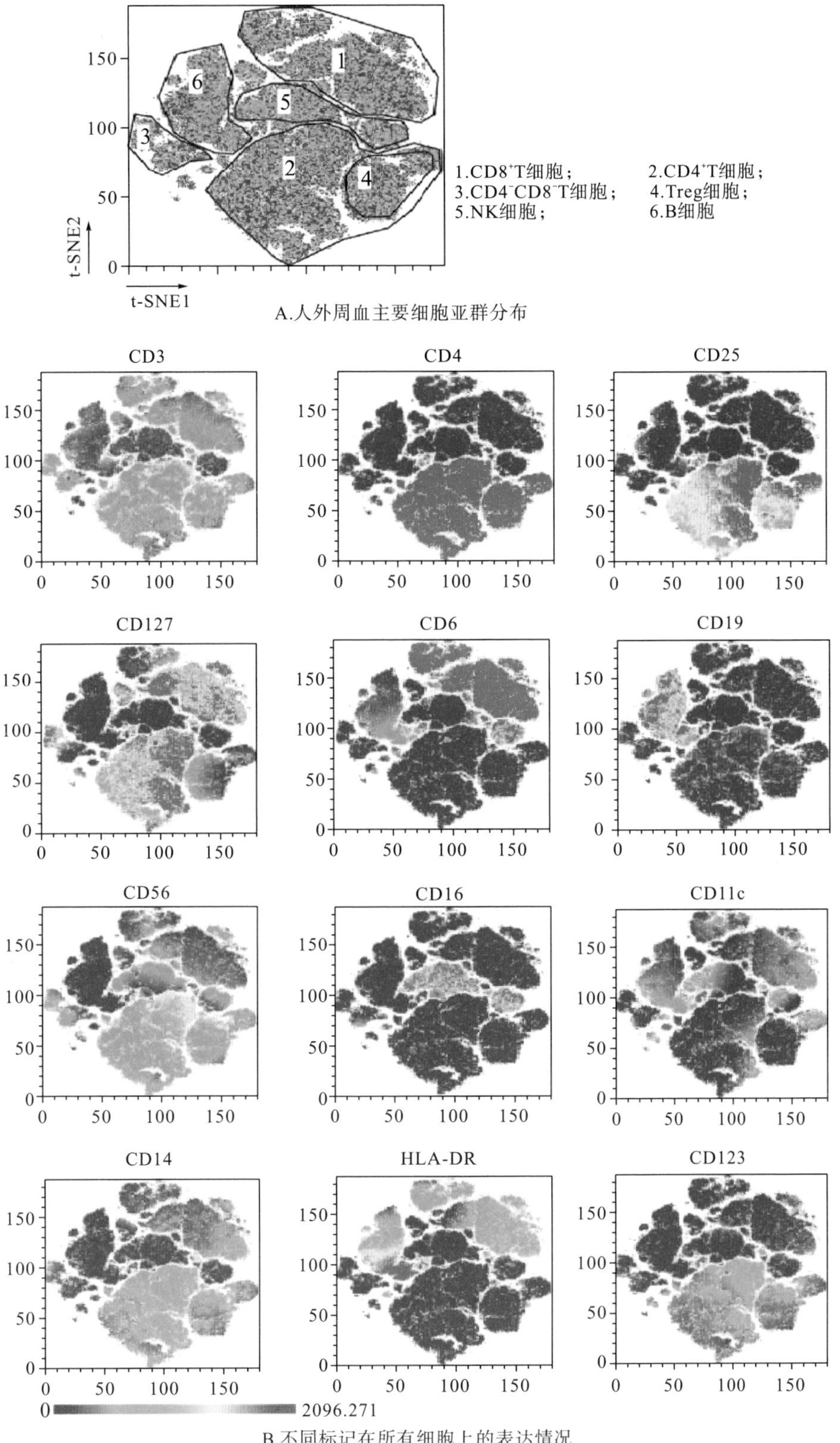

A.人外周血主要细胞亚群分布

B.不同标记在所有细胞上的表达情况

附图 5　人外周血主要细胞亚群 t-SNE 分析

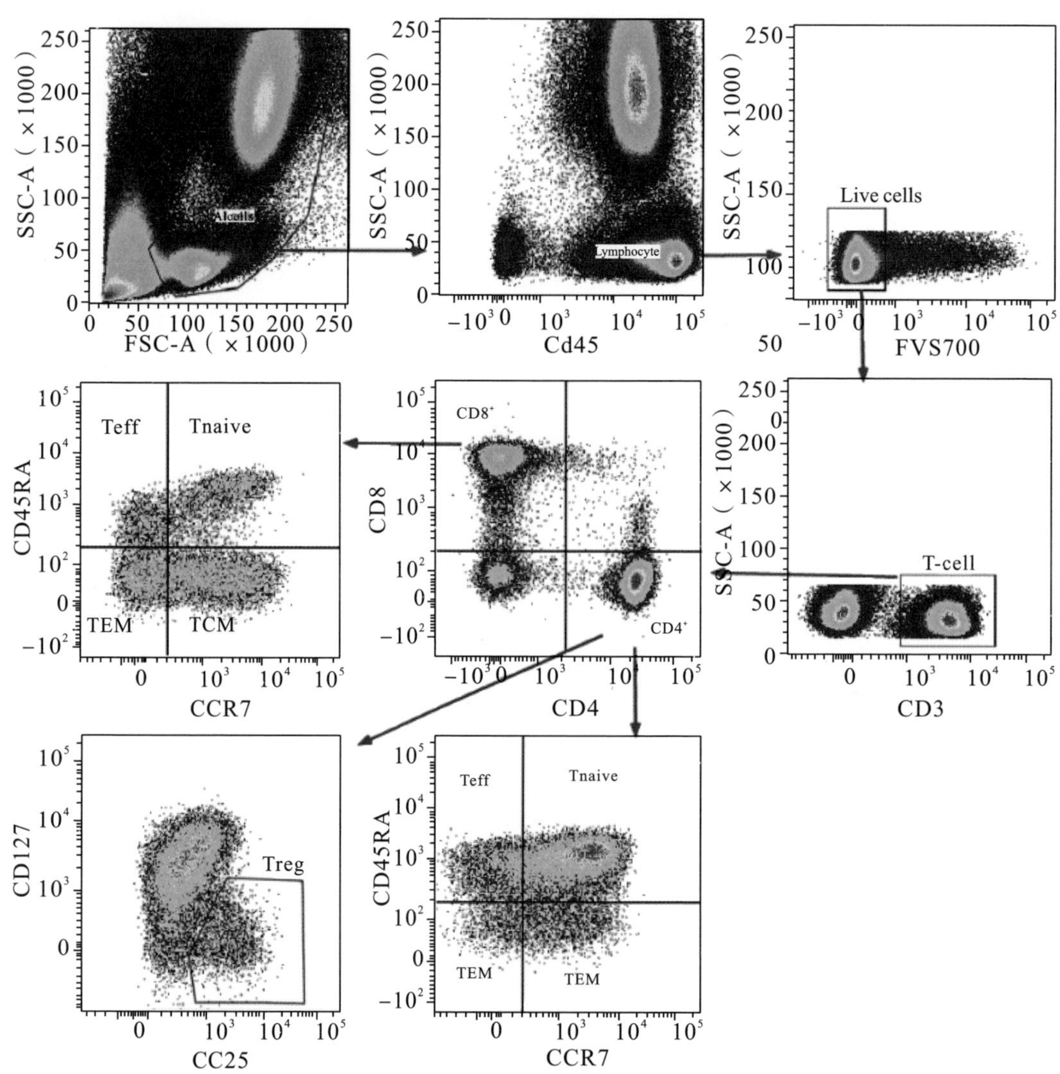

附图6 人外周血T细胞亚群检测

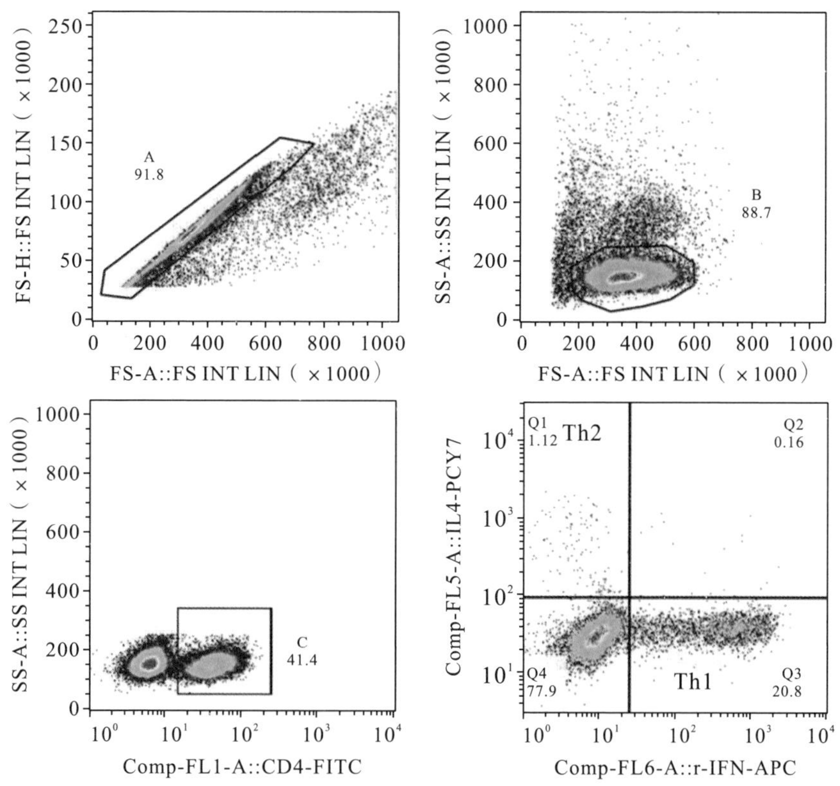

附图 7 Th1/Th2 细胞检测

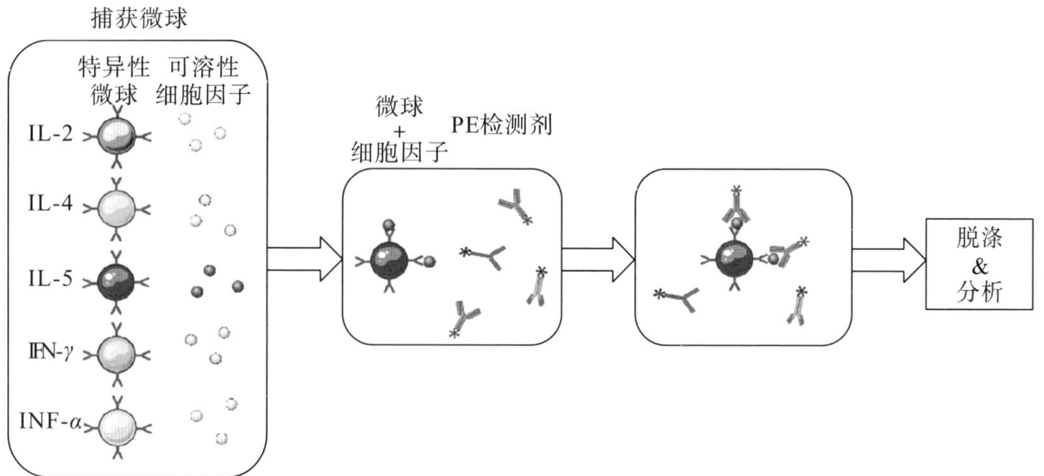

附图 8 CBA 技术原理示意图

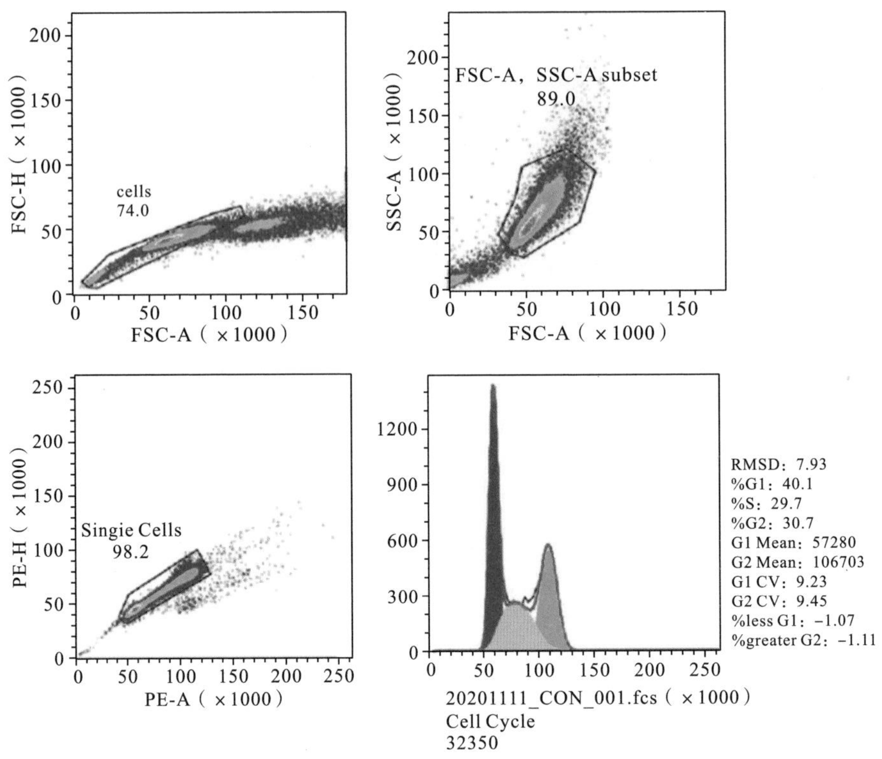

附图 9　Flowjo 软件分析细胞周期结果

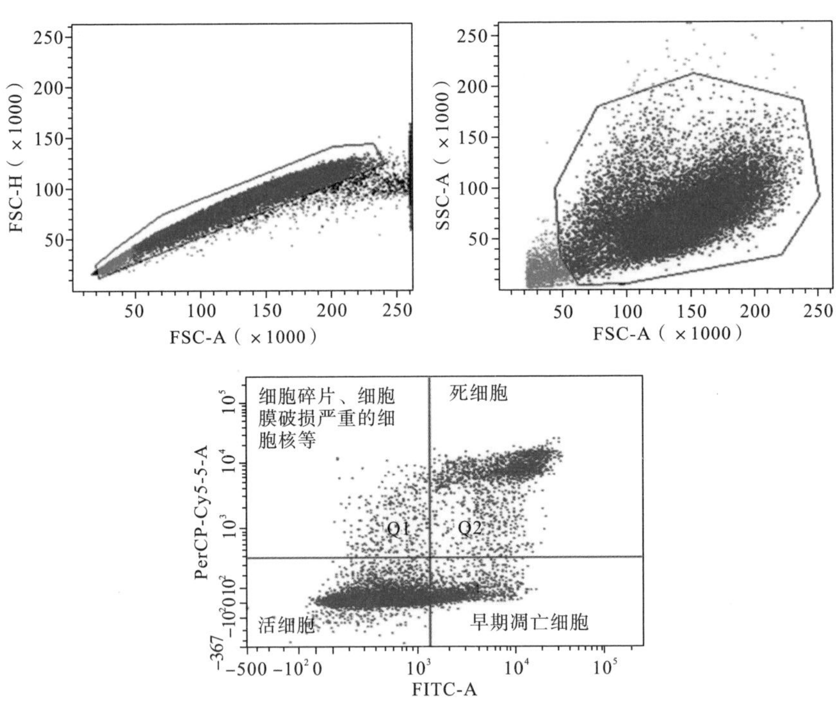

附图 10　细胞凋亡检测结果

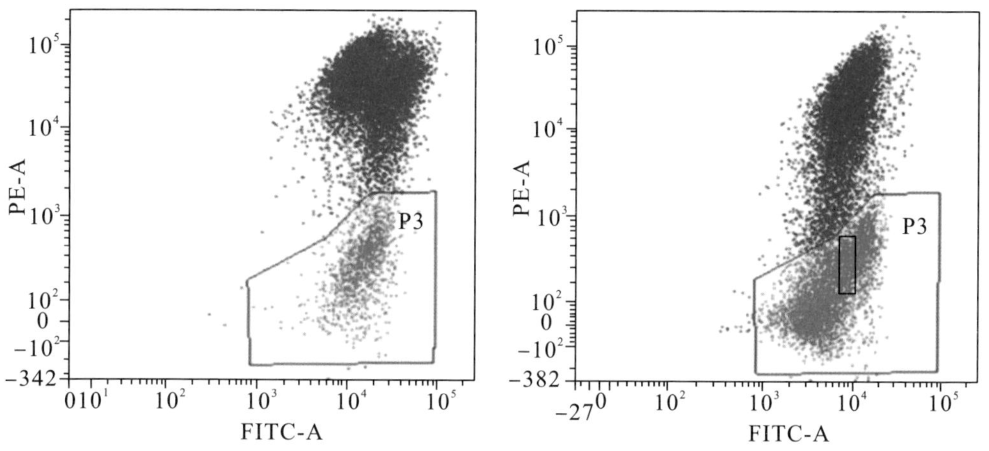

附图 11　JC -1 检测线粒体膜电位变化结果分析

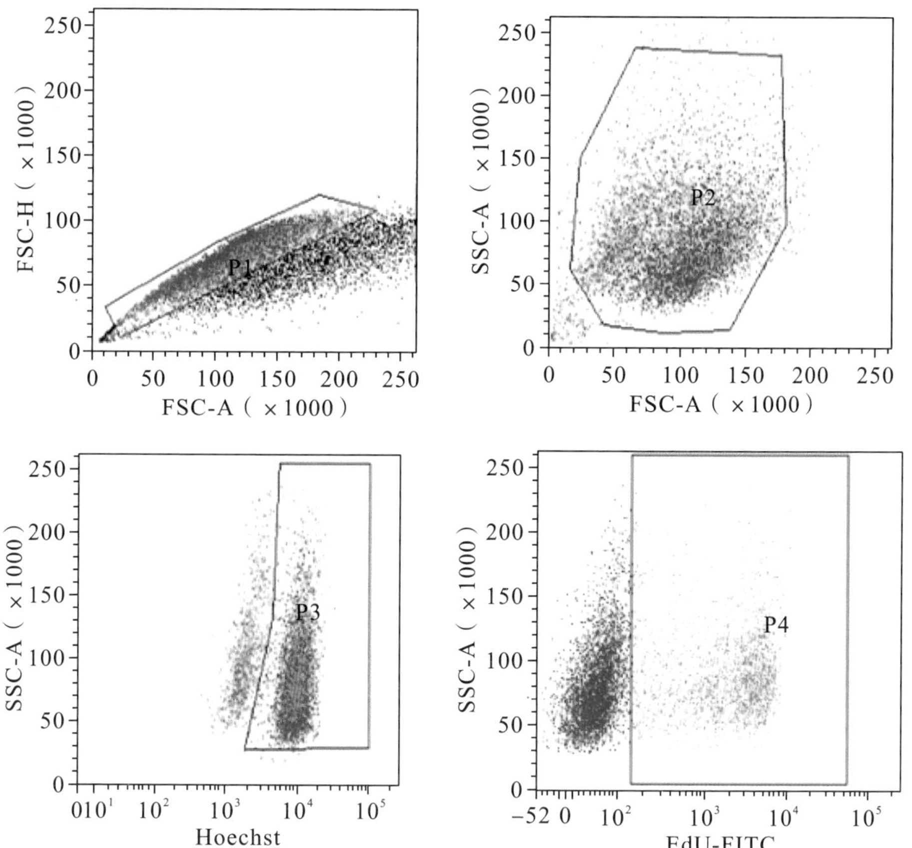

附图 12　流式细胞仪 EdU 掺入法检测细胞增殖

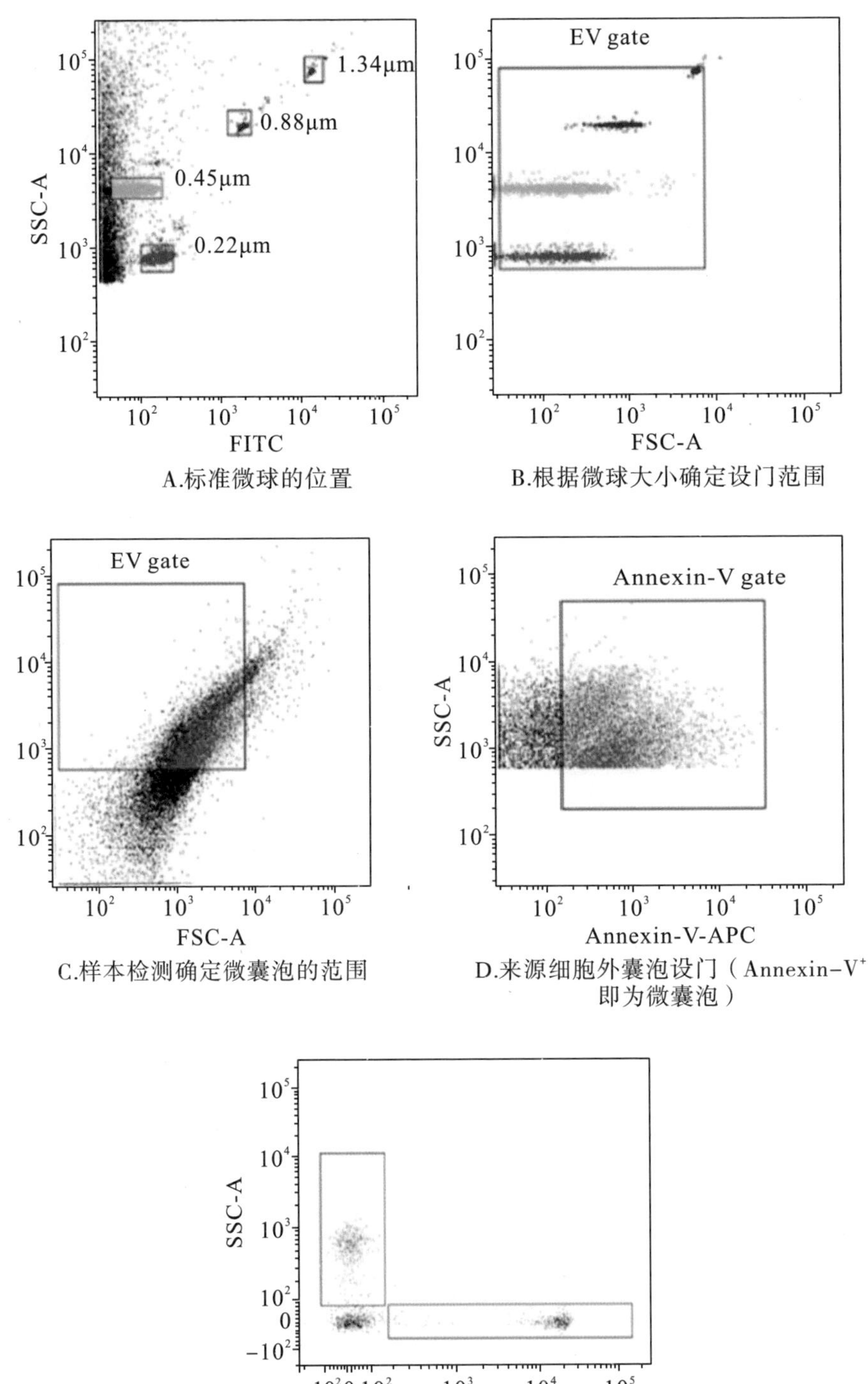

A.标准微球的位置

B.根据微球大小确定设门范围

C.样本检测确定微囊泡的范围

D.来源细胞外囊泡设门（Annexin-V^{+}即为微囊泡）

E.特异性抗体检测微囊泡来源

附图13　血浆中不同来源微囊泡分析策略